现代口腔医学修复技术与教育创新

宋 蓉 著

中国纺织出版社有限公司

内 容 提 要

　　本书主要讲述了现代口腔医学修复技术与教育创新的相关内容。全书逻辑结构清晰，以口腔健康及口腔医学的源起、现代口腔修复技术学发展、现代口腔医学修复的准备工作以及现代口腔修复学教学改革初探为切入点，重点探讨现代口腔修复的临床接诊技术、口腔牙体缺损的医学修复技术、口腔牙列缺损的医学修复技术、口腔咬合病与颌面部缺损医学修复技术、现代口腔临床修复体材料技术以及现代口腔医学修复教育的创新。内容简明、实用、深入浅出、密切联系口腔临床，具有一定的理论基础和临床实用价值，较全面地阐述了当前口腔修复体的设计、制作的新理论和新技术。

图书在版编目（CIP）数据

现代口腔医学修复技术与教育创新／宋蓉著. —北京：中国纺织出版社有限公司，2020.7（2025.1重印）
ISBN 9787518075621

Ⅰ.①现… Ⅱ.①宋… Ⅲ.①口腔科学—矫形外科学
Ⅳ.①R783

中国版本图书馆CIP数据核字（2020）第113754号

策划编辑：史　岩　　责任编辑：曹炳镝
责任校对：高　涵　　责任印制：储志伟

中国纺织出版社有限公司出版发行
地址：北京市朝阳区百子湾东里 A407 号楼　邮政编码：100124
销售电话：010—67004422　传真：010—87155801
http://www.c-textilep.com
中国纺织出版社天猫旗舰店
官方微博 http://weibo.com/2119887771
三河市悦鑫印务有限公司印刷　各地新华书店经销
2020 年 7 月第 1 版　　2025 年 1 月第 2 次印刷
开本：710×1000　1/16　印张：20
字数：305 千字　定价：99.00 元

口腔修复技术学是口腔修复学的重要组成部分。随着社会的进步，科学技术的发展，特别是新材料、新设备和高新技术的发展，促进了口腔修复技术学的发展。在计算机设计和计算机制作（CAD/CAM）应用于口腔修复学后，使口腔修复体的设计和制作技术发生了新的革命，进入了机械化、电气化、自动化的新时代，提高了修复体的精度和适合性，缩短了临床医师的修复诊治时间，提高了工作效率，缩短了患者的就诊时间，使医师可以为人民做更多贡献。

口腔修复学是口腔医学专业的一门核心课程，要求口腔医学专科生重点掌握；作为口腔医学中一门具有高度实践性的学科，其临床实践技能也是口腔医学人才培养的重点。因此，为紧随时代的更迭，口腔修复学教育的创新是十分重要的一环。

鉴于此，笔者撰写了《现代口腔医学修复技术与教育创新》一书，以口腔健康及口腔医学的源起、现代口腔修复技术学发展、现代口腔医学修复的准备工作以及现代口腔修复学教学改革初探为切入点，重点探讨现代口腔修复的临床接诊技术、口腔牙体缺损的医学修复技术、口腔牙列缺损的医学修复技术、口腔咬合病与颌面部缺损医学修复技术、现代口腔临床修复体材料制作技术以及现代口腔医学修复教育的创新。

本书内容力求简明、实用、深入浅出、密切联系口腔临床，具有一定的理论基础和临床实用价值，较全面地阐述当前口腔修复体的设计、制作的新理论和新技术。

笔者在撰写本书的过程中得到了许多专家学者的帮助和指导，在此表示诚挚的谢意。由于笔者水平有限，加之时间仓促，书中所涉及的内容难免有疏漏之处，希望各位读者多提宝贵意见，以便笔者进一步修改，使之更加完善。

作者

2020.3

目　录

第一章　绪　论

第二章　现代口腔修复的临床接诊技术

第三章　口腔牙体缺损的医学修复技术

第四章　口腔牙列缺损的医学修复技术

第五章 口腔咬合病与额面部缺损医学修复技术

第六章 现代口腔临床修复体材料制作技术

第七章 现代口腔医学修复教育的创新

第一章 绪 论

第一节 现代口腔修复学教学改革初探

世界卫生组织（World Health Organization，WHO）把口腔健康列为人体健康的十大标准之一，它指出牙齿健康是指牙齿、牙周组织、口腔相邻部分及颌面部均无组织结构与功能异常。口腔健康也是整个社会文明进步的标志之一，社会发展水平越高的国家和地区，居民的整体口腔健康状况就越好。

一、口腔结构与功能

口腔颌面部（oral and maxillofacial region）是口腔与颌面颈部的统称，包括上起额部发际，下至舌骨水平，左右达颞骨乳突垂直线之间的区域。

现代口腔医学，尤其是口腔颌面外科学的发展已扩展到上至颅底，下至颈部的区域，但不涉及区域内的眼、鼻、耳、咽等器官。口腔具有摄食、咀嚼、感受味觉、吞咽、表情及辅助语言和呼吸等功能。

（一）口腔颌面部的结构与生理功能

口腔（oral cavity）是由牙齿、颌骨及唇、颊、腭、舌、口底、唾液腺等组成的功能性器官。它是上消化道的起端，其内部的牙齿主要功能为咀嚼食物，唇、舌用以吮吸、运送食物及辅助食物吞咽。唾液腺分泌大量涎液，在口腔内混合成唾液，用以润滑口腔黏膜和食物，并通过其中的淀粉酶对食物进行初步糖化。进食时，舌、颊、唇协调运动，将食物与唾液充分混合，送入上下牙齿间咀嚼，把食物研细拌匀以利吞咽。舌体上有多种感觉感受器，其中味觉感受器用于辨别食物的味道，可感受酸、甜、苦、辣、麻等味觉，其他感受器可分辨冷热、机械刺激等。唇、舌、齿、腭的协调动作对完成发音和提高语言的清晰度起很大作用。在鼻腔堵塞时，口腔还能辅助呼吸。

1.口腔颌面部区域

口腔颌面部按解剖区域可分为额部、眼眶部、眶下部、颧部、鼻部、口唇部、颏部、颊部、腮腺咬肌部、耳部、颞部、颏下部、颌下部和颈部。

临床上，常将颌面部分为面上、中、下三部分，其划分以两眉弓中间连线为第一横线，以口裂平行线为第二横线。额部发际与第一横线间区域称为面上部；第一和第二横线之间区域称为面中部；第二横线与舌骨平行线间区域称为面下部。口腔颌面部的病变多发生于面中部及面下部。

口腔颌面部位置的特殊性及解剖特点赋予其特别的临床意义。口腔颌面部位置外露，易受外伤，但罹患疾病后容易早期发现，及时治疗。口腔颌面部血管丰富，抗感染能力强，外伤或手术后伤口愈合快；但组织疏松，受伤后出血较多，局部组织肿胀较明显。口腔颌面部解剖结构复杂，有面神经、三叉神经、唾液腺及其导管等，损伤后可能会发生面瘫、麻木及涎瘘等并发症。口腔颌面部常因先天性或后天性的疾病，如唇裂、腭裂或烧伤后的瘢痕导致颌面部畸形和功能障碍。口腔颌面部与颅脑及咽喉毗邻，当发生炎症、外伤、肿瘤等疾病时，容易波及颅内和咽喉部。

颜面部皮肤向不同方向形成自然的皮肤皱纹，简称皮纹。皮纹的方向随年龄增长有所变化。颌面部手术切口设计应沿皮纹方向，并选择较隐蔽的区域做切口，这样伤口愈合后瘢痕相对不明显。

2.口腔颌面部结构功能

（1）口腔颌面部表面形态标志。

①颌面部上1/3的表面形态标志。

第一，睑裂（palpebral fissure）为上睑和下睑之间的裂隙，常作为面部垂直比例的标志。正常睑裂的宽度和高度分别为3.5cm和1.0~1.2cm。

第二，睑内侧联合和睑外侧联合为上、下睑在内侧和外侧的结合处。

第三，内眦（inner canthus）和外眦（outer canthus）分别为睑内侧联

合处和睑外侧联合处所成的角。内眦钝圆形，外眦锐角形，外眦较内眦高3~4mm。内眦和外眦为划分面部垂直比例的标志。

②颌面部中1/3的表面形态标志。

第一，鼻根（radix nasi）、鼻尖（apex nasi）和鼻背（dorsum nasi）：外鼻上端连于额部者称为鼻根；前下端隆起处称鼻尖；鼻根与鼻尖之间称为鼻背。

第二，鼻底（base of the nose）和鼻孔（nostril）：锥形外鼻之底称鼻底；鼻底上有左、右卵圆形孔，称为鼻孔。

第三，鼻小柱（columella nasi）和鼻翼（alac nasi）：两侧鼻孔之间的隆嵴称为鼻小柱；鼻孔外侧的隆起称鼻翼。

第四，鼻面沟（nasofacial sulcus）：为鼻外侧之长形凹陷。沿鼻面沟做手术切口，愈合后瘢痕不明显。

第五，唇面沟（labial facial sulcus）：为上唇与颊部之斜行凹陷。沿唇面沟做手术切口，愈合后瘢痕不明显。在矫治修复时，唇面沟常作为判断面容恢复情况的指征。

第六，鼻唇沟（nasolabial sulcus）：鼻面沟与唇面沟合称为鼻唇沟。

第七，口裂（oral fissure）：为上唇与下唇之间的横行裂隙。

第八，口角（angle of mouth）：口裂两端为口角，其正常位置约相当于尖牙与第一前磨牙之间，施行口角开大或缩小术时，应注意此关系。

第九，唇红（vermillion）：为上、下唇的游离缘，系皮肤与黏膜的移行区。

第十，唇红缘（Vermillion border）：也称唇缘，为唇红与皮肤的交界处。

第十一，唇弓（labial arches）和人中点（notch of lacuna amatorum）：上唇的全部唇红缘呈弓背状，称唇弓；唇弓在正中线微向前突，此处称为人中点，也称人中切迹。

第十二，唇峰和唇珠（peak and pearl of lips）：人中点两侧的唇弓最高点称为唇峰（唇弓峰），上唇正中唇红呈珠状向前下方突出，称为唇珠（上唇结节）。

第十三，人中（lacuna amatorum）：上唇皮肤表面正中，由鼻小柱（鼻中柱）向下至唇红缘的纵行浅沟称为人中。

第十四，人中嵴（ridge of lacuna amatorura）：人中的两侧各有一条与其并行的皮肤嵴，自鼻孔底延伸至唇峰，称为人中嵴。

第十五，耳屏（tragus）：为外耳道前方的结节状突起，临床常在其前方、颧弓根部之下检查下颌骨髁突的活动情况。在耳屏前方约1cm可触及颞浅动脉的搏动。

第十六，眶下孔（infraorbital foramen）：位于眶下缘中点下约0.5cm，其体表投影为自鼻尖至眼外眦连线的中点。眶下孔是眶下神经阻滞麻醉的进针部位。

第十七，腮腺导管：投影于耳垂至鼻翼与口角间中点连线的中1/3段。颊部手术时，了解腮腺导管的体表投影将有助于避免腮腺导管的损伤。

③颌面部下1/3的表面形态标志。

第一，颏唇沟（mentolabial sulcus）：为下唇与颏部之间的横行凹陷。

第二，颏下点（menton）：为颏部最低点，常用作测量面部距离的标志。

第三，颏孔（mental foramen）：位于下颌体外侧面，成年人多位于下颌第二前磨牙或下颌第一、第二前磨牙之间，下方下颌体上、下缘中点上方，距正中线2~3cm。颏孔为颏神经阻滞麻醉的进针部位。

（2）颌骨。

①上颌骨（maxilla）。

第一，上颌骨的解剖特点。

上颌骨为面中份最大的骨骼。左右两侧对称，在腭中缝处相连。上颌骨形态不规则，由一体四突，即上颌骨体、额突、颧突、牙槽突和腭突构成。上颌骨与鼻骨、额骨、筛骨、泪骨、犁骨、下鼻甲、颧骨、腭骨、蝶骨等邻近骨器官相连，构成眶底、鼻底和口腔顶部。

上颌骨体（body of maxilla）：上颌骨体分为四壁一腔，即前、后、上、内四壁和上颌窦腔。

前壁（脸面）：上方以眶下缘与上壁相接，在眶下缘中份下方0.6~1cm处有眶下孔，眶下神经、血管从此通过。在眶下孔下方有尖牙根向外形成骨突，称尖牙嵴。嵴的内侧、切牙的上方有一骨凹，称切牙凹；嵴的外侧、眶下孔下方，有一深凹，称尖牙凹。此处骨质菲薄，常经此凿骨进入上颌窦腔内实施手术。

后壁（颞下面）：常以颧牙槽嵴作为前壁与后壁的分界线。其后方骨质微凸呈结节状，称上颌结节。上颌结节上方有2~3个小骨孔，有上牙槽后神经、血管通过。颧牙槽嵴和上颌结节是上牙槽后神经阻滞麻醉的重要标志。

上壁（眶面）：呈三角形，构成眼眶下壁的大部，其中份有由后方眶下裂向前行的眶下沟，并形成眶下管，开口于眶下孔。上牙槽前、中神经由眶下管内分出，经上颌窦前壁和外侧壁分布到前牙和前磨牙。

内壁（鼻面）：构成鼻腔外侧壁，在中鼻道有上颌窦开口通向鼻腔。施行上颌窦根治术和上颌骨囊肿摘除时，可在鼻道开窗引流。

上颌窦（maxillary sinus）：呈锥形空腔，底向内、尖向外伸入颧突，底部有上颌窦开口。上颌窦壁即骨体的四壁，各壁骨质皆薄，内面衬以上颌窦黏膜。上颌窦底与上颌后牙根尖紧密相连，有时仅隔以上颌窦黏膜，故当上颌前磨牙及磨牙根尖感染时，易于穿破上颌窦黏膜，导致牙源性上颌窦炎。拔除上颌前磨牙和磨牙断根时，注意勿将断根推入上颌窦内。

上颌骨突（process of maxilla）：上颌骨突包含额突、颧突、牙槽突和腭突。

额突（frontal process）：位于上颌骨体内上方，与额骨、鼻骨、泪骨相连。

颧突（zygomatic process）：位于上颌骨体外上方，与颧骨相连，向下至第一磨牙形成颧牙槽嵴。

牙槽突（alveolar process）：位于上颌骨体下方，与上颌窦前、后壁紧密相连，左右两侧在正中线相连形成弓形，每侧牙槽突上有7~8个牙槽窝容纳牙根。前牙及前磨牙区牙槽突的唇、颊侧骨板薄而多孔，此结构有利于麻醉药液渗入骨松质内达到局部浸润麻醉的目的。由于唇颊侧骨质疏松，拔牙时向唇颊侧方向用力运动则阻力较小。

腭突（palatine process）：指在牙槽突内侧伸出的水平骨板，后份接腭骨的水平板，两侧在正中线相连组成硬腭，将鼻腔与口腔隔开。硬腭前份有切牙孔（腭前孔），有鼻腭神经、血管通过；后份有腭大孔（腭后孔），有腭前神经、血管通过。腭大孔后方还有1~2个腭小孔，腭中、后神经由此通过。

第二，上颌骨解剖特点的临床意义。

支柱式结构的临床意义：上颌骨与较多邻骨相连，且骨体中央为一空腔，因此形成支柱式结构。当遭受外力打击时，力量可通过邻骨传导分散，不致骨折；若打击力量过重，上颌骨和邻骨均可发生骨折，甚至合并颅底骨折和颅脑损伤。由于上颌骨无强大肌附着，骨折后较少受到肌牵引移位，故其移位与所受外力大小和方向有关。上颌骨骨质疏松，当化脓感染时易于穿破引流，较少发生颌骨髓炎，血运丰富，骨折后愈合较快，一旦骨折应及时复位，以免发生错位愈合。

解剖薄弱部位的临床意义：上颌骨存在骨质疏密厚薄不一、连接骨缝多、牙槽窝深浅及大小不一致等因素，进而构成解剖结构的一些薄弱环节。这些薄弱环节是骨折常发生的部位，主要有三条薄弱线：第一条薄弱线，从梨状孔下部平行牙槽突底经上颌结节至蝶骨翼状突，即上颌骨 Le Fort Ⅰ 型骨折线；第二条薄弱线，通过鼻骨、泪骨、颧骨下方至蝶骨翼状突，即上颌骨 Le Fort Ⅱ 型骨折线；第三条薄弱线，通过鼻骨、泪骨、眶底、颧骨上方至蝶骨翼状突，即上颌骨 Le Fort Ⅲ 型骨折线。

②下颌骨（mandible）。下颌骨是颌面部唯一可以活动且最坚实的骨骼，在正中线处两侧联合呈马蹄形，分为下颌体与下颌支两部分。

第一，下颌体（body of mandible），分为上、下缘和内、外面，在两侧下颌体的正中处联合，外有颏结节，内有颏棘，下颌体上缘为牙槽骨，有牙槽窝容纳牙根。前牙区牙槽骨板较后牙区疏松，而后牙区颊侧牙槽骨板较舌侧厚。下颌体下缘骨质致密且厚，正中两旁稍内方有二腹肌凹，为二腹肌前腹起端附着处。下颌体外面，相当于前磨牙区上、下缘之间，有颏孔开口向后上方，颏神经、血管经此穿出。自颏孔区往后上方，与下颌支前缘相连续的线形突起称外斜线，有面部表情肌附着；下颌体内面从颏棘斜向上方，有线形突起称下颌舌骨浅，为下颌舌骨肌起端附着处，而颏棘上有颏舌肌和颏舌骨肌附着。在下颌舌骨线前上份有舌下腺凹，为舌下腺所在处；后份有颌下腺凹，为下颌下腺所在处。

第二，下颌支（rami of mandible）为左右垂直部分，上方有两个骨突，前者称喙突（coronoid process），呈三角形，扁平，有颞肌附着；后者称髁突（condyloid process），与颞骨关节凹构成颞下颌关节。髁突下方缩窄处称髁突颈部，有翼外肌附着。两骨突之间的凹陷切迹称下颌切迹或乙状切迹，为经颞下途径麻醉圆孔和卵圆孔的重要标志。

下颌支外侧面较粗糙，有咬肌附着；内侧面中央有骨孔，称下颌孔（mandibular foramen），呈漏斗状，为下牙槽神经、血管进入下颌管的入口。孔前内侧有一小的尖形骨突，称下颌小舌，有蝶下颌韧带附着。内侧面下份近下颌角区，骨面粗糙，有翼内肌附着。

第三，下颌骨解剖特点的临床意义：下颌骨的正中联合、颏孔区、下颌角、髁突颈部等为骨质薄弱区，当遭受外力时，这些部位常发生骨折。下颌骨的血供较上颌骨少，且周围有强大致密的肌和筋膜包绕，当炎症化脓时不易引流，所以骨髓炎的发生较上颌骨多。下颌骨有强大的咀嚼肌群，下颌骨骨折后受咀嚼肌收缩牵拉，容易发生骨折错位。

（3）肌肉。口腔颌面部肌肉因功能不同分为咀嚼肌和表情肌。咀嚼肌较粗大，主要附丽于下颌骨、颧骨周围，位置较深；表情肌较细小，主要附丽于上颌骨，分布于口腔、鼻、眼裂周围及面部表浅皮肤下，与皮肤相连，当肌纤维收缩时，牵引额部、眼睑、口唇及颊部皮肤活动，显露各种表情。

①咀嚼肌（masticatory muscle）。主要附着在下颌骨上，司开、闭口和下颌骨前伸与侧方运动。咀嚼肌可分为闭口和开口两组肌群。其神经支配均来自三叉神经下颌神经的前股纤维，主管运动。

第一，闭口肌群（升颌肌）主要附着在下颌支上，有咬肌、颞肌、翼内肌及翼外肌。这组肌肉发达，收缩力强，其牵引力以向上为主，伴有向前和向内的力量。

咬肌（masseter muscle）：起自颧骨和颧弓下缘，止于下颌角和下颌支外侧面，短且厚，其作用为牵引下颌骨向上前方。

颞肌（temporal muscle）：起自颞骨鳞部的颞凹，通过颧弓深面止于喙突。颞肌是一块扇形而强有力的肌，其作用是牵引下颌骨向上，微向后方。

翼内肌（medial pterygoid muscle）：起自蝶骨翼突外板内面和上颌结节，止于下颌角的内侧面，是一块方形而肥厚的肌块，其作用为使下颌骨向上，司闭口，并协助翼外肌使下颌前伸和侧方运动。

翼外肌（lateral pterygoid muscle）：起端有上、下两头，上头起于蝶骨大翼的颞下嵴及其下方的骨面；下头起自翼外板的外面，两头分别止于下颌关节盘前缘及髁突颈部。在开口运动时，可牵引下颌骨前伸和侧向运动。

第二，开口肌群（降颌肌）主要附着在下颌体，是构成口底的主要肌。开口肌群有二腹肌、下颌舌骨肌和颏舌骨肌，其总的牵引方向是使下颌骨向下后方。

二腹肌（digastric muscle）：前腹起自下颌二腹肌凹，后腹起自颞骨乳突切迹，前、后腹在舌骨处形成中间腱，止于舌骨及其大角。其作用是提舌骨向上或牵引下颌骨向下，前腹由下颌舌骨肌神经支配，后腹由面神经支配。

下颌舌骨肌（mylohyoid muscle）：起自下颌体内侧下颌舌骨线，止于舌膏体。呈扁平三角形，两侧在正中线融合，共同构成肌性口底；其作用是提舌骨和口底向上，并牵引下颌骨向下。支配神经为下颌舌骨肌神经。

颏舌骨肌（geniohyoid muscle）：起自下颌骨颏下棘，止于舌骨体。其作用是提舌骨向前，使下颌骨下降。支配神经为下颌舌骨肌神经。

②面部表情肌。面部表情肌多薄且短小，收缩力弱，起自骨壁或筋膜浅面，止于皮肤。肌纤维多围绕面部孔裂，如眼、鼻和口腔，排列成环形或放射状。表情肌主要有眼轮匝肌（musculi orbicularis oculi）、口轮匝肌（musculi orbicularis oris）、上唇方肌（musculi quadratus labii superioris）、额肌（musculi frontalis）、笑肌（Albinus，muscle）、三角肌（musculi deltoideus）和颊肌（musculi buccinator）等。肌纤维收缩牵引额部、眼睑、口唇及颊部皮肤运动，显露各种表情。由于表情肌与皮肤紧密相连，故当外伤或手术切开皮肤和表情肌后，创口常裂开较大，应给予逐层缝合，以免形成内陷瘢痕。面部表情肌均由面神经支配，若面神经受到损伤，则引起表情肌瘫痪，造成面部畸形。

（4）血管。

①动脉。颌面部血液供应特别丰富，主要来自颈外动脉的分支，有舌动脉、颌外动脉、颌内动脉和颞浅动脉等。各分支间和两侧动脉通过末梢血管网而彼此吻合，故伤后出血多。压迫止血时，必须压迫供应动脉的近心端才能暂时止血。

第一，舌动脉（lingual artery）自颈外动脉平舌骨大角水平分出，向内上方走行，分布于舌、口底和牙龈。

第二，颌外动脉（external maxillary artery）又称面动脉，为面部软组织的主要动脉。在舌动脉稍上方，自颈外动脉分出，向内上方走行，绕下颌下腺体及下颌下缘，由咬肌前缘往内前方走行，分布于唇、颊、颏和内眦等部分。面颊部软组织出血时，可于咬肌前缘下颌骨下缘压迫此血管止血。

第三，颌内动脉（internal maxillary artery）又称上颌动脉，位置较深，位于下颌骨髁突颈部内侧。自颈外动脉分出，往内前方走行至颞下凹，分布于上、下颌骨和咀嚼肌。

第四，颞浅动脉（superficial temporal artery）为颈外动脉的终末支，在腮腺组织内分出面横动脉，分布于耳前部、颧部和颊部。颞浅动脉分布于额、颞部头皮，在颧弓上方皮下可扪及动脉搏动，可在此压迫动脉止血。颌面部肿瘤进行动脉内灌注化疗药物时，可经此动脉逆行插管进行治疗。

②静脉。颌面部静脉系统较复杂且有变异，常分为深、浅两个静脉网。浅静脉网由面前静脉和面后静脉组成；深静脉网主要为翼静脉丛。面部静脉的特点是静脉瓣较少，当受肌肉收缩或挤压时，易使血液反流。鼻根和两面侧口角连成的三角区称"危险三角区"，颌面部感染，特别是此区域感染，若处理不当，易逆行进入颅内，引起海绵窦血栓性静脉炎等严重并发症。

第一，面前静脉（anterior facial vein）又称面静脉，起于额静脉和眶上静脉汇成的内眦静脉，沿鼻旁口角外到咬肌前下角，在颊部有面深静脉与翼静脉丛相通；由咬肌前下角向下穿颈深筋膜，越颌下腺浅面，在下颌角附近与面后静脉前支汇成面总静脉（general facial vein），横过颈外动脉浅面，最后汇入颈内静脉（internal cervical vein）。因此，面前静脉经内眦静脉和翼静脉丛两个途径通向颅内海绵窦。

第二，面后静脉（posterior facial vein）又称下颌后静脉，由颞浅静脉和颌内静脉汇合而成，沿颈外动脉外侧方，向下走行到下颌角平面，分为前、后两支。前支与面前静脉汇成面总静脉；后支与耳后静脉汇成颈外静脉（external cervical vein）。颈外静脉在胸锁乳突肌浅面往下走行，在锁骨上凹处穿入深面，汇入锁骨下静脉（subclavian vein）。

第三，翼静脉丛（pterygoid venous plexus）位于颞下凹，大部分在翼外肌的浅面，少部分在颞肌和翼内、外肌之间。在行上颌结节麻醉时，有时可穿破形成血肿。它收纳颌骨、咀嚼肌、鼻内和腭腺等处静脉血液，经颌内静脉汇入面后静脉。翼静脉丛可通过卵圆孔和破裂孔等与海绵窦相通。

（5）淋巴组织。颌面部的淋巴组织分布极其丰富，淋巴管呈网状结构，收纳淋巴液汇入淋巴结，构成颌面部的重要防御系统。正常情况下，淋巴结小而柔软，不易触及，当有炎症或肿瘤转移时，淋巴结就会肿大，故有重要临床意义。

颌面部常见且较重要的淋巴结有腮腺淋巴结、颌上淋巴结、颌下淋巴结、颏下淋巴结和位于颈部的颈浅和颈深淋巴结。

①腮腺淋巴结（parotid lymphatic nodes）分为腮腺浅淋巴结和腮腺深淋巴结两组。腮腺浅淋巴结位于耳前和腮腺浅面，收纳来自鼻根、眼睑、颞额部、

外耳道、耳郭等处的淋巴液，引流到颈深上淋巴结。腮腺深淋巴结位于腮腺深面，收纳软腭、鼻咽部等处的淋巴液，引流到颈深上淋巴结。②颌上淋巴结（submamandibular lymphatic nodes）位于咬肌前、下颌下缘外上方，收纳来自鼻、颊部皮肤和黏膜的淋巴液，引流到下颌下淋巴结。③颌下淋巴结（submandibular lymphatic nodes）位于下颌下三角、下颌下腺浅面及下颌下缘之间，在颌外动脉和面前静脉周围淋巴结数目较多，收纳来自颊、鼻侧、上唇、下唇外侧、牙龈、舌前部、上颌骨和下颌骨的淋巴液；同时还收纳颏下淋巴结输出的淋巴液，引流到颈深上淋巴结。④颏下淋巴结（submental lymphatic nodes）位于颏下三角，收纳来自下唇中部、下切牙、舌尖和口底等处的淋巴液，引流到颌下淋巴结及颈深上淋巴结。⑤颈淋巴结（cervical lymphatic nodes）分为颈浅淋巴结、颈深上淋巴结和颈深下淋巴结。

第一，颈浅淋巴结（superficial cervical lymphatic nodes）位于胸锁乳突肌浅面，沿颈内静脉排列，收纳来自腮腺和耳郭下份的淋巴液，引流到颈深淋巴结。

第二，颈深上淋巴结（superior deep cervical lymphatic nodes）位于胸锁乳突肌深面，沿颈内静脉排列，上自颅底，下至颈总动脉分叉处，主要收纳来自头颈部的淋巴液及甲状腺、鼻咽部、扁桃体等的淋巴液，引流到颈深下淋巴结和颈淋巴干。

第三，颈深下淋巴结（inferior deep cervical lymphatic nodes）位于锁骨上三角，胸锁乳突肌深面。自颈总动脉分叉以下，沿颈内静脉至静脉角，收纳来自颈深上淋巴结、枕部、颈后及胸部等的淋巴液，引流到颈淋巴干，再到淋巴导管（lymphatic duel）和胸导管（thoracic duel）。

（6）神经。

口腔颌面部的感觉神经主要是三叉神经，运动神经主要是面神经。

①三叉神经（trigeminal nerve）为第Ⅴ对脑神经，为脑神经中最大者，起于脑桥嵴，主管颌面部感觉和咀嚼肌运动。其感觉神经根较大，自颅内三叉神经半月节分三支出颅，即眼支、上颌支和下颌支；运动神经根较小，在感觉根的下方横过神经节与下颌神经相合，故下颌神经属混合神经。

第一，眼神经（ophthalmic nerve）由眶上裂出颅，分布于眼球和额部。

第二，上颌神经（maxillary nerve）由圆孔出颅，向前越过翼腭凹达眶下裂，再经眶下沟入眶下管，最后出眶下孔，分为睑、鼻、唇3个末支，分布于下睑、鼻侧和上唇的皮肤和黏膜。与口腔颌面部麻醉密切相关的分支包括以下两方面：

蝶腭神经（sphenopalatine nerve）及蝶腭神经节：上颌神经在翼腭凹内分出小支进入蝶腭神经节，再由此节发出4个分支：a.鼻腭神经：穿过蝶腭孔进入鼻腔，沿鼻中隔往前下方入切牙管，自口内切牙孔穿出，分布于两侧上颌切牙、尖牙唇侧的黏骨膜和牙龈，并与腭前神经在尖牙腭侧交叉；b.腭前神经：为最大的一个分支，经翼腭管下降出腭大孔，在腭部往前分布于磨牙、前磨牙区的黏骨膜和牙龈，并与鼻腭神经在尖牙区交叉；c.腭中神经和腭后神经：经翼腭管下降出腭小孔，分布于软腭、腭垂和腭扁桃体。

上牙槽神经（superior alveolar nerve）：为上颌神经的分支，据其走行及部位分上牙槽前、中、后神经。

上牙槽后神经（posterior superior alveolar nerve）：上颌神经由翼腭凹往前行，在近上颌结节后壁处发生数小支，有的分布于上颌磨牙颊侧黏膜及牙龈；有的进入上颌结节牙槽孔，在上颌骨体内，沿上颌窦后壁下行，分布于上颌窦黏膜、上颌第三磨牙，并在上颌第一磨牙颊侧近中根与上牙槽中神经交叉。

上牙槽中神经（medial superior alveolar nerve）：在上颌神经刚入眶下管处发出，沿上颌窦外侧壁下行，分布于上颌前磨牙、第一磨牙颊侧近中根及牙槽骨、颊侧牙龈和上颌窦黏膜，并与上牙槽前、后神经交叉。

上牙槽前神经（anterior superior alveolar nerve）：由眶下神经出眶下孔之前发出，沿上颌窦前壁进入牙槽，分布于上颌切牙、尖牙、牙槽骨和唇侧牙龈，并与上牙槽中神经和对侧上牙槽前神经交叉。

第三，下颌神经（mandibular nerve）为颅内三叉神经半月节发出的最大分支，属混合神经，含有感觉和运动神经纤维。下颌神经自卵圆孔出颅后在颞下凹分为前、后两股。前股较小，除颊神经为感觉神经外，其余均为支配咀嚼运动的神经；后股较大，主要为感觉神经，有耳颞神经（auriculotemporal nerve）、下牙槽神经和舌神经。下颌神经与口腔颌面部麻醉密切相关的分支包括：

下牙槽神经（inferior alveolar nerve）：自下颌神经后股发出，在翼外肌深面，循蝶下颌韧带与下颌升支之间下行，由下颌孔进入下颌管，发出细小分支至同侧下颌全部牙齿和牙槽骨，并在中线与对侧下牙槽神经相交叉。下牙槽神经在下颌管内相当于前磨牙区发出分支，出颏孔后称为颏神经（mental nerve），分布于第二前磨牙前面的牙龈、下唇、颊黏膜和皮肤，在下唇和颏部正中与对侧颏神经分支相交叉。

舌神经（lingual nerve）：自下颌神经后股发出，在翼内肌与下颌支之间，循下牙槽神经前内方下行，达下颌第三磨牙骨板的右侧，进入口底往前。舌神经分布于舌前2/3、下颌舌侧牙龈和口底黏膜。

颊神经（buccal nerve）：为下颌神经前股分支唯一的感觉神经，经翼外肌二头之间，沿下颌支前缘顺颊肌腱纤维向下，平下颌第三前磨牙殆面穿出颊肌鞘，分布于下颌磨牙颊侧牙龈、颊部后份黏膜和皮肤。

以上神经分支在翼颌间隙内，颊神经位于前外侧，舌神经居中，下牙槽神经居后。了解这种关系，对下颌神经阻滞麻醉有一定的临床意义。

②面神经（facial nerve）为第Ⅶ对脑神经，主要是运动神经，伴有味觉和分泌神经纤维。面神经出茎乳孔后，进入腮腺内分为5支，即颞支、颧支、颊支、下颌缘支和颈支，这些分支支配面部表情肌的活动。面神经的损伤可能导致眼睑闭合不全、口角偏斜等面部畸形。

面神经总干进入腮腺实质内，先分为面颞干和面颈干，然后面颞干微向上前方走行，分出颞支、颧支和上颊支；面颈干往下行，分下颊支、下颌缘支和颈支。各分支之间还形成网状交叉。各分支由腮腺边缘穿出后，紧贴咬肌筋膜的表面，呈扇形分布于面部表情肌。

第一，颞支（temporal branches）出腮腺上缘，越过颧弓向上，主要分布于额肌。颞支损伤后，额纹消失。

第二，颧支（zygomatic branches）由腮腺前上缘穿出后越过颧骨，主要分布于上、下眼轮匝肌。颧支损伤后，可出现眼睑不能闭合。

第三，颊支（buccal branches）自腮腺前缘、腮腺导管上下穿出，可有上、下颊支，主要分布于颊肌、上唇方肌、笑肌和口轮匝肌等。颊支受到损伤后，鼻唇沟消失，变得平坦，且不能鼓腮。

第四，下颌缘支（marginal mandibular branches）自腮腺前下方穿出，往下方前行于颈阔肌深面。在下颌角位置较低，然后往上前行，越过颌外动脉和面前静脉往前上方，分布于下唇诸肌。在下颌下区进行手术时，慎勿损伤该神经，否则可出现该侧下唇瘫痪，表现为口角偏斜。

第五，颈支（cervical branches）由腮腺下缘穿出，分布于颈肌。颈支有时发出一条返支向前上并入下颌缘支，可与颈皮神经相交通。该支受损可引起颈阔肌运动障碍，影响口角的微笑活动。

（7）唾液腺。口腔颌面部的唾液腺组织由左右对称的三对大唾液腺（salivary glands），即腮腺、下颌下腺和舌下腺，以及遍布于唇、颊、腭、舌等处黏膜的小黏液腺构成，各有导管开口于口腔。唾液腺分泌的涎液为无色而黏稠的液体，进入口腔内称为唾液；它有润湿口腔、软化食物的作用。唾液内含有淀粉酶和溶菌酶，具有消化食物和抑制致病菌活动的作用。

①腮腺（parotid gland）是最大的一对唾液腺，位于两侧耳垂前下方和颌后窝内，其分泌液主要为浆液，其外形呈楔状，浅面为皮肤及皮下脂肪覆盖；深面与咬肌、下颌支及咽侧壁相邻；后面紧贴胸锁乳突肌、茎突和二腹肌后腹；上极达颧弓，居外耳道和颞下颌关节之间；下极到下颌角下缘。

腮腺实质内有面神经分支穿过，在神经浅面的腮腺组织称浅部（叶），位于耳前下方咬肌浅面；在神经深面者称深部（叶），可经下颌后窝突向咽旁间隙。

腮腺被致密的腮腺咬肌筋膜包裹，并被来自颈深筋膜浅层所形成的腮腺鞘分成多数小叶。筋膜鞘在上方和深面咽旁区多不完整，时有缺失。由于这些解剖特点，脓肿穿破时多向筋膜薄弱区，如外耳道和咽旁区扩散，故当腮腺感染化脓时，脓肿多分散，且疼痛较剧烈。

腮腺导管在颧弓下一横指处，由腮腺浅部前缘穿出，绕咬肌前缘垂直向内，穿过颊肌，开口于正对上颌第二磨牙的颊侧黏膜上。此导管粗大，在面部投影标志为耳垂到鼻翼和口角中点连线的中1/3段，在行面颊部手术时，注意不要损伤该导管。

②下颌下腺（submandibular gland）位于下颌下三角，形似核桃，分泌液主要为浆液，含有少量黏液。下颌下腺深层延长部经下颌舌骨肌后缘进入口内，其导管起自深面，自下后方向前上方走行，开口于舌系带两旁的舌下肉阜。此导管常因涎石堵塞而导致下颌下腺炎症。

③舌下腺（sublingual gland）位于口底舌下，为最小的一对大唾液腺。分泌液主要为黏液，含有少量浆液。其小导管甚多，有的直接开口于口底，有的与下颌下腺导管相通。

（8）颞下颌关节。颞下颌关节（temporomandibular joint）为全身唯一的联动关节，具有转动和滑动两种功能，其活动与咀嚼、语言、表情等功能密切相关。颞下颌关节上由颞骨的关节窝、关节结节，下由下颌骨髁突及位于其间的关节盘、包绕关节的关节囊及韧带所组成。关节韧带包括茎突下颌韧带、蝶下颌韧带和颞下颌韧带。

（二）口腔前庭和固有口腔的结构与生理功能

口腔由多种组织器官所组成，为消化道的起始部分，具有摄食、咀嚼、发音等运动功能，味觉、痛觉等感觉功能以及唾液分泌功能等。

口腔前壁为唇，经口裂通向外面；后经咽门与口咽部相延续，两侧为颊；上、下两壁分别由腭及舌下区组成。当闭口时，以牙列为界将口腔分为唇侧的口腔前庭（vestibule of mouth）和舌侧的固有口腔（proper cavity of mouth）两部分。口腔前庭由牙列、牙槽骨及牙龈与其外侧的唇、颊组织器官构成。因此，唇、颊的表面形态即为口腔前庭的表面形态。固有口腔则由牙列、牙槽骨及牙龈与其内侧的口腔内部组织器官如舌、腭、口底等构成。牙及牙列、牙槽骨及牙龈、舌、腭、口底等组织器官的表面形态即为固有口腔的表面形态。

1.口腔前庭结构及其功能

口腔前庭沟又称唇颊龈沟，位于唇、颊与牙列、牙龈及牙槽骨弓之间。当上、下牙齿咬合、口唇闭合时，口腔前庭呈蹄铁状的腔隙，此时最后磨牙远中面与翼下颌皱襞之间空隙与固有口腔相通，可为临床上颌间固定患者提供营养物质输送渠道；口腔前庭是一个潜在的间隙，为正畸、修复活动性基托提供延伸、固位的空间。

（1）唇（lips）——口腔的前壁，以口裂与外界相通。外为皮肤，内为黏膜，两者移行处为唇红；唇黏膜含有唇腺。以口裂为界分为上、下唇，两侧联合处为口角。主要解剖标志：前庭沟（唇颊龈沟）、上下唇系带。

（2）颊（cheeks）——位于面部两侧，为口腔的外侧壁，即颌面部的颊区。上界为颧骨下缘，下界为下颌骨下缘，前以唇面沟，后以咀嚼肌前缘为界。主要由皮肤、浅层表情肌、颊脂垫（buccal fat pad）、颊肌和黏膜构成。

颊肌和黏膜之间有薄层脂肪和黏液腺组织，称为颊脂垫。它使口内颊部表面的黏膜形成由前向后微凸的三角形，其尖端正对翼下颌皱襞（翼下颌韧带）前缘。大张口时此颊脂垫尖略高于下颌支内侧下颌孔的平面，临床上常将此尖作为下牙槽神经阻滞麻醉进针的标志之一。颊脂垫与颧后及颞下脂体连为一体，感染时可通过相连的疏松结缔组织相互扩散。

主要解剖标志：颊系带、腮腺导管开口、磨牙后垫、翼下颌皱襞（为下牙槽神经阻滞麻醉的重要标志）等。

2.固有口腔结构及其功能

固有口腔是口腔的主要部分，其范围上为硬腭和软腭，下为舌和舌下区，前界和两侧界为上、下牙弓，后界为咽门。

（1）腭——构成口腔的上界，由硬腭和软腭组成，将口腔和鼻腔、鼻咽部分开。前部2/3骨质部分由两侧上颌骨的腭突和腭骨水平板组成，口腔面覆盖以致密的黏骨膜组织，称为硬腭，硬腭前中部的切牙乳突、两侧接近硬腭后缘的腭大孔是齿槽麻醉的重要标志点；后面1/3可以活动的肌肉部分，称为软腭。

硬腭前份正中线有突起的纵行皱襞（longitudinal plica），其两旁有许多横行突出皱襞伸向两侧，称为腭嵴（transverse rugae）。两中切牙间后面腭部有黏膜突起，称为切牙乳头（incisive papilla），其下方有一骨孔，称为切牙孔（incisive foramen）或腭前孔。鼻腭神经、血管通过此孔，向两侧分布于硬腭前面1/3的黏骨膜与腭侧牙龈，是切牙孔阻滞麻醉进针的标志之一。在硬腭后缘前0.5cm，从腭中缝至第二磨牙侧缘的外中1/3交界处，左右各有一骨孔，称为腭大孔或腭后孔，腭前神经、血管通过此孔，向前分布于尖牙后的黏骨膜及腭侧牙龈。

软腭呈垂幔状，前与硬腭相连续，后为游离缘，其中份有一小舌样物体，称为腭垂。软腭两侧向下外方形成两个弓形黏膜皱襞，在前外方者为舌腭弓（arcus glossopalatinus），又称咽前柱；在稍后内方者为咽腭弓（arcus pharyngopalatinus），又称咽后柱；两弓之间容纳腭扁桃体。软腭较厚，主要由腭帆提肌、腭帆张肌、咽腭肌、腭垂肌及腭腱膜构成，表面覆盖以黏膜组织，在口腔黏膜下含有大量黏液腺（腭腺），伴有脂肪和淋巴组织，一直延伸至硬腭前磨牙区，正常情况下，通过软腭和咽部的肌彼此协调运动，共同完成腭咽闭合，行使语言功能。

（2）舌（tongue）——具有味觉功能，能协调相关组织器官完成语言、咀嚼、吞咽等生理功能。舌前2/3为舌体部，活动度大。其前端为舌尖，上为舌背，下为舌腹，两侧为舌缘。舌后1/3为舌根部，活动度小。舌体和舌根以人字沟为界，其形态呈倒V形，尖端向后有一凹陷，是甲状舌管残迹，称为舌盲孔。舌是由横纹肌组成的肌性器官，肌纤维呈纵横、上下等方向排列。因此，舌能灵活地进行前伸、后缩、卷曲等活动。

舌的感觉神经在舌前2/3为舌神经（第Ⅴ对脑神经的分支），舌后1/3为舌咽神经（第Ⅸ对脑神经）及迷走神经（第Ⅹ对脑神经）。舌的运动由舌下神经（第Ⅻ对脑神经）支配。舌的味觉由面神经（第Ⅶ对脑神经）的鼓索支支配。鼓索支加入舌神经内分布于舌黏膜。舌尖部对甜、辣、咸味敏感，舌缘对酸味敏感，舌根部对苦味敏感。

舌背黏膜有许多乳头状突起，当B族维生素缺乏或严重贫血时可见乳头萎缩，舌面光滑。舌乳头可分为以下4种：

第一，丝状乳头（fililform papillae）：为刺状细小突起，上皮有角化，故呈白色，数量最多，遍布于整个舌体背面，司一般感觉。

第二，菌状乳头（fungiform papillae）：呈蕈状、色红、大而圆，散布于丝状乳头间，数量比丝状乳头少，含有味觉神经末梢。

第三，轮廓乳头（circumvallate papillae）：有8~12个，较大，呈轮状，沿人字沟排列。乳头周围有深沟环绕，含有味蕾以司味觉。

第四，叶状乳头（foliate papillae）：位于舌根部两侧缘，为数条平行皱襞。正常时不明显，炎症时充血发红，突起而疼痛，有时易误诊为癌。

舌根部黏膜有许多卵圆形淋巴滤泡突起，其间有浅沟分隔，整个淋巴滤泡称为舌扁桃体（lingual tonsil）。

舌腹面黏膜平滑而薄，折返与口底黏膜相连，在中线形成舌系带。

（3）舌下区位于舌体和口底黏膜之下，下颌舌骨肌和舌骨舌肌之上，下颌骨体内侧面与舌根之间的部分，又称舌下部。主要解剖标志：舌系带、舌下肉阜（是颌下腺导管及舌下腺大管的共同开口）、舌下皱襞（舌下腺小管开口部位）。

（三）牙齿与牙周组织结构与生理功能

牙齿离不开牙周组织的支持。对牙齿进行分类，熟悉牙体、牙周的组织结构、生理意义和功能极为重要。

1.牙齿的类型划分

大多数情况下，人类恒牙列有32颗，包括切牙组、尖牙组、前磨牙组和磨牙组；而乳牙列有20颗，包括切牙组、尖牙组和磨牙组。在恒牙列中，由于人类整体咀嚼功能的退化，导致第三磨牙存在退化的趋势，有些个体并不存在第三恒磨牙。

（1）恒牙的形态和功能分类。

第一，切牙，在上、下颌骨的前部，唇舌面呈梯形，邻面呈楔形，处于中线两侧，包括上颌中切牙、上颌侧切牙、下颌中切牙、下颌侧切牙共8个，均为单根牙，主要功能是切割食物。

第二，尖牙，俗称犬齿。位于侧切牙的远中，左、右、上、下共4个，其特点是切缘上有一个突出的长大牙尖，用以刺穿、撕裂食物。

第三，前磨牙，位于尖牙与磨牙之间，有两个牙尖（下颌第二磨牙有三尖类型），左、右、上、下共8个，牙冠呈立方形。其主要功能为协助尖牙撕裂，并且协助磨牙捣碎食物。一般为单根，也有分叉者，牙根扁形，以利于牙的稳固。

第四，磨牙位于前磨牙的远中，主要承担咀嚼任务，上下颌每侧各有3个磨牙，牙体积由第一磨牙至第三磨牙依次减小，现代人第三磨牙有退化的趋势。磨牙牙冠体积较大，呈立方形，有4~5个牙尖，结构较复杂，便于磨细食物。正常情况下，上颌磨牙为三根，分为颊根与舌根，下颌磨牙为双根，分为近中根与远中根，有利于牙的稳定。

切牙和尖牙位于口腔前部，故又合称前牙，前磨牙和磨牙位于口角之后，合称后牙。

（2）乳牙的形态和功能分类。乳牙共20颗，与恒牙相比，无乳前磨牙，除下颌第一乳磨牙外，其余乳牙的形态和功能与恒牙相似。乳牙分为乳切牙、乳尖牙、乳磨牙3类。乳牙的特点包括：体积小，牙冠短而宽，呈乳白色；乳牙颈部缩窄，唇、颊面颈嵴突出；冠宽根窄是乳前牙的特点。

乳牙是儿童主要的咀嚼器官，对食物消化、营养吸收、刺激颌骨的正常发育及引导恒牙的正常萌出都极为重要。

2.牙体应用术语与牙冠各面名称

（1）牙体应用术语。

第一，中线，是平分颅面部为左右两等分的一条假想线，该线与正中矢状缝一致。正常情况下，中线通过两眼之间、鼻尖、左右中切牙的接触区，将牙弓分成左右对称的两部分。

第二，牙体长轴，通过牙冠和牙根中心的一条假想轴，称为牙体长轴。

第三，接触区，相邻两牙邻面的接触部位，称接触区。

（2）牙冠各面名称。牙冠由唇（颊）面、舌面、近远中面及切嵴构成。

第一，唇面及颊面，前牙牙冠接近唇黏膜的一面称为唇面。后牙牙冠接近颊黏膜的一面称为颊面。

第二，舌面，前牙和后牙的牙冠毗邻舌的一面称为舌面。上颌牙的舌面也称腭面。

第三，近中面及远中面，牙冠与邻牙相邻接的两个面，总称邻面。面向中线的一面称为近中面；背离中线的一面称为远中面。

第四，切嵴，切牙舌面沿切缘的长条形釉质隆起称切嵴；咬合面高的部分称为牙尖或嵴；牙尖和嵴之间凹陷的部分呈线状的称沟，3条或3条以上的发育沟的汇合处呈点状的凹陷称点隙。

3.牙周组织结构

牙周组织由牙周膜、牙槽骨、牙龈、牙骨质所组成，有固定、支持和营养牙齿的作用。

第一，牙周膜，是介于牙根和牙槽骨之间的致密结缔组织，主要为胶原纤维。此种纤维呈束状排列，其一端埋入牙骨质中；另一端埋入牙槽骨中或散在于牙龈内，使牙齿能稳固地存在于牙槽骨中。同时，牙周膜含丰富的神经和末梢感受器，能够调节和缓冲咀嚼力。牙周膜在X线片上呈一条黑线，围绕在牙根周围，临床上称之为牙周间隙。牙周膜附丽一旦受到损伤难以修复，从而导致牙齿松动或脱落。

第二，牙槽骨，为包围和支持牙根的颌骨突起，也称牙槽突，包括外侧的皮质骨板、中央的松质骨和衬着牙槽窝的固有牙槽骨。牙槽骨内壁包被牙周膜及牙根的外围，因其骨质致密，在X线片上呈白色线状阴影，又称为硬骨板。

第三，牙龈，是覆盖于牙槽嵴及牙颈的口腔黏膜。在腭侧与腭黏膜分界不明显；在口腔前庭和下颌舌侧面，与牙槽黏膜间以膜龈联合为界。正常牙龈呈粉红色，坚韧而有弹性，无活动性。两牙间隙内突起的部分称龈乳头，牙龈的边缘称游离龈，游离龈与牙齿间的空隙称龈沟，正常龈沟不超过2mm。

第四，牙骨质，是牙体硬组织，也是牙周支持组织之一。

4.牙体形态的生理意义

（1）牙冠的功能形态。牙冠作为牙齿直接咀嚼食物的功能部分，其形态特点与咀嚼食物有着密切的关系。

①前牙的牙冠内外向纵剖面呈楔形，颈部厚而切端薄，切端为切嵴，主要对食物起切割的作用；②尖牙内外向纵剖面也为楔形，但有一突出结构，即牙列中最大的牙尖，呈尖锥形，有4个嵴和4个斜面，尖牙牙尖强而有力，对食物有穿透和撕裂的作用；③前磨牙与磨牙的牙冠均呈立方形，后者的近远中宽度大于前者。

（2）牙根的固位形态。牙根借助牙周膜将牙齿固位在牙槽窝中；咀嚼力通过牙冠、牙根，传递给牙周组织，使得牙齿在牙槽窝中保持稳定。所以，不管是正常情况下还是病理状态下，牙周膜面积对牙齿的稳定都有重要意义。

牙根的长度和形态与牙的固位有关：上颌中切牙的牙根短而略圆，它在牙槽中的稳固程度较其他牙差。尖牙的根较切牙的根长且粗壮，牙周膜面积大，能承受撕裂食物时较大的力量。牙根的分叉有利于牙在牙槽中的稳固：3根优于2根，2根优于单根。另外，牙根尖端的弯曲形态也有助于牙的固位。牙根侧面的长形下凹，使牙槽骨充塞其间，可以增加牙在牙槽中的稳固程度。

5.牙的主要功能

牙是直接行使咀嚼功能的器官，与发音、语言及保持面部正常形态等均有密切关系。

（1）咀嚼。食物进入口腔后，经过牙的切割、撕裂、捣碎和磨细等一系列机械加工过程，同时与唾液混合，在唾液中酶的作用下，进行了部分的消化。咀嚼力通过牙根传至颌骨，可刺激颌骨的正常发育；咀嚼的生理性刺激还可增进牙周组织的健康。

（2）发音和语言。牙、唇和舌三者的关系密切，共同参与发音和语言。牙的位置，以及舌与唇、牙之间的位置关系，对发音的准确性与语言的清晰程度有着重要的影响。

（3）保持面部的正常形态。牙、牙弓及牙槽骨对面部软组织的支持，以及正常的咬合、牙槽骨关系的配合，使唇颊部丰满，肌张力协调，面部表情自然，形态正常；若缺牙较多，则唇颊部因失去支持而塌陷，使面部显得衰老。

（四）牙列与牙齿咬合

牙齿需兼具美观及功能上的要求。牙齿是组成牙列（弓）的基本单位，上下牙弓按照一定的对应关系咬合在一起，并行使相应的功能。

1.牙列

上下颌牙齿的牙根生长在牙槽窝内，其牙冠按照一定的顺序、位置和方向彼此邻接，排列成近似抛物线的弓形，称为牙弓或牙列。在上颌者称上牙列，在下颌者称下牙列。

牙齿生长于牙槽窝内，牙槽骨与颌骨相连，牙齿的生长、排列是有规律的，其目的是要达到口腔功能——咀嚼、语音和面形协调。认识牙列形状、排列规律和排列的生物学作用，在对患者进行牙列检查、诊断，以及指导相应临床处理中具有重要的意义。

（1）牙列形状。虽然牙列形态排列有一定的规律，但是个体之间牙弓形态各不相同，根据6个前牙的排列情况，可分为尖圆形、卵圆形及方圆形3种。多数情况下，牙列形状上下相似，上大下小；与个体面型、上中切牙、唇型相协调。

（2）牙齿排列规律。

①对称性。牙齿的排列如同面部五官，左右相互对称，以保持面部美观及上下颌功能运动的协调。

②协调性。协调是指颜面部与其局部之间或者颜面局部之间的和谐关系。不管是不同牙位之间牙体的大小，还是上下牙列，以及上下牙列与颜面之间的协调，都是颜面美观不可或缺的。

③牙排列的倾斜规律。

第一，牙体长轴的近远中倾斜情况从牙弓的唇侧或颊侧方向观察，前后牙具有不同的倾斜表现，这种倾斜称之为近远中向倾斜。一般以牙体长轴与垂线的交角表示牙齿近远中向倾斜度。上中切牙、上尖牙、上侧切牙近中倾斜度依次增大；上、下颌前磨牙和第一磨牙牙轴较正；上、下颌第二、三磨牙倾斜度依次增大。

第二，牙体长轴的唇（颊）、舌向倾斜情况从牙弓横断面近中或远中方向观察，牙齿有不同的倾斜度，这种倾斜称为唇（颊）舌向倾斜。一般唇（颊）舌向倾斜度是以牙冠方向表示牙体长轴相对于水平面的倾斜角度。下切牙比上切牙唇向倾度小；下颌前磨牙比下颌第二、三磨牙舌向倾度小；上、下颌尖牙，上颌前磨牙以及上、下第一磨牙相对较正；上颌第二、三磨牙向颊侧倾斜。

（3）牙列组成。

第一，乳牙列，全部由乳牙组成的牙列。乳牙分为乳切牙、乳尖牙、乳磨牙3类，上、下颌牙列各10颗。正常情况下，婴儿出生后6个月左右开始萌出，至2岁半左右全部乳牙萌出。出生后6个月至6岁左右，口腔内只有乳牙，这段时期称为乳牙𬌗，乳牙𬌗是儿童颌面部及全身发育的重要时期。

第二，混合牙列，自6~13岁，乳牙逐渐脱落，为恒牙所替代，在此期间口腔内既有乳牙又有恒牙，称为混合牙列。在不同发育阶段，牙齿数目略有不同。

第三，恒牙列，全部由恒牙组成的牙列。12~13岁以后乳牙已全部为恒牙所替换，称为恒牙𬌗。正常恒牙共28~32颗，一般情况下恒牙脱落后无其他牙萌出替代。上颌牙列较下颌牙列略显窄长。

2.牙尖交错𬌗

上、下颌牙发生接触的现象称为𬌗或咬合，临床上把这种接触关系称为𬌗关系或者是咬合关系。其中上、下颌牙牙尖交错，达到最广泛、最紧密接触时的一种咬合关系，称为牙尖交错𬌗（intercuspal occlusion）。

不论是咀嚼食物，还是吞咽食物或唾液，上下牙列经常咬合到这一位置。在正常牙尖交错𬌗时，上颌牙盖过下颌牙唇（颊）面的垂直距离，即覆𬌗，在下切牙的切1/3之内；上颌牙覆盖下颌牙的水平距离，即覆盖，为2~4mm。

3.重要的基本颌位

下颌骨是可以活动的，上颌骨和颅骨是相对固定的。颌位就是下颌的位置，指下颌骨相对于上颌骨或下颌骨相对于颅骨的关系。下颌骨相对于上颌骨的位置可以有很多，但是基本的、可以重复的、相对稳定的下颌位置只有三个，即牙尖交错位（intercuspal position，ICP）、后退接触位（retruded contact position，RCP）、下颌姿势位（mandibular postural position，MPP）。

（1）牙尖交错位。牙尖交错𬌗时，下颌相对于上颌或上颌骨所处的位置称为牙尖交错位。牙尖交错位以牙尖交错𬌗为存在条件，牙尖交错𬌗的变化或消失，可造成牙尖交错位的变化或消失。在正常情况下，髁突在下颌窝中基本处于中央位置，双侧髁突形态和位置对称，关节内压力正常；双侧咀嚼肌收缩对称、有力。牙尖交错位与咀嚼、语言、吞咽等功能活动密切相关，是临床上检查、诊断和治疗的基准位。正常的牙尖交错位，双侧咀嚼肌相对均衡、对称收缩，有利于下颌口腔功能运动的协调和稳定，避免运动时的创伤。

（2）后退接触位。后退接触位的最新概念：正常情况下，后退接触位是一个张力性边缘位置，位于ICP位后下方，水平向距离0.5~1mm，垂直距离1~1.5mm，距离的大小和方向与后牙的牙尖高度有关。在RCP时，后牙牙尖斜面部分接触，前牙不接触，髁突位于其下颌窝的最后位，下颌从该位置开始可以做侧向运动。咀嚼硬物和吞咽时下颌常到达此位置。该位属于韧带位，重复性好，在牙尖交错位和无明确标志时，后退接触位仍存在，是临床修复的重要参考位；同时对颞下颌关节紊乱症检查、诊断与治疗有重要的参考意义。

（3）下颌姿势位。端坐或直立，两眼平视前方，不咀嚼、不吞咽、不说话，下颌处于休息状态时，上下颌牙弓自然分开，下颌所处的位置为下颌姿势位。此时下颌及颌周诸肌无主动功能状态，又称息止颌位。此时上、下牙列之间保持着一个后小前大的楔形间隙，称之为息止𬌗间隙。这个间隙在上下切牙的切缘间距离一般为1~4mm。下颌姿势位受肌收缩力、软组织黏弹性、体位、精神因素等的影响，是三个基本颌位中较不稳定的。

在水平方向上，从后退接触位下颌向前上移动约1mm到牙尖交错位，垂直方向上，从下颌姿势位，下颌向前上移动1~3mm到达牙尖交错位。下颌姿势位通过正常的肌力闭合道与牙尖交错位进行转换。

二、口腔卫生

口腔卫生（oral hygiene）是指保持口腔和牙齿的清洁，从而预防龋齿、牙周病、口腔癌以及促进口腔及颌面部感染和创伤的愈合，维护口腔健康的良好环境，是生活健康质量的重要保障之一。

口腔卫生的重点是清洁食物残渣及软垢、清除牙菌斑、消除不良刺激，包括使用漱口液，以牙刷、牙间隙刷、牙线清洁牙面牙缝和牙龈护理等。

（一）刷牙

口内的食物残渣、软垢如不及时清理，就容易形成表面附着的牙菌斑，并在牙面和牙间隙迅速生长。牙菌斑是牙结石、龋病、牙周病形成和发展的首要因素。及时清除牙菌斑是预防和治疗牙周病的基础，通过机械措施或化学方法来清除牙菌斑。刷牙是其中最简便、经济的方法。它不仅能清除口腔内的食物残渣、软垢，还能按摩牙龈，从而减少口腔环境中的致病因素，减少相关口腔疾病的发生。

1.牙刷的选择

牙刷刷毛的形状、质地根据年龄和口腔情况的不同需求，有各种各样的设计，如儿童牙刷比成人牙刷小，牙周病患者的牙刷刷毛要软。理想的牙刷刷毛应该具有一定的弹性和硬度，牙刷刷毛压在牙龈和牙齿交界处时，刷毛有一定的曲度，牙龈受压发白。同时，理想的牙刷还应该表面光滑，不易吸收水分，容易洗涤和干燥，无臭无味。

软毛牙刷比硬毛牙刷更能有效地去除牙菌斑，磨圆的刷毛比横切的刷毛对牙龈的损伤程度小，波浪形的刷毛可以更有效地去除牙齿邻接部位的牙菌斑，如图1-1所示❶。牙刷的更换一般取决于刷毛的损耗情况，刷毛倒斜则提示需要更换，常规推荐3个月更换一把牙刷。为了适应特殊情况，还设计了不同的牙刷，固定矫治的正畸患者建议使用V形和U形牙刷，使刷毛骑跨在托槽和钢丝的上下方，能有效地去除矫治器和牙面上的菌斑，并能按摩牙龈。

---

❶ 图片引自：推广宝，http://www.t-nan.com/pnr0/562621379214.html.

电动牙刷主要是为残障人士以及手灵活性欠佳的人设计的。

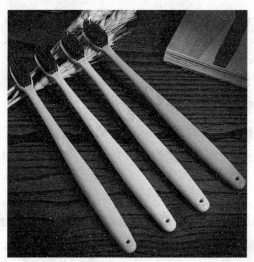

图1-1 软毛牙刷

2.牙膏的分类

牙膏是由粉状摩擦剂、洁净剂、湿润剂、表面活性剂、黏合剂、防腐剂、香料、甜味剂及其他特殊成分构成的。

在牙膏中加入氟化物或者其他功效成分,可达到预防或辅助性治疗的功效,实现辅助预防龋齿和牙周病的目的。牙膏主要有以下类别:

(1)含氟牙膏。将适量的氟化物加入牙膏内,刷牙时在安全范围内增加口腔局部的氟浓度,在牙齿表面形成保护层,从而减少龋齿的发生。

(2)中草药牙膏。将一些具有清热解毒、消炎止血作用的药物加入牙膏内,对缓解牙龈局部炎症有一定的辅助作用。

(3)脱敏牙膏。牙膏中含有硝酸钾或氯化锶等脱敏成分,能封闭暴露的牙本质小管,对牙本质过敏有缓解作用。

(4)增白牙膏。牙膏中含有过氧化物或羟磷灰石,采用摩擦和化学漂白的原理去除牙齿表面的烟斑和茶渍。

3.刷牙方法

刷牙的方法很多,不同方法适用于不同年龄和不同个体情况,常见的有横刷法、巴斯刷牙法、旋转或旋转颤动刷牙法等。没有一种刷牙法能适合于所有的人,有时候还需要组合使用不同的刷牙方法。常见和典型的刷牙方法有如下三种：

（1）横刷法，适用于不能掌握其他刷牙方法的乳牙期儿童。该刷牙方法能有效地清洁儿童的乳牙。

刷牙要领：刷毛垂直于牙面（与牙面成90°角）做前后水平向运动。

不足：成年人长期使用横刷法，会导致牙龈萎缩和楔状缺损。

（2）巴斯刷牙法，适用于所有人群。

刷牙要领：牙刷刷毛放置于龈沟位置，与牙体长轴方向成45°角，轻度加力，使刷毛末端进入龈沟。小幅度（2~3mm）水平颤动牙刷，始终保持刷毛末端在龈沟内，每颗牙位至少颤动10次，再换下一组牙位，注意重叠放置。上、下颌牙弓唇舌面每个牙位全面拂刷；上、下前牙区腭舌侧，牙刷竖直放置，刷毛与牙体长轴仍成45°角，反复颤动。

不足：用力不当会损伤龈缘，对手的灵活性要求较高。

（3）旋转法或旋转颤动法，适用于牙龈相对健康，组织外形正常，掌握巴斯刷牙法有困难的儿童，也适用于固定正畸矫正期间的患者。

刷牙要领：牙刷刷毛一侧放置于附着龈上，刷头的塑料部分与切牙平面平行表明高度合适。轻压使刷毛弯曲，刷毛一侧放在牙龈上，牙龈会发白。让牙刷刷毛顺着牙体长轴缓慢在牙上旋转，牙刷转动时保持刷毛弯曲，可以清洁牙颈部，部分刷毛可以到达牙间隙部位。每组牙位重复5次以上，再换至下一组牙位。上、下前牙区腭舌侧，牙刷竖直放置，在切端托住牙刷的根部，轻压（上颌向下，下颌向上），直至刷毛与牙及牙龈平行，轻压与拉动（下颌牙曲面向上，上颌牙曲面向下）。

不足：开始放置的位置太高，容易损伤牙槽黏膜，转动的速度太快时，刷不到牙颈部1/3和牙间隙。

4.刷牙的时间与频率

刷牙时间的长短以能有效地清除和控制牙菌斑为度。有的人牙齿排列整齐，牙周健康，刷牙所需时间短；有的人牙周条件较差，个别错乱牙位不容易清洁干净，所需刷牙时间就长。每个人的刷牙技巧和熟练程度不同，也会影响刷牙时间。一般情况下，要求每颗牙的唇（颊）、舌（腭）、𬌗（切）面都要刷到，每个牙位颤动5~10次。刷牙时间为每次3分钟左右。

刷牙的频率与牙菌斑的形成有关。无论采用何种牙膏、采取何种刷牙方法，清洁的牙面1~6小时后牙菌斑可以重建，8小时后牙菌斑恢复到刷牙前的水平。因此，在餐后和睡前各刷牙一次较好，如果做不到每餐后刷牙，则至少要做到早、晚各刷牙1次，饭后应漱口，睡眠时口腔各种功能减弱，睡后口内唾液分泌少，口内自洁作用差，如果有食物残渣储留，则为细菌的滋生提供了良好的条件，因此晚上睡前刷牙更重要。

5.刷牙的注意事项

不管用何种方法，每次刷牙应确保完全覆盖每个牙面。每次牙刷放置的牙位一般占1~3颗牙面的距离，两个刷牙位置之间需有重叠。

为避免遗漏，可以从上颌或下颌最后一颗牙齿的远中面开始刷起，顺着牙弓刷洗𬌗面和切端，再刷洗唇（颊）面、舌（腭）面，直至刷完另一侧最后一颗牙。刷牙时，右手刷牙的人容易遗漏右侧尖牙，左撇子则容易遗漏左侧尖牙。

（二）漱口

漱口通常在饭后进行，饭后的食物残渣、软垢黏附在牙齿表面与牙缝之间，漱口时的水流能将它们冲洗掉。一般情况下，漱口用清水即可。为了预防某些疾病的发生，可以选择含有不同成分的漱口液。

商品漱口液的主要组分为芳香油、表面活性剂、清洁剂、氯化锶、酒精和水等，其种类较多，常见的有以下3类：

（1）含氟漱口液，循证医学证实，氟能预防龋齿的发生，饮水加氟，含氟牙膏、含氟漱口液的使用，有效地降低了龋齿的发生率。含氟漱口液适用于龋病高发地区的人群，龋活跃性较高和龋易感患者，固定矫治的正畸患者，不能自理的残疾人。使用含氟漱口水，必须注意剂量和含漱方法，含漱1分钟后吐出，30分钟后再进水进食。5岁以下儿童吞咽功能尚未发育完全，不推荐使用。

（2）氯己定漱口液，氯己定又称洗必泰，化学名双氯苯双胍己烷。临床常用的为20%的葡萄糖酸氯己定溶液和0.05%醋酸氯己定溶液，具有较强的广谱抗菌作用。长期含漱可导致牙齿、舌部变黑，味觉失调，少数人出现口腔黏膜剥脱，一般停药后自愈。0.05%醋酸氯己定溶液禁止与碘化钾配伍使用。

（3）甲硝唑漱口液，甲硝唑属抗厌氧菌和抗原虫感染药对革兰阳性厌氧菌、革兰阴性厌氧菌及脆弱类杆菌有较强的杀灭作用，口腔内牙周致病菌多数为厌氧菌，当含漱液中甲硝唑的浓度为50~200μg/mL时，能有效地抑制牙周常见厌氧菌。每日含漱甲硝唑漱口液2~3次，对防治牙龈炎、牙龈出血、牙周炎有良好效果。

（三）牙邻间区的清洁

牙缝里的食物残渣，给细菌提供了营养，如不及时清除干净，会导致细菌增生，牙菌斑进一步矿化形成牙结石，刺激牙周组织，导致牙周病的发生。牙刷的刷毛不能完全进入牙邻间区，单纯刷牙很难有效和彻底去除牙间隙的牙菌斑。在牙列拥挤的情况下，牙邻间区的清洁更加困难。目前清洁牙邻间区的工具主要有以下四种：

1.牙签清洁

牙签是一种用竹子或木材制成的细小的签子，已有2000多年的历史。在牙龈乳头退缩或牙间隙增大的前提下，偶尔使用牙签清洁牙邻间区和根分叉区。

使用要领：将牙签以45°角进入牙邻间隙，尖端朝向殆面，侧面紧贴牙颈部邻面，向殆方做提压运动或颊舌向穿刺运动。

注意事项：牙签不能压迫健康的牙龈乳头区，以免造成牙龈乳头退缩；力量使用不当，容易造成牙间隙增宽；动作过猛，容易伤害龈沟附着上皮。一般不建议长期使用。

2.牙线清洁

牙线是一种用棉、麻、丝或尼龙制成的，用于去除牙邻间隙及固定修复装置龈面的牙菌斑的工具，是被国际上最广泛推荐使用的牙间清洁用品，如图1-2所示[1]。牙线的类型多种多样，有含蜡和不含蜡的，有含氟和不含氟的，有圆形的、扁平的和海绵状的，有添加不同芳香剂的，有不同颜色的。牙线能进入牙邻间区并且不会对牙周组织造成损伤，它能深入龈乳头顶部以下2~3.5mm。研究显示，不同类型牙线的清洁作用没有明显差异。

---

[1] 图片引自：1号店，https://www.yhd.com/.

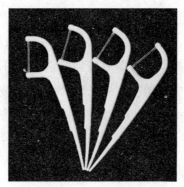

图 1-2 牙线

使用要领：取一段20~25cm的牙线，将两头打结，形成线圈；或者取一段30~40cm长的牙线，将其缠绕在两个示指上。手掌外翻，掌心向外，一只手的拇指（或中指）与另一只手的示指一起绷紧牙线，两指之间牙线长约1.5cm，来回滑动通过牙邻接点，沿牙齿滑进牙齿与牙龈交接的缝内，至遇到自然的阻力为止，将牙线绷紧于牙齿表面，上下刮牙齿表面，每个面反复刮4~6次，然后刮邻牙的邻接面。一般从前牙开始，依次向后，直到最后一颗牙的远中面为止。

3.牙间隙刷清洁

牙间隙刷是由双股拧绞在一根金属丝上的尼龙刷毛和持柄两部分构成的，用于清洁牙齿邻面的牙菌斑和食物残渣的口腔清洁用具，对牙龈乳头还起到一定的按摩作用，牙间隙刷刷毛形状就像一个小型的试管刷。

牙周病患者，牙间根面暴露，使用牙签和牙线去除牙菌斑比较困难，可以使用牙间隙刷清除牙菌斑。当插入牙间隙时，刷毛弯曲，能更好地与根面接触，到达牙线不能进入的部位。除了一些根面暴露的情况，牙间隙刷对牙齿之间较大间隙的清洁效果也很明显。牙间隙刷还可以用来清洁烤瓷桥的桥体楔状区、正畸固定矫治器等。

4.冲牙器清洁

冲牙器是通过泵体对水加压，利用高压脉冲水柱冲洗牙齿间隙食物残渣的一种器械。对于牙邻间隙较大的部位，冲洗效果明显。冲牙器的高压脉冲水流产生的冲击是一种柔性的刺激，有按摩牙龈的作用。一般进食后使用，能及时地清洁牙邻间区的食物残渣。

三、口腔保健

口腔健康是人体健康的重要标准之一。它是指牙齿清洁，牙龈颜色正常，无出血现象，无口腔颌面部慢性疼痛，无口咽癌，无口腔溃疡，无先天性缺陷，无牙周疾病，无龋病，无牙列缺损以及影响口腔其他疾病和功能紊乱的状况。

目前，龋病和牙周疾病是危害我国居民口腔健康的两种最常见的疾病，它们会破坏牙体组织和牙周支持组织，影响咀嚼，前牙的损害还会影响发音与美观，引发社会心理问题。

口腔卫生保健的措施包括制定口腔卫生政策和口腔疾病预防项目，促进人群口腔保健意识及改善个人口腔卫生保健状况。

（一）加强口腔保健意识

第四次全国口腔健康流行病学调查结果显示，我国居民口腔健康素养水平逐渐提高。截至2018年，我国居民口腔健康素养水平和健康行为情况均有不同程度的改善。5岁和12岁儿童每日两次刷牙率分别为24.1%、31.9%，含氟牙膏使用率分别为42.1%、55%，因预防口腔疾病和咨询检查就诊的比例分别为40%、43.2%。成年人每日两次刷牙率为36.1%，含氟牙膏使用率为61.0%。各年龄组女性每日两次刷牙率均高于男性，城市高于农村。目前，为促进我国居民口腔保健意识进一步提高应注意以下方面：

（1）口腔卫生维护。保持口腔卫生是预防口腔疾病最基本、最重要的措施。每日清洁牙齿至少两次，通过早晚刷牙，饭后漱口，并根据需求配合使用牙线、牙间隙刷来达到彻底清洁牙齿的目的。口腔中的多生牙、错位牙、阻生牙等造成清洁困难的因素要尽早去除。

（2）定期口腔检查。针对中国居民的特点，《中国居民口腔健康行为指南》提出针对各个年龄阶段和不同人群的口腔健康行为建议，如0~6岁的孩童每半年进行一次口腔检查，不含奶嘴睡觉，父母帮助其进行口腔清洁；6~18岁的青少年关注换牙，接受窝沟封闭，每年进行口腔检查；18~60岁的成年人每年进行口腔检查，每天使用牙线；准备怀孕的妇女进行孕前口腔检查，避免带牙病怀孕；60岁以上的老年人对于松动牙应及时治疗，缺牙应及时修复，对假牙每日进行清洁等。另外，当口腔有不适症状时也应及时到医院检查。

（3）戒除烟酒。吸烟是牙周病的主要危险因素之一，吸烟者患牙周病的概率较不吸烟者高出5倍。孕妇吸烟或被动吸烟可以引起胎儿口腔颌面部畸形。吸烟者牙齿表面常常出现褐色烟斑和牙石，引发口腔异味，影响个人外观形象和社会交往。同时，吸烟是引起口腔癌的主要危险因素之一，口腔癌患者90%以上是吸烟者。酒精的长期刺激会对口腔黏膜造成损害，容易发生白斑等癌前病变。

（二）饮食与口腔保健

合理的饮食营养对口腔健康非常重要，口腔健康也影响营养的摄入。

人体从食物中获得的营养元素大概有50多种，食物中的营养元素主要来自糖类、蛋白质、脂肪、维生素和矿物质。营养不良可能导致口腔发育性疾病，对器官功能、组织结构和细胞活性造成影响。营养不良还会对全身免疫系统造成损害。口腔里的细菌种类和数量繁多，一般包括致病菌、非致病菌和条件致病菌。当人体抵抗力下降时，容易造成口腔局部炎症与感染，甚至可能引起全身病损。

（1）饮食营养与口腔生长发育。钙、磷、镁、维生素A、维生素C、维生素D及微量元素氟等对颌骨和牙齿的发育影响较大。胎儿出生前的生长发育对营养特别敏感，如果营养摄入不足或发生感染，包括口腔与颅面部、上下颌骨、乳牙、恒牙、口腔黏膜和上皮、唾液腺、牙周结缔组织在内的口颌系统的生长发育将受到影响，可能出现唇裂、腭裂、面裂，牙齿釉质发育不全，唾液腺发育障碍等疾病。

（2）饮食营养与龋病。食物中的糖类与口腔内细菌在牙齿表面相互作用，细菌代谢产酸，导致牙齿表面局部脱矿，进而形成龋齿。龋齿的发生与龋易感性、口腔内细菌种类的分布、唾液的成分与流量、食物的种类等因素相关。饮食中的蔗糖，致龋性最强，黏软的糖果、糕饼等食物黏附在牙齿表面，同时在牙邻间隙和窝沟内积聚，成为口腔微生物的发酵培养基。在细菌的作用下，容易发生龋齿。碳酸饮料的pH大多在5.5以下，含糖高，长期饮用会增加龋齿的发生。

（3）饮食营养与牙周病。牙周病是发生在牙周组织的慢性进行性疾病，在发展过程中，逐渐破坏牙齿支持组织，导致牙齿松动甚至脱落。牙颈部与邻间隙菌斑的持续存在，细菌及代谢产物的刺激，是牙周病发生、发展的重要因素。营养不良会对牙周组织的破坏及牙周抵抗能力造成影响。

（4）饮食营养与口腔黏膜疾病。口腔内的黏膜上皮更新较快，对营养缺乏反应灵敏，各种维生素和微量元素的缺乏可能引起口腔黏膜疾病的发生，如缺乏B族维生素可能发生牙龈炎、口角糜烂和口腔黏膜水肿；缺乏维生素A可导致口腔白斑出现；缺乏叶酸可能导致口腔黏膜炎症的加重；缺铁可能导致贫血，引起口腔黏膜疾病；缺锌可能引起口腔黏膜味觉异常。

（三）氟元素与口腔保健

氟是身体健康所必需的微量元素之一，人体各种组织中都含有不同浓度的氟，主要来自饮用水、食物和空气。适量的氟可以促进人体健康，预防龋齿的发生。摄氟量过多可能导致氟骨症、氟牙症；摄氟量过少，可能导致营养不良，引起全身或局部疾病的发生。

20世纪四五十年代，美国开始在饮用水中加氟，目前，全世界已有多个国家开展了自来水氟化，这些措施显著降低了人群的患龋率。除全身应用之外，局部用氟在人们的日常生活中对龋齿的预防也起到了重要作用，包括含氟牙膏、含氟漱口液的使用等。

四、口腔医学发展研究

口腔医学（stomatology）由国外的牙医学演化而来，不仅仅局限于牙体疾病，还涉及口腔及颌面部的软、硬组织创伤，肿瘤，发育性畸形以及全身疾病等。

口腔医学是医学的重要组成部分，主要研究牙齿及其周围口腔颌面部软、硬组织的发生、发育及其疾病病因、发病机制、诊断与治疗，是一门分类复杂、覆盖面广又相互密切联系的综合性医学学科。它是以普通医学知识和技术为基础，融合了材料学、生物力学、美学等多学科的交叉学科。

口腔疾病是人类常见病、多发病，大部分口腔疾病在初始阶段容易被忽视，处理不当亦可引起较为严重的后果，此类疾病的早期诊断与治疗非常重要。

（一）口腔医学发展阶段

口腔医学的发展历经数千年。从早期对口腔疾病的观察逐步过渡到治疗实践，不断积累经验，大致经历了以下四个阶段：

1.科技不发达阶段的经验医学和牙匠时期

人类对于口腔疾病的预防和治疗在公元前2900年就已经开始了，当时埃及人委派专人治疗牙齿。在洪都拉斯发现的化石证明人类在公元前2000年就已开始使用黄金和宝石作为义齿植入颌骨，经过X线测试证明植入物与颌骨之间形成的是骨结合。2000多年前我国的史书《礼记》中就有关于漱口的记载，"鸡初鸣，咸盥漱"，我国辽代的古墓中还出土过2排8孔的植毛牙刷。在漫长的岁月里，口腔医学的发展十分缓慢，极少有医学专家对口腔健康问题感兴趣，牙科疾病和治疗被隔绝于医学大门之外。17世纪以前，尽管有些优秀的内、外科医师有时也替达官贵人看牙病，但拔牙还是由理发师、铁匠等兼职完成。当时有一些关于牙科方面的书籍出版，但并未广泛流传。

2.从牙匠向牙医过渡的阶段

1728年，法国医师福歇尔（Fauchard）出版了第一部口腔教科书《Les Chirurgien Dentiste ou Traite des Dent（外科牙科医师）》。这本书详细地阐述了牙齿的解剖生理、组织胚胎和病理，列举了103种牙病和口腔病的诊断及治疗，Fauchard因此被誉为牙医之父。1790年，约翰·格林（John Green）对纺纱机进行改良，制造了世界上第一台脚动牙钻机；1797年，托马斯·鲁夫（Thomas Bruff）申请了第一项拔牙钳的专利。

口腔医学就是在这样一点一滴的积累中不断发展起来。这个时期，牙医从外科中独立出来，成为一种独立的职业，并被称之为牙外科医师（surgeon-demist），奠定了近代牙医学的基础。

3.近代牙医学发展阶段

1839年，美国牙外科医师协会在纽约成立。1840年，美国的海丹和哈里斯（Haydan和Harris）在马里兰州创办了第一个牙医学院——巴尔的摩牙医学院（Baltimore College of Dental Surgery）。同年，谢瓦利埃（Chevalier）创办了世界上第一个牙科设备公司。1844年，霍雷·威尔斯（Horae Wells）首次使用笑气拔牙。1871年，格林（Green）发明了第一台电动牙钻机。从此，口腔医学进入了加速发展时期。

随着工业革命的开始，制糖业迅速发展，导致牙病的患病率急剧升高，出现了牙医供不应求的现象。在该阶段，世界各地纷纷成立牙医学院或牙科系。由于没有保存治疗的方法和条件，一般患病的牙齿只能拔除，而出血、拔除后的缺牙区只能以树胶填充，当时的牙医学被称为血和树胶的时代，也就是拔牙和镶牙的时期。

从1840年到20世纪中叶一百多年间医学的发展奠定了现代牙医学的基本理论和生物学基础。到20世纪中叶，由于高分子材料的广泛应用，超速涡轮钻机的普及使用和全景X线检查的推广，使现代牙医学发展达到高峰。牙医学作为一个独立的专业已被社会和医学各界广泛认可，没有牙科的独立，就没有口腔医学今天的发展。

4.现代口腔医学发展阶段

从20世纪下半叶至今，随着医学自然科学和生物学的发展，牙医学的内容逐渐充实，从仅仅医治牙病到治疗口腔区域的相关疾病，包括黏膜病、关节病，从研究牙器官转变为研究口腔器官、口颌系统。牙医学已经难以完全概括其诊疗范畴。

20世纪中叶，苏联以及中国等一些国家将牙医学正式更名为口腔医学，口腔外科正式更名为颌面外科。口腔医学的发展从关注牙齿的健康扩展到研究整个口颌系统，口腔颌面部疾病，包括肿瘤、整形、外伤，使口腔医学得到前所未有的发展。尤其是20世纪中后期，分子生物学手段的引入使研究的焦点从细胞结构过渡到亚细胞微观结构。进入21世纪以来，随着基因组学、蛋白质组学的发展和对干细胞研究的深入，人们对口腔疾病有了更加深刻的认识。

（二）我国口腔医学的发展

我国口腔医学的发展始于19世纪中期，一些教会医院设立了牙科，将当时国外先进的牙科理论与技术传入国内。

19世纪末，清王朝在皇宫设立了牙医室，首任宫廷牙医师陈镜容开始用西方的药品和材料来治疗龋齿和修复缺牙。1900年前后，徐善亭赴澳洲学习外科与牙科，学成归国后在广州和香港开业治疗牙病，并撰写了《新发明牙科卫生书》（1904年出版）。1908年，英美传教士在四川成都开设了民间牙科诊所。清朝末年，我国口腔医学发展虽然很缓慢，但临床上治疗的病种已涉及牙体病、牙髓病、牙周病、口腔黏膜病、口腔炎症、口腔肿瘤、颜面神经疾病以及唾液腺与颞颌关节疾病等。

1917年，加拿大牙科医师林则在成都华西协合大学医科中设牙科系，是中国最早创立的现代牙科教育机构，培养了诸如毛燮均（北京大学）、陈华（第四军医大学）、席应忠（上海交通大学）、夏良才（武汉大学）等一大批著名口腔医学教育家和中国整形外科医院创始人宋儒耀教授等。到中华人民共和国成立前期，国内先后建立了十余所牙科院校，其培养模式与学院建制参考国外同类院校，成为培养国内近现代口腔医学人才的摇篮。

（三）口腔医学的学科界定和行业协会

（1）口腔医学的学科界定。中华人民共和国成立后，在北京大学医学院牙医学系毛燮均教授等倡导下，统一将牙医学更名为口腔医学。这一名称的更改为我国口腔医学的发展规划出了范围和内容，给口腔医学的发展提供了更大的空间。

1952年，全国高校进行院系调整，口腔医学系成为和临床医学系平行的一级专业，口腔临床医师和临床医学医师具有相同的地位。这使我国的口腔医学教育明显不同于西方，口腔医学生不仅接受系统的牙医学教育，同时也接受全面的医学教育，使牙医学教育成为建立在大医学教育基础上的口腔医学教育。一级学科的确立，为我国口腔医学事业的发展和口腔医学人才的培养奠定了坚实的基础。

（2）中华口腔医学会。中华口腔医学会（Chinese Stomatological Association，CSA）成立于1996年11月7日，它的前身是1951年成立的中华医学会口腔医学会。它是口腔医学科学技术工作者自愿结成的全国学术性群众团体，是发展我国口腔医学科学的重要社会力量。

学会成立以来先后成立了口腔修复、口腔预防医学、口腔正畸、牙体牙髓病、口腔颌面外科、口腔材料、口腔病理、儿童口腔医学、牙周病、口腔黏膜病、口腔修复工艺学、老年口腔医学、口腔医院管理、口腔颌面放射及口腔医学教育15个专业委员会。每年的学术会议和继续教育项目，对口腔医学学术发展和口腔医疗服务水平的提高起到了极大的推动作用。

(四) 口腔医学的研究范围

口腔医学的研究范围包括发际以下，锁骨以上，颞骨乳突部垂直线以前及咽门以前所包含的组织、器官（眼、耳、鼻、甲状腺除外）。

随着科学技术的进步，为适应社会发展的需要，口腔医学分科逐步细化，如图1-3❶，衍生出了许多新的亚学科。早期口腔修复学和口腔正畸学为同一学科，牙体牙髓学、牙周病学、儿童口腔医学、口腔预防医学、口腔黏膜病学是从口腔内科学分化出来的，口腔外科与其他学科交叉并衍生出了牙槽外科学、口腔颌面外科学、颌面整形外科学、颅颌面外科学、颞下颌关节外科学等学科，口腔材料学从口腔修复学中分出来，与材料学、计算机科学、生物医学结合，得到了更广阔的发展空间。口腔种植学也是一门多学科交叉的口腔医学分支。口腔医学研究的领域涉及生命科学、基础医学、药理学、生物材料学、计算机成像与信号处理、生物力学等。

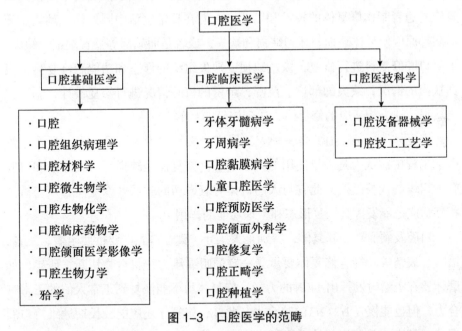

图1-3　口腔医学的范畴

口腔疾病是人类的常见病、多发病，口腔疾病的发展可能导致全身疾病的出现，全身系统疾病在口腔有多种表现。诸如牙周炎与心脏病、糖尿病的发生密切相关，艾滋病的口腔表现被认为是早期诊断艾滋病的关键症状，白

❶ 米方林.口腔医学（2版）[M].南京：江苏凤凰科学技术出版社，2018.

血病患者容易出现牙龈增生、出血，慢性盘状红斑狼疮患者在面部出现蝴蝶斑等。临床医务工作者对口腔疾病应该有一定的认识，在诊疗过程中，注意局部与全身的关系。

第二节　现代口腔修复技术学发展

口腔修复技术学（prosthodontic technology）又称口腔修复技术与工艺学，国外常称为牙科修复技术学（dental technology），是口腔修复学（prosthodontics）的重要组成部分，是人民迫切需要的一门专业技术。口腔修复技术是指为口腔修复患者制作修复体的技术和工艺。人们在日常生活中因外伤、龋病、牙周病等原因使牙体缺损、牙列缺损和缺失，或者是面颌部等器官缺损、缺失，可由口腔修复科进行修复，恢复缺损、缺失组织的形态和功能。修复科是根据缺损的情况，缺失的部位、范围，余留的口腔情况进行修复设计，制作出与缺损、缺失相适应的修复体，达到修复的目的。

修复体（prosthesis）是一种人工器官，义齿称为人工牙。人工牙在生物医学工程中被认为是最早使用的人工器官。修复体是缺损、缺失牙齿和口腔软硬组织的代替品，因此它与人的机体有着密切的联系。修复体必须与机体相互适应才能发挥其恢复形态和生理功能的作用。

口腔及颌面部的修复体，特别是人工牙，戴在口腔内要行使咀嚼、发音、语言、表情等功能，修复体要承受一定的咀嚼压力，将食物切断、研碎，如磨牙要在咀嚼时发挥出440N的力量。修复体虽不能恢复到正常人们的正常咬合力，但也能恢复1/2~2/3的咬合力。此外，修复体还应能较长期地维持口颌系统的健康。戴用修复体后可以间接地促进患者全身的健康，特别是恢复患者心理的健康，使其与正常健康人一样参加正常工作、生活和社交活动，为祖国的建设贡献一份力量。因此，对修复体的设计、制作技术和工艺要求更加严格。

一、口腔修复技术学在口腔修复学中的影响与意义

口腔修复学是口腔医学的重要组成部分，与口腔医学中的口腔内科学、颌面外科学、正畸学、颞下颌关节学、殆学等各学科密切相关。口腔修复学是研究口腔及颌面部各种缺损、畸形的病因、病理、症状、诊断、治疗、修复设计和预防的一门临床医学科学和技术，具有较强的理论性、实践性和技术性。以口腔和颌面部的解剖生理、病理、材料学、分子生物学、微生物学、生物力学等知识为基础。口腔修复学的修复临床方法，是利用一种人工制作的修复体或是矫治器来恢复和重建缺损、缺失的部位，或畸形的解剖形态和功能，从而达到恢复口腔正常生理功能的目的。因此，口腔修复技术显得更加重要，修复设计再好，制作不出高质量的、符合要求的修复体，也达不到修复治疗的目的。

（一）口腔修复技术学在口腔修复学中的影响

以牙体牙列缺损与牙列缺失为例探讨口腔修复技术学在口腔修复学中的影响，因牙体缺损的范围、程度的不同，牙列缺损患牙的数目多少不同，在牙弓上的部位不同，牙列缺失口内余留软硬组织的不同，颌面部缺损的范围大小和部位的不同，对患者生理功能及外貌的影响也不同。

1.对咀嚼功能产生的影响

（1）牙体缺损。大范围牙体缺损，如严重的牙体切缘、殆面缺损，或牙冠折断，则可使正常的切割及咀嚼功能减退。

（2）牙列缺损。牙列缺损特别是后牙缺失、失牙数目较多时，对咀嚼功能影响较大，甚至会造成有牙侧的功能增加，形成偏侧咀嚼，严重者会影响颌间垂直距离，将会出现口颌系统、颞关节的功能紊乱。有时个别牙缺失，若长期不修复，也会使口腔组织发生改变，而影响咀嚼功能。

（3）牙列缺失。牙列缺失是指全口无一个牙齿，称为无牙颌。这种患者只能吃软食或半流质食品。将会影响营养的吸收，进而影响全身心的健康。

2.对发音功能产生的障碍

当前牙牙体缺损，或牙列缺损、缺失时，均对发音功能有较大影响，主要影响发齿音（吃、诗、知），唇齿音（分、放、飞）和舌齿音（德、特、难）

的准确性。如果缺牙较多，则可影响舌在发音时的正常活动，使发音不清晰。

3.对牙髓、牙周组织产生的影响

（1）对牙髓组织的影响。当牙体缺损较多时，波及牙本质、牙髓，出现牙髓炎症坏死，以及根尖周病变，并产生疼痛。

（2）对牙周组织的影响。当牙体缺损发生在牙齿的邻面，将破坏正常的邻接关系，常出现食物嵌塞，引起局部牙周炎症，严重者可发生邻牙倾斜移位，影响正常的拾关系，易造成创伤拾。当缺损在牙冠的颊面或舌面时，破坏了正常的牙冠形态，牙冠轴面失去原有的突度，可引起牙龈损伤，产生牙龈炎。

当牙列缺损时，若缺损时间长，在牙列内形成缺隙，邻牙向缺隙区倾斜，或对颌牙向缺牙区伸长，使邻牙间失去接触关系，造成食物嵌塞，继发龋病和牙周病，使牙齿的排列和拾关系出现紊乱。此时，拾力由少数余留牙承担，拾力不能沿牙的长轴传导，产生拾干扰，使余留牙负担过重，导致牙周组织受创伤产生病变。

当牙列缺失，即全口无牙时，则牙周组织因牙齿的拔除，失去功能刺激，牙槽骨逐渐萎缩吸收变低平，使患者面容发生改变。

4.对面容美观产生的影响

完整的牙体、牙列，可以维持面部的丰满度和美观对称的自然外貌。当前牙的牙体缺损时，如牙冠折断、龋坏或前牙缺失时，则对人们的面部美观影响较大。当前、后牙缺失较多时，因牙槽骨萎缩，唇、颊部软组织因失去牙的支持而凹陷，缺牙多，也丧失了正常的拾关系，其面部形态易发生改变，而影响美观。

当牙列缺失全口无牙时，则患者的面部由于失去了上、下前牙及后牙的支持，面下部1/3变短，鼻唇沟加深，面容显得苍老。

5.对颞下颌关节产生的影响

当牙列缺损后，若久未修复，牙齿向缺隙侧或颊舌侧移位，易造成拾关系紊乱，阻碍下颌正常的功能运动，或一侧牙缺失，形成偏侧咀嚼习惯，使咀嚼肌群张力不平衡，或缺牙过多，余留牙失去拾接触，不能维持正常的颌间垂直距离，咀嚼肌失去正常张力，髁突向后上移位，造成关节疾患，出现关节疼痛、张口受限、关节弹响等颞颌关节紊乱综合征的症状。

6.对患者身心健康产生的影响

年轻患者,当前牙缺损或缺失时,说话不清晰,发音不准,怕说话时唾液外溅,不礼貌,出门活动戴着口罩,怕显露出口腔无门牙的缺陷,不愿参加社交活动。当后牙缺失,特别是缺牙数较多时,咀嚼功能减退,影响肠胃消化,导致身体消瘦,影响身体健康。因此,牙体、牙列缺损,牙列缺失时,应及时进行修复治疗,将缺损、缺失的牙体及牙列尽快恢复,以改善对全身心的影响。

由此可见,人们身体上的口颌牙器官的缺损、缺失等病变,均影响着人们的身心健康。要恢复重建口颌系统的完整性,建立正常的面容外貌,除了口腔修复医师的精心设计外,制作出一副精美、高质量的修复体更加重要。这就需要有高超的技术、精湛的工艺来完成。所以,口腔修复制作者不仅应有基础理论知识,还必须具备高超的技艺,在工作中发挥智慧不断创新,才能满足患者的要求。

(二) 口腔修复技术学在口腔修复学中的意义

1.口腔修复学促进了口腔修复技术学的发展

口腔修复学的治疗内容包括固定修复、可摘局部义齿修复、全口义齿修复、种植义齿修复、颌面部缺损和畸形修复以及牙周病矫形治疗等。在20世纪80年代,口腔修复的大部分内容是可摘局部义齿和全口义齿,固定修复较少,因固定修复治疗费用高,制作手续复杂。

随着科学技术的快速发展,社会的进步,新材料、新技术的不断研制成功和临床应用,固定义齿修复、种植义齿修复、贴面修复得到了迅速的发展。随着人们生活水平和文化素质的提高,要求进行固定修复、种植修复的患者越来越多。因此,修复技术也必须随着口腔修复学的发展,开展新的制作技术和工艺。

不具备固定修复条件的牙列缺损,才进行可摘局部义齿修复。随着种植材料和种植技术以及种植体及上部结构制作技术的发展,种植修复适应证逐渐扩大,修复效果也显著提高。由于固定修复体具有独特的优点,修复体是粘结在口腔内基牙上,修复后与天然牙相近似,不需患者每天摘戴,而且功能好,美观,备受患者喜爱,是有条件患者的首选修复。因此,可以说口腔修复医生设计出精美的修复体，若没有熟练的、认真的、具有一定理论知识和操作技能的技师完成修复体，牙体、牙列缺损，牙列缺失的修复目的是达不到的。所以，口腔修复技术学在口腔修复学中占有非常重要的地位，两者是密不可分的。

2.口腔修复技术的优劣决定口腔修复的质量与效率

随着科学技术的发展，医学观念的改变，形成了生物医学的新模式，传统的机体健康观念转变为生物—社会—心理模式，这给口腔修复学注入了新的内涵，口腔修复体不应单纯看作是一副假牙，一个人工器官，更不能简单地看成是一个机械的物件和工艺品，而应视为一种治疗装置，借此恢复患者缺损、缺失部位的形态和功能，终止病变发展，满足患者生理、心理的需要，使修复体成为患者身体上的一个人工器官。这个器官与患者的口颌面系统和整个人体生理环境、心理状态相适应，而且能长期无害地在口腔复杂的微生物、湿度、温度效应和各种咀嚼应力的特殊环境中发挥作用，这是修复应达到的目的，是修复体应发挥的作用。

口腔修复体的制作者有工作多年的老技术人员，有新来的初学者，有学习过口腔修复学、口腔解剖生理学等的，并通过老师指导过制作各类修复体制作技术方法者。从主观来讲，有些制作者工作认真，精益求精，能不断创新改进和学习新技术；有的是一般工作过得去就行了。因而不同的技术人员制作出的修复体修复质量是不同的。认真负责、技术精湛者制作的修复体质量高，当临床上医师在患者口内试戴修复体时，顺利就位，只需稍加修改即可。若由不负责任或技术操作程序不按规定进行，或者基础知识不足者制作的修复体，则临床医师需要在临床上做大量修改，甚至最后还要返工重做修复体。这样不仅质量受到影响，还浪费了医生和患者的大量时间，患者还要增加来院就诊时间，影响医生诊治患者的效率。

例如，在临床上为患者戴一个烤瓷冠，若是有经验的、认真的老技术人员制作的，则15~20分钟即可为患者完成修复体的戴入及粘结；若是由初学者或工作不负责任的技术人员制作的，则不仅临床医师需经大量修改、调𬌗、修整冠的边缘、触点等，甚至还要返工重做，这种情况在临床上是不少见的。前者可以大大提高医师的工作效率，在短时间内诊治更多患者，解决患者的疾苦。因此，口腔修复技术的优劣，工作者是否认真负责决定着临床的修复质量和效率。

为了不断提高技术人员的理论知识和技术水平，应不断地对技术人员进行培训和指导，提高其工作的自觉性、创造性，并加强管理和监督，建立制度，赏罚分明，鼓励积极勇于创新者。

综上所述，口腔修复技术学在口腔修复学中有着非常重要的作用。口腔修复学的发展依托口腔修复技术学的发展和创新。

二、口腔修复技术学的相关学科

口腔修复技术学是以口腔牙齿和颌面部的解剖生理学、口腔修复学、材料学为基础的学科，这些学科的发展与之密切相关。由于修复技术学是必须制作出人工修复体来恢复和重建牙体缺损、牙列缺损和缺失部位的原有解剖形态，通过形态的恢复，从而恢复正常的生理功能。因此，修复技术学与制作技术和工艺学、精密铸造技术、美学、电子技术等密切相关。以下仅探讨与口腔修复技术学关系密切的学科。

（一）口腔修复学学科

口腔修复学是研究口腔牙颌面部各种缺损的病因、病理、症状、诊断、预防和治疗修复的一门临床医学科学，是口腔医学的重要组成部分，属于医学与多种科学技术相结合的生物医学工程的范畴，并具有较强的理论性、实践性和技术性。采用各种人工材料制作各种临床缺损、缺失部位的修复体，来恢复和重建正常口颌系统的形态和功能。

口腔修复学的内容包括牙体、牙列缺损畸形，牙列缺失，颌面部缺损，牙周病及颞颌关节疾患的矫治等，修复体包括嵌体、部分冠、贴面、全冠、桩冠、固定义齿（固定桥）、可摘局部义齿和全口义齿，以及牙周病夹板、颌面缺损修复的修复体，颞颌关节疾患修复治疗的𬌗垫，𬌗重建的修复体，种植修复体等。

修复的目的是通过患者戴用修复体来达到的，而人是个有生命的机体，随着年龄和环境的变化将产生变化，因此对修复体提出严格的要求。其基本要求如下：

（1）有良好的组织相容性，修复体所用材料，对口腔组织无毒、无刺激，无致癌、致畸变作用，能长期应用于口腔湿度、温度的环境，不会因时间变长而变质。

（2）修复体应能恢复缺损、缺失的口腔组织的解剖形态，并能有助于口腔自洁，或牙刷易于清洗，始终保持口腔卫生。

（3）恢复缺损、缺失组织的咀嚼功能、发音功能。

（4）恢复牙列的完整性，建立良好的𬌗关系，形成协调的下颌运动。

（5）前牙的形态和色泽应与邻牙协调，显现出自然美，达到以假代真的效果。

（6）修复体戴在口腔内应有一定的稳定性和固位性，不能因口腔上下咀嚼运动而松动或脱落，修复体边缘应不刺激与妨碍唇和颊侧肌肉的运动，特别是可摘义齿，因口腔组织随时间的增长而发生改变，义齿则不适应需要，应在不适合时进行修改或重做，以免口腔组织发生其他不良病变。

（7）修复体戴入口腔内不应给基牙及所覆盖的组织负荷过大，造成新的创伤。若组织负荷过重，可发生病理性变化，使基牙松动，牙槽骨产生吸收，软组织发生炎症，导致修复失败，这与修复体的设计和制作技术均有密切关系。

修复体的制作者要制作出一个高质量的、精品的修复体必须对口腔修复学深入认真地学习，掌握上述要求及修复内容。

（二）口腔解剖生理学学科

口腔解剖生理学（oral anatomy and physiology）是研究人体口腔、颌面部的正常形态结构、功能活动规律及其临床应用的学科。其目的是阐明口腔、颌面部的层次关系和器官形态以及其结构特征，掌握其功能活动原理、发生条件、影响因素和临床应用，为临床实践奠定基础。

（1）通过解剖生理学的学习，树立形态与功能统一观。形态结构是功能活动的物质基础，形态和功能相互影响、相互依存，功能的作用可引起形态结构的变化。当口腔中牙体、牙列缺损或牙列缺失时，由于形态的变化，则因咀嚼功能的减退或丧失，引起口腔肌肉的萎缩，使面貌外形发生改变；当全口牙缺失时，则由于无牙支持，面部凹陷，面下1/3变短。若恢复牙体缺损、牙列缺损和缺失，形成完整的牙体、牙列，恢复了正常的解剖形态及功能，可因咀嚼功能的刺激，增进新陈代谢和血液循环，促使牙周组织恢复健康，面容维持着正常形态。

（2）通过解剖生理学的学习，树立人体整体观。人体的结构和功能是一个完整的有机体。人体各器官各系统均在神经系统的统一指挥和调节下进行正常的生理活动。如在临床上常见发热的患者主诉其牙齿有些松动，当全身疾病痊愈后，松牙变稳固。此外，口腔发炎或牙齿牙周脓肿时，也常引起全身发烧，当牙齿疾病痊愈后，全身情况恢复健康，这说明全身与口腔局部有密切关系。

（3）把解剖生理学运用于实践。作为口腔修复的技术员必须熟练掌握口腔解剖生理学，了解口腔颌面部结构形态特征，特别是牙齿牙周的形态结构特征。将口腔中32颗牙齿的解剖形态和在牙弓上的排列方位牢记在心，这样才可能制作出形态近似天然牙、色泽自然的修复体，同时，修复体不会对牙体、牙周以及口腔颌面部软硬组织造成损伤。

（三）铸造技术学科

铸造术（casting technique）是将溶化的金属注入铸模腔内，制作出铸件。这种技术在口腔修复技术学中应用甚广，应用这种技术可以制作出各种类型的修复体。铸造技术开始于公元前4000年（埃及）。最早开展的是青铜铸造技术。而牙齿的失蜡（lost wax）法制作铸金嵌体是1907年由塔尔加特（Tarrgart）开始采用的。此后在国内外才逐渐开展铸造修复技术。

这种技术是首先制作修复体的熔模，然后应用包埋料将熔模包埋，包埋料凝固后，将铸针取出，进行焙烧加温除蜡，熔模熔化后气化，包埋料中形成一空腔，称为铸模腔。再将熔化后的金属液体注入铸模中，冷却后即成铸件（casting），也即是修复体。金属和合金从液相到固相的过程中，将产生体积收缩，称铸造收缩，其收缩约为1.25%，由铸造时包埋料的膨胀来补偿。这样使铸造出的铸件，即修复体能够顺利地就位于基牙上，保持良好的适合性和精度，否则修复体不能顺利就位。若包埋料膨胀与铸金收缩不匹配，膨胀大于收缩，则修复体固位性差，造成返工重做。

口腔修复的铸造属于精密铸造技术，因为修复体小而要求精度高。随着社会的进步，科技的发展，铸造机也随之有了很大的改进和发展，由最初应用的手柄黄泥蒸汽压力铸造，发展到离心铸造机、气压机，到现代的自动高频铸造机，既快速又安全。由于铸造用的蜡制熔模易脆，在患者口内操作困难，口腔医师采用自凝塑料代替蜡，并经过实验证实，制作出的冠桥修复体适合性良好，达到临床要求。

铸造技术在工业上早已应用，但在口腔修复中属精密铸造，因铸件小，要求质量高，精度和适合性好，因此，技术人员必须具有铸造技术的基本理论知识和铸造原理知识，才能制作出各种修复体的熔模，熟练地掌握包埋材料的性能和包埋方法，以及铸件焙烧温度程序，铸造机的性能，铸造方法等。否则铸造失败，将需重做熔模，包埋铸造，费时费工。口腔修复中，几乎所有修复体都需要铸造，所以铸造技术与口腔修复技术学关系非常密切。

（四）口腔材料学学科

材料学是现代文明和经济腾飞的基础，是人类跨越时代的重要标志。口腔材料学是口腔医学专业的基础，是口腔修复学的物质基础，没有好的材料，口腔修复医师无法制作出精美的修复体。

口腔材料学主要是研究口腔医学常用的各种材料的物理、化学、机械、生理等性能，并对各种材料的组成结构、用途重点研究，内容丰富，知识面广，口腔医师、技师必须结合临床工作实际认真学习。口腔修复技术学与口腔材料学有着非常密切的关系，如从印模、模型到制作修复体使用的蜡料、合金、塑料、陶瓷、复合树脂、粘结材料、种植材料等，都是日常临床工作必不可少的材料。

随着社会科技的发展以及人们生活水平的提高，患者对美观的要求、对质量的要求越来越高，对口腔医师的设计和制作要求更高。

聚甲基丙稀酸甲酯材料在1940年开始应用于制作义齿的人工牙和基托，为口腔修复创造了良好的开端，不仅色泽与天然牙相似，且操作简便，沿用至今。20世纪90年代口腔材料的研究获得长足发展，开发出合成材料、室温固化塑料、铸造合金、陶瓷材料、粘结材料等，大大促进了现代口腔修复学的发展。

铸钛机的研制成功，为钛及钛合金的开发应用提供了必要条件。可以制作钛的全冠、固定桥及钛整铸支架。陶瓷材料的研制成功，由于其生物相容性好，色泽与天然牙相似，陶瓷制作的修复体较金属、金瓷修复体美观。

新材料要应用于临床必须有一套完整的制作修复体的操作技术和方法，新的设计、新机器研究成功要应用于临床，如铸造机、计算机设计/计算机制作，即计算机辅助设计/计算机辅助制造（CAD/CAM）要应用于临床，必须要培训技术员，使其能熟练地操作和运用新设备来制作修复体。因此，随着时代的发展，材料的更新，技术员应不断学习，掌握材料的性能及操作规程，才能制作出高质量的修复体。

（五）美学学科

美学（aesthetics）是研究美的本质，美的规律，美感和艺术美的科学，是在社会物质生活和精神文化生活的基础上产生和发展起来的。美的事物，例如自然界雄伟的山峰、澎湃的海洋、明媚的春光、英雄战斗情景、英雄的崇高形象，无不给人以壮美或优美的情感感受，它将作为人类推动社会前进的、创造性的革命动力。

医学（medicine）是以预防和治疗疾病，保持和增进人类健康为主要研究内容的科学。现代口腔医学是医学的重要组成部分，医学研究也体现在口腔医学中，但口腔医学还有特殊的研究内容和要求。

医学美学是医学与美学相结合的、跨学科的、新兴的边缘学科。它是将美的原理和美学知识应用于医学领域的科学。研究医学美学可以帮助医务人员掌握与医学有关的美学规律，提高医务人员的审美能力达到更高境界。使美学体现在维护和恢复患者牙𬌗面形态的完整性、健康性方面，达到更完美的境界，美化生活，为实现健康长寿的最高目标创造必要的条件。

为了提高医学科学研究水平和理论水平，用以指导临床医疗实践，作为医务工作者，不仅需要自然科学知识和传统的观察、实验、数理化学、逻辑思维方法，而且还需要学习与掌握美学知识和美学规律。

口腔颌面外科的整形、口腔修复学、口腔正畸学的医疗、教学、科研工作，多年来一直致力于恢复受损的组织、器官的形态和畸形的矫治，由于形态的恢复，从而恢复了生理功能。实际上，形态恢复的同时也取得了一定的美学效果。而在过去只是没有明确提出美容效果是重要的目标而已。随着社会的发展，人们生活水平的不断提高，人们对美容的要求越来越高。近些年来，人们对新潮时装、美发、化妆品以及美容手术等的要求更加迫切。

近年来，在日常临床工作中深刻地体会到，要获得功能恢复和美容效果，所修复的组织、器官的形态必须符合美的规律，才能收到美容的效果。因此，医务工作者学习和掌握有关美学原理和美学知识，创造性地运用于本专业实践中去，是进一步提高医疗效果、医疗质量所必不可少的。特别是作为口腔修复医务工作者、修复体制作者，必须具有精深的专业知识，不断提高文化素质、美学修养以及工艺技巧。为达到此目的，必须努力博览群书，学习专业知识、美学知识和工艺技术，使本职工作取得新的创造性进展。

1.医学美学的研究内容

医学美学是研究医学美、医学美感和医学人体美的学科。

（1）医学美。医学美是指医学领域的美，它是现代医学的产物，是人们从医学和美学结合的角度来研究维护和塑造人体美的理论和实践的科学。美具有三种基本形态，即为自然美、社会美和艺术美。医学美与上述三种基本形态密切相关。

第一，医学美与自然美：自然美是指未加工的自然事物的美，如山水花鸟的美，自然美以其自然的形态、颜色、质感等，直接引起人们的美感，使人赏心悦目，以激励人上进和陶冶人的情操，使失去平衡和谐的生活和心理重新复原，医院可利用自然美来改善医院环境和诊室、病房的美化，可以收到辅助治疗的效果。

第二，医学美与社会美：社会美是指现实生活中社会事物的美，是人创造性的社会实践的产物，人的心灵美（内在美）和行为美是社会美的核心。社会美主要表现在生产斗争、科学实践等方面，如社会美主要表现于革命实践中的努力拼搏，无私奉献的先进人物的事迹。又如颐和园中的花草树木虽经培植，但仍属于自然美，园中的亭、台、楼、阁属社会美。医疗实践塑造了人体美，患者在医务人员的帮助下不仅治疗了疾病，去除了病痛，而且使其心灵得到了美化，更有助于恢复健康，从而使患者健康愉快地参与社会生活和社会主义建设，为社会和祖国做出更大的贡献，2020年以来，各地医护人员奔赴武汉共战疫情，就是医学美与社会美的体现。

第三，医学美与艺术美：艺术美是艺术作品的美，它来源于现实生活，但不等于生活，是艺术家创造性劳动的产物，浸透了艺术家的激情。一件好的艺术品体现出高度的概括、高度技巧，给欣赏者以鼓舞、愉快，就是收到了积极进步的社会效能。艺术美是通过完美的形式表现出来。医学美也是需要通过完美的形式表现的。医学是按照典型的人体来塑造和维护人体美的，由此可见，医学是一种科学实践，也是一种艺术实践。

（2）医学美感。医学美感是指人们在观察人体和生理功能的过程中产生的美的感动，是一种悦目和怡情的心理状态。

从外表看，一般人体呈现出对称的，五官端正，肤色正常，体格适当，身体健康的称为人体美。但各组织、器官的生理功能应是正常的。所以，人体美应具备良好的生理功能、眉清目秀、鼻直口方、面色红润、体格匀称而矫健，动作敏捷而富有活力。

（3）医学人体美。口腔医学着重维护和塑造人体面颌部、口腔、牙齿的正常形态和功能的建立。换言之，当上述组织、结构出现形态异常和功能障碍时，通过口腔医学的各种治疗手段和修复措施，使患者上述组织、结构恢复正常的形态和生理功能，使人体面颌部恢复到正常的人体美。

口腔修复体制作者是塑造美、创造美的使者，必须具有美学知识，有美的心灵，才可以制作出精美如艺术品的修复体。修复体不仅要形态与人体牙齿、颌面部相似，体现出形态逼真的美，而且还要表面光滑润湿，体现舒适美、光亮自然美，而又不损伤口腔软硬组织，反而能促进口腔组织的健康，这就要求修复体制作者精雕细刻，认真严谨制作每件修复体。

2.医务人员美的研究

医务人员的职责是救死扶伤、防病治病，为人民的健康服务。因此，医务人员的举止行为对患者均产生影响，医务人员必须在言谈举止方面提高自身的素质，塑造自己成为患者可信任的人，这样才能达到全心全意为人民服务的目的。

（1）心灵美。心灵美即内在美，是指人的内心世界美。医务人员的心灵美表现为高度的道德责任感和人道主义精神，以及自我牺牲精神。高度的责任感是医务人员在防病治病过程中表现出的对患者认真负责的思想品质，对患者的同情、体贴和关爱，从而对患者进行认真仔细的检查、诊断和治疗。

（2）外在美。医务人员的外在美是指医务人员的言谈、举止、仪表、风度的美。因此，外在美主要表现为语言美、行为美和仪表美。语言美是指医务人员在工作中，对患者要使用有礼貌、有解释、能安慰和保护性的语言。行为美指医务人员的动作轻柔，举止庄重，任劳任怨，舍己为人的行为。仪表美是指医务人员穿着整洁、合体，装束朴素大方。

（六）口腔生物力学学科

力学是研究物质运动规律的科学。生物学是研究生命的科学。生物力学（biomechanics）是研究生物与力学有关问题的科学。试图从力学的角度了解和解释生命科学。因此，生物力学就是应用力学的原理和方法去研究医学、生理学和其他生物系统的问题。生物力学是近年来才迅速发展起来的新兴学科。随着社会的不断进步，科学技术的发展，生物力学逐渐渗透到生物学、医学、口腔医学各个领域，促进了各学科的快速发展，从而提高了基础学科的理论水平和临床学科的诊断治疗水平。

口腔医学是应用生理学、医学、工程学及其他自然科学的理论和技术，研究、防治口腔及颌面部疾病和畸形的医药卫生学科。口腔生物力学则是应用力学的原理方法和工程技术研究口腔颌面部生理、病理及修复治疗变化运动规律的学科。

1.口腔生物力学研究的主要方法

口腔生物力学的研究方法与一般生物力学相似，但因口腔颌面部解剖结构、器官功能与人体其他组织、器官不完全相同，具有一定的特殊性，因此其研究方法也有所差异。例如牙齿表面的牙釉质是人体全身骨骼中最坚硬的组织，其结构也特殊；牙冠下面的牙根由牙周膜固连于上下颌骨的牙槽骨内，使牙齿牢固而稳定，这种生理结构是完全为了生理功能的需要，在人的一生中牙齿均行使着重要的生理功能。同时牙齿在口腔内根据口腔的解剖特点和功能的需要，排列成上下规则的弧形、支撑着面部的高度和外形，而这种牙弓的弧形排列最符合力学原则。牙齿缺损、牙列缺损，即牙齿脱落，特别是前牙或后牙缺失，人的面容将会发生改变，前牙缺失则上、下唇内陷，后牙缺失则面部高度发生改变，显得苍老，影响患者身心健康。甚至由于失去功能的刺激、咀嚼力的刺激，肌肉和牙槽骨、颌骨将产生骨质吸收而萎缩。

口腔的功能是通过颞颌关节、咀嚼肌群使上下颌骨产生运动，使人们能自由地行使切割、咀嚼以及语言、表情等功能。牙齿虽小但对维持全身心的健康起着巨大的作用。

口腔生物力学研究的方法手段甚多，但主要有以下方法：

（1）实验应力分析法。这种方法是利用物理模型或实物对构件进行应力分析的。主要由基础理论与工程技术相结合，可以对构件进行应力、应变和位移的分析。实验应力分析法包括电测法、光测法、脆性涂层法和电场比拟法等。

（2）理论应力分析法。理论应力分析法是指用材料力学和弹性理论求得应力分布的理论解答。理论分析涉及基本物理学法则的运用和一些基本公式，如应力–应变的关系等。理论分析常需进行大量复杂数据的处理，可借助计算机寻求数值计算结果，即有限元应力分析法（unite element stress analysis）。

有限元应力分析法可应用于各种问题的力学研究，可分析任意形状结构载荷和边界条件；能计算出模型内任意处的应力值和位移值，并能给出应力图。

2. 口腔生物力学研究的基本内容

人的牙齿虽小，但在维持全身的健康中起着重要作用，牙齿固定在颌骨内，通过颌骨、肌肉、颞颌关节相互连接为一个整体，使下颌骨可以上、下、左、右、前、后自由运动，使人们自由地咀嚼、语言和表情。牙齿在长期地施行咀嚼、切割功能中，有时因咬到小石子，或因牙周病、龋病使牙齿折断或产生病变，或者是牙齿自然脱落，抑或因病变被拔除，使个别牙或多数牙丧失，因此需要进行做全冠或义齿修复。如何进行修复设计才能获得理想的修复效果，正常咀嚼食物的过程中殆力是怎样传导和分布的，有何分布规律，这些均是口腔修复生物力学研究的内容。

（1）牙体牙周组织的生物力学。牙体牙周组织是口腔中发挥咀嚼功能的重要器官，研究口腔生物力学，必须了解口腔正常器官和组织的结构特征，基本力学性能，如牙齿牙根的解剖特征、牙根是怎样与牙槽骨相连的、牙槽骨与颌骨的结构特征等。

（2）殆与颞下颌关节生物力学。口腔中上、下牙齿的咬合是很复杂的关系，获得颌平衡，不至于给牙齿、牙周造成损害，是值得认真研究的。牙齿之所以能承受较大的咬合力或咀嚼压力是因有了颞下颌关节的作用及咀嚼肌群的作用，使下颌前后、左右、上下运动的结果，其中存在着许多力学问题，故应很好地去研究。

（3）修复体的设计及类型的生物力学。固定修复体有各种不同的类型，其类型是根据牙体缺损、牙列缺损的程度及缺牙数的多少不同而确定的，从最简单的嵌体、3/4冠、全冠、桩冠，到单端桥、半固定桥、双基牙桥、多基牙桥、复合固定桥等类型，各类型均有不同的设计，设计的原则必须从保护口腔软硬组织出发，其中包括口腔粘膜、基牙、牙槽骨，如基牙弱，设计固定桥时，可加上1~2个健康基牙，可起到保护基牙的作用，如设计和制作全冠时，应尽可能保留健康的牙体组织以增强全冠的固位和抗力。

（4）修复体制作中的生物力学。修复体制作技术者应根据医师的设计图和模型进行施工。修复体戴在患者口腔中要发挥功能承受着咀嚼压力，肌肉和舌的压力，为了使其能具有良好的固位和长期使用，技术人员应注意以下四点：

第一，防止产生应力集中。固定修复体嵌体、冠、桥的咬𬌗面应圆钝，以免产生应力集中，使修复体折断或破损。固定桥的连接体处易受到张应力，产生应力集中使桥体与固位体分离，造成修复失败。这种情况在临床工作中也有出现。

第二，防止产生侧向外力。修复体的𬌗面牙尖斜度应小，防止咀嚼时牙齿、牙根受到过大侧向外力，𬌗面牙尖斜度小，可使𬌗力顺牙长轴传速，不会损伤修复体及基牙，否则易使修复体固位受影响，并使牙根受损。

第三，修复材料对制作的影响。修复体用金属、合金材料制作时，修复体的𬌗面、轴面等部位可以做薄些，因其坚韧、强度高，不会受外力后折裂破碎，近年来用陶瓷制作修复体的较多，如烤瓷冠桥、全瓷冠桥，因陶瓷具有脆性，要使这种修复体发挥应有的咀嚼功能，则必须增加瓷层的厚度以增加其强度。在临床常见烤瓷冠的瓷层脱落，露出金属面。因此，在制作时应注意，修复体的材料不同，其厚度应有所差异。

第四，修复体施于基牙上的力应平衡。如可摘局部义齿设计单臂卡环的舌侧应有塑料基托对抗，否则起正牙作用，基牙可向腭（舌）侧移动。此外，在设计和制作可摘局部义齿时，选择基牙时，应注意基牙在牙弓的前后、左右应分布均衡，以增强固位力，并将𬌗力分布在多个基牙上共同支持，可增加义齿使用时间，并保护口腔软硬组织免受过大的应力。

以上内容是修复体制作者必须注意并加以实践的内容，所以生物力学在口腔修复技术学中是非常重要的。

三、口腔修复中各类技术的发展

口腔修复技术是劳动人民多年来生活、生产斗争实践和口腔医技人员在为人民服务中逐渐丰富发展起来的一门学科和技术。

口腔修复技术学的发展是随着科学技术的发展，口腔修复学的发展，材料学的发展得到迅速发展的。

（一）可摘义齿修复技术的发展

可摘义齿修复技术随着时代前进的步伐，也有很大的进步和发展。除了高熔合金、铸造技术给可摘义齿带来的发展外，塑料牙、塑料基托材料和加工工艺也有很大改进。塑料的强度、弹性、韧性有所提高，克服了存在的缺点，提高了其在口腔中的耐用性，使义齿人工牙及基托耐磨耐磨蚀、坚固耐用。在义齿成形加工方法上，研制出热处理自控器，采用微波聚合、气压聚合等方法使塑料成形，提高义齿的质量。

义齿支架的焊接，由过去的银焊、锡焊，改为现代化的亚弧焊、激光焊，而且改进铸造法，采用卡环、支托及基托整体铸造，大大提高了义齿的坚固性，并简化操作程序，提高了质量和效率。

随着计算机辅助设计和制作技术及软件的开发应用，也应用于可摘义齿修复中，如计算机辅助全口义齿人工牙的排列，此后又采用计算机辅助设计与快速成形技术辅助制作全口义齿。这种计算机辅助设计和制作技术也逐渐应用于可摘局部义齿的设计和制作，但上述可摘义齿这方面的研究仅属于研究阶段，尚未应用于临床。

口腔修复学不断发展和前进，可摘局部义齿的临床设计也有很多新的方法，如近年来开展的美学卡环设计、旋转戴入设计等。有了新的临床设计，必须要用新的修复制作技术来实现，要求口腔修复技师不断学习新理论、新知识、新技术，才能适应21世纪的要求。修复制作技术，过去主要是手工操作，技术性强，劳动强度大，工作时间长，要求技师们必须专心致志，对工作认真负责，现在开展新技术，技师的工作虽劳动强度低，但要求多动脑筋多思考，要求更高、更严格。

（二）固定修复技术的发展

制作固定修复体嵌体、冠、桥等主要是应用铸造技术、锤造技术、焊接技术。操作技术简单、工艺粗糙、修复体适合性差。中华人民共和国成立前和中华人民共和国成立初期曾用贵金属黄金制作义齿。20世纪50年代时黄金收归国库，当时只有采用人造金、铜基合金、银合金制作修复体。由于金属质量差，易变色，易被口腔唾液腐蚀，以后改用18-8不锈钢、钴铬合金及镍铬合金等非贵金属高熔合金，这种合金用高温包埋料包埋铸造。

铸造设备得到很好的发展，由最初的碳棒电弧熔金器、乙炔熔金器发展到半自动化和自动化高频离心铸造机，可熔铸高熔合金和中熔合金。最早铸造机是国外进口，20世纪80年代末，国产高频铸造机在国内推广应用。

随着时代的发展、设备的更新，固定修复体制作方法步骤也逐渐简化，由直接在口内制作熔模，改为在模型上制作熔模，缩短患者就诊次数及在诊断椅位上的诊治时间，提高熔模的外形精度及适合性，从而提高修复体质量。

固定桥由桥体与固位体的焊接法改为整体铸造法，避免固位体与桥体的连接体因焊接问题而折断，提高了修复体的质量。

铸造修复体铸造完成后，铸件粗糙，色泽暗淡，尚须处理。用喷砂法和电解抛光新方法，省时省力。以前是技术人员用手工方法抛光除氧化，经常伤及手指，而且效果还不理想。用上述方法提高了修复体的表面光洁度和患者戴入口内的舒适度，并提高了工作效率。

陶瓷材料的研究开发使固定修复体变成美观坚固的金-瓷修复体。高强度和高韧性陶瓷研制成功，全瓷冠桥修复体已应用于临床。全瓷修复体不仅美学性能好，而且生物相容性好，无毒、无刺激，不致敏、致癌。而金-瓷修复体和全瓷修复体需由专门高深精湛的技术和工艺制作而成，尚要培训一批具有基本理论和技能的技术人员，学习新理论、新技术，以适应新材料、新技术的临床应用。

近年来，由于计算机技术的开发应用，以及其与数控机床、光电技术的结合，形成计算机辅助设计和计算机辅助制作（CAD/CAM）高新技术系统。这一高新技术的研究成功，使口腔修复制作技术和工艺产生了一个大的飞越，是修复技术从手工制作的一次革命，不仅减轻了修复技术人员的体力劳动，而且修复体的精度和适合性显著提高，并缩短了制作时间。这种新技术已应用于临床。

（三）种植修复技术的发展

种植技术的开展产生了口腔种植义齿（implant supported denture）。种植义齿是由种植体和种植体支持的上部结构和基桩组成。上部结构包括金属支架、人工牙、基托、固定螺栓及附着体；基桩将上部结构与种植体相连接，种植体植入缺牙区牙槽骨内，起着人工牙根的作用。

牙种植的历史悠久，过去是将黄金、陶瓷、象牙雕成牙齿植入颌骨内。至19世纪开始了骨内牙种植技术，人们用金、钼、钴合金、不锈钢等材料植入颌骨内替代缺失的牙。

以后发展了针型根内骨内种植体，螺旋、圆柱状骨内种植体、叶状种植体等。学者们提出种植体与颌骨骨性结合的问题，解决这一问题，才能克服种植失败的缺点，这是个关键，必须做许多基础理论研究及临床研究。研究影响种植体与颌骨骨结构的基本因素，即种植体的生物相容性；种植体设计及其表面处理；颌骨的状态及条件，种植技术，修复体的设计与负重等。这需要颌面外科、口腔修复种植科、牙周科的密切合作，还需要口腔临床医师与口腔修复技师的密切合作，使种植义齿修复获得完美的仿真效果。

采用种植体可进行口腔单个牙缺失、部分牙缺失以及全口牙缺失的修复。种植技术的发展由简单到复杂，随着种植体的改进，种植体材料的创新，种植技术的不断提高，牙种植技术不仅可修复牙列缺损和缺失，还可用于颌面赝复体修复，增加此种修复体的固定和稳定性，从而提高修复体的功能及质量。近年来又将种植体用作正畸支抗，给正畸患者带来了福音。

牙种植技术的理论和临床实践的应用，使牙种植的临床应用更广泛，扩大了口腔固定修复和可摘义齿修复的适应证，成功率明显提高，为口腔修复无牙颌牙嵴低平、萎缩的患者提供了制作全口义齿，恢复咀嚼功能及面部自然形态的可能。这一高新技术还在不断地前进和创新。

（四）体制的转变发展

在口腔修复工作中，技术人员多年来一直是属于口腔修复科的一个部门（制作室）。随着社会的发展，在国外，制作中心或修复制作所已成为一个独立经营部门。口腔修复科的修复体送到制作中心加工制作完成，并付给材料费及加工费。这种体制我国最早在广东开展，以后逐渐扩展到各省市。

这种体制的优点是制作修复体所需设备、仪器、工具等可集中使用。如价格昂贵的CAD/CAM制作机器不需要各口腔医院购置，若要做全冠、嵌体、固定桥，送加工制作中心即可。同时中心还可以培训技术人员提高其技能，此外，各制作中心开展技术竞争，口腔修复科可选择服务态度及制作技术最优的制作所加工，从而提高修复质量，并节省人力、财力。

总之，口腔修复技术学追求的目标是美观、高效、舒适、简便的高质量各类精品修复体，先进的设备和先进的制作技术是实现这一目标的重要途径和方法。

第三节　现代口腔医学修复的准备工作

修复前准备（preparation before therapy）指医患双方为保证修复体质量的准备工作。包括工作条件、患者心理及修复前口腔准备三个部分。

患者口腔的准备是指对患者口腔情况进行全面检查，并对其进行初步诊断之后，按照拟定的修复治疗计划，对口腔组织的病理情况或影响修复效果的情况进行适当的处理，以保证预期的效果。包括修复前口腔的一般准备，如无保留价值牙齿的拔除和龋齿的治疗等，修复前软硬组织的外科处理以及修复前的正畸治疗等。

为了达到预期修复效果，修复前的准备工作是非常重要的，是能否修复成功的基础。

一、修复前的工作条件准备

（1）诊室环境的准备。一般一台综合治疗椅需要大约3m×3m的面积，室内应有窗户以保证房间明亮和通风。

（2）水源和气源的准备。室内应有上下水，为了保证综合治疗椅中水路不堵塞能长久工作，水源应进行必要的过滤和软化处理，去除水源中的杂质。气源应有适当的压力和足够的容量，并保证气源无油、无杂质。气压和水源均应保持平稳、洁净。

（3）电源的准备。检查各种耗电设备是否已经与电源接通。

（4）椅位和医生位置的准备。先请患者坐在口腔综合诊疗椅的椅位上，医生位于患者的右侧，护士位于患者的左侧。根据需要调节椅位的高度和倾斜角度，以达到最佳的口腔视野。一般在诊疗和牙体预备时，患者取仰卧位，而在取印模时，为了避免印模材料引起患者的呕吐反射，一般让患者端坐在椅位上。在诊疗过程中因视角关系，有些部位不易被观察到，此时，应注意调节椅位或使用口镜协助观察，医生应尽量避免调节自己的身体来观察患者口腔情况。患者取仰卧位时，医生取坐位，位于患者头顶或偏右侧。患者为端座位时，医生为站立位，位于患者的右前方或右后方。

（5）器械和材料准备。口腔检查和操作需要准备一次性器械盘，其中包括：检查盘、胸巾、口镜、镊子、探针等。在进行牙体预备时，需要准备高速手机、低速手机和各种高速车针及低速磨头等切割器材。取印模时，需要准备托盘、橡皮碗、调拌刀和印模材料等。要取咬合记录时，需要准备蜡片、酒精灯、蜡刀、蜡勺或硅橡胶印模材料等。戴牙时，需要准备咬合纸、粘结材料等。

（6）药品准备。需要麻醉的患者，应为其准备麻醉用药。需要戴临时牙冠的时候，需要准备氧化锌等临时粘结材料。

二、修复前患者的心理准备

患者在接受修复治疗之前，医生应引导患者做好充分的心理准备。具体有以下方面：

（1）口腔解剖条件。应让患者了解自己的缺牙数目、缺牙部位、缺牙间隙大小、牙槽窝愈合情况、余留牙的健康状况、牙周黏膜组织健康情况以及修复治疗的难易程度。

（2）修复费用。应让患者了解几种可能的治疗方案及其相应的治疗费用。

（3）修复治疗所需的时间。修复治疗所需的时间的次数。如全口义齿修复通常需要取摸、颌位关系记录、试牙、戴牙四次就诊。

（4）可能的并发症。让患者了解自己所做的修复治疗可能带来的并发症及其严重程度。

（5）修复效果。让患者通过照片、实物或其他患者的修复效果，了解自己修复治疗的客观效果。应避免过高的期望值。

（6）修复体寿命。让患者了解所作修复体类型通常的使用寿命以及如何维护（以延长修复体使用时间）。

三、修复前的口腔准备

修复前口腔准备应该在经过全面检查、诊断、确定修复计划之后，按照拟定的设计方案，对口腔组织的病理状况或影响修复效果的情况进行适当的处理，以保证修复效果。

（一）余留牙的保留和拔除

（1）残根处理。关于残根的拔除或保留问题，应根据根周组织的健康情况综合考虑。如果残根破坏较大，根周组织病变较广泛，治疗效果不佳者予以拔除；如果残根稳定，根端无明显病变或病变范围较小，通过完善根冠治疗可使残根得以长期保留，同时对义齿的支持和固位有帮助者，则予以保留。当前，国际口腔修复界积极推行"无缺牙期"修复理念，主张在拔牙前为患者制作预成义齿，拔牙后即刻戴入，以提高患者的生活质量。

（2）松动牙的处理。一般来说，对于牙槽骨吸收2/3以上，牙松动达Ⅲ度者应拔除；如果牙槽骨吸收1/2，牙松动度在Ⅱ度左右时，则可尽量保留，但需要做必要的治疗。某些松动牙是由于不良修复体或创伤颌所致，病因去除后，可逐渐恢复稳定。

（3）修复前牙体组织准备。①龋病的治疗：凡与修复有关的龋坏牙均应进行牙体治疗。如果龋坏侵及牙髓，则应进行牙髓治疗。②楔形缺损的治疗：

凡与修复有关的楔形缺损均应进行充填治疗。如果楔形缺损侵及牙髓，则应做牙髓病治疗。

（4）伸长牙的处理。由于失牙时间过久未及时修复，造成对颌牙伸长，对修复治疗和下颌运动有妨碍时，应对伸长牙进行调磨。重度伸长牙常可咬及对颌缺隙的牙槽黏膜或者出现咬合锁结，造成修复困难。对于这种伸长牙，调磨不解决问题者，可以在对其进行去髓治疗后将牙冠截短，做冠修复。

（5）不均匀磨耗部分的调整。当牙齿殆面出现磨耗不均匀现象时，在上颌后牙的颊尖、下颌后牙的舌尖，常出现有尖锐的边缘。这些尖锐的边缘常引起食物嵌塞或牙周组织损伤，同时也经常损伤舌及颊部软组织。因此，有必要对其进行调磨，将尖锐边缘磨低、磨圆钝。

（6）创伤性咬合的调磨。对正中殆或非正中咬合过程中的早接触点或殆干扰，应做调殆处理。

（7）倾斜牙的处理。对于轻度倾斜的牙，可在牙体预备时通过适当的磨改加以修正。严重倾斜的牙，估计磨改可能会损害牙髓者，应做去髓治疗后再进行磨改或做截冠改向以桩冠修复，更严重者可截冠保留牙根做覆盖基牙。

（8）移位牙的处理。缺牙过久，牙齿漂移，给修复造成困难，可作修复前少量移动的矫正治疗，即轻微牙齿移动（minor tooth movement，MTM）。如牙列缺损伴有上前牙间隙，则可先用矫正治疗将间隙关闭后再修复。如缺隙两旁的基牙有倾斜，妨碍义齿固位体的安置，可先将倾斜牙矫正后再修复，此治疗适用于比较年轻的患者。

（9）过小牙或滞留乳牙的处理。牙周健康、具有支持能力和一定固位形的过小牙可保留做冠修复。对无恒牙埋伏的滞留乳牙，牙根无明显吸收，并具有一定支持力的固位形者，可保留做冠修复或作覆盖基牙，一般不作固定桥基牙。

（二）不良修复体处理与拔牙创面的愈合

（1）不良修复体处理。对设计不当的修复体或修复体已经失去功能，并刺激周围组织而又无法改正时，应该拆除。

（2）拔牙创面的愈合。拔牙创面的愈合可分为软组织愈合和骨组织愈合两个阶段。软组织愈合通常需在拔牙后1~2周完成，骨组织愈合通常在拔牙后3个月完成。因此修复体一般应在拔牙创面骨组织愈合完成后进行。

（三）修复前牙周组织的准备

（1）牙周炎的治疗。凡有牙龈充血、肿胀、牙周袋溢脓等牙周炎症时，应先做牙周病治疗，在炎症消退后再做修复。

（2）牙结石和菌斑的洁治。为了确保牙周组织、牙龈缘的健康，确保印模的准确性，在修复前，必须对牙结石和菌斑进行洁治，保持良好的口腔卫生。

（3）增生牙龈的切除。对于增生的牙龈组织，妨碍根面暴露或妨碍修复间隙者，应行龈切术。

（四）修复前黏膜组织的准备

（1）口腔黏膜病的治疗。如口腔黏膜有溃疡、白色损害等黏膜病症，必须先做治疗，以免修复体刺激黏膜加剧病情。

（2）系带的修整。如唇颊系带附着点接近牙槽嵴顶，舌系带过短，影响义齿的固位和功能者，应进行系带修整术。

（3）瘢痕组织的修整。口腔内如有瘢痕组织，对义齿的固位稳定有影响时，可予以修整。

（4）松动软组织的修整。有时由于戴用不良修复体过久，以致骨质大量吸收，并为一种松软而可移动的软组织所覆盖，这种软组织有时不利于义齿的支持与固位，有时还会因受压产生炎症及疼痛，可以在修复前给予切除。

（五）修复前骨组织的准备

（1）骨尖、骨突的修整。牙齿拔除后，由于骨质的吸收不均，常可形成骨尖或骨突，出现压痛，后有明显倒凹，妨碍义齿摘戴。应对此类患者进行牙槽骨修整，消除有阻碍的骨尖和骨突，一般在拔牙后1个月左右修整较好。在下颌前磨牙舌侧，上颌硬腭正中区，常有骨性隆突，在过大的骨隆突妨碍义齿摘戴时应修整。过度增生的上颌结节影响义齿基托就位者，也应予以修整。

（2）牙槽嵴唇颊沟加深术。由于牙槽嵴过度吸收致使义齿固位不良时，可进行唇颊沟加深术，以增加牙槽嵴的相对高度。

（六）修复前的正畸治疗

（1）微小移动正畸治疗。对各种原因引起的牙错位（扭转牙、低位牙）尤其是牙缺失后长期未曾修复造成缺隙两侧斜移位，在修复前，用牙少量移动的矫正技术（minor orthodontic tooth movement，MTM）将有关牙矫正到正常位置后进行修复，能扩大修复治疗的范围，尽量保存牙体组织，明显改善修复预后。

对残根缺损达龈下或出现根侧壁穿孔，MTM能将其牵引到适当的位置，暴露根侧穿部位后予以修复，从而保留患牙。另外，当牙列缺损伴有上前牙间隙时，可先将间隙关闭后再修复。MTM的设计和操作时，必须遵循的原则是保证有足够的支抗，以免引起其他牙出现不希望发生的移动。

（2）系统正畸治疗。当患者患有深覆𬌗、深覆盖、𬌗曲线不良、牙齿移位明显等严重畸形时，在条件允许的情况下，应在修复前采用系统、全面的正畸治疗，以矫正患者的𬌗曲线、𬌗类型，最好使其在达到个别正常𬌗后开始修复治疗。

第四节　现代口腔修复学教学改革初探

一、口腔修复学课程的定位

《口腔修复学》是高职院校口腔医学专业的一门专业核心课程。是口腔医学专业学生学习各专科口腔课程和从事临床口腔修复工作的基础，并且还是国家执业医师资格考试的必考科目。《口腔修复学》是以培养学生运用口腔修复理论知识和基本修复操作技能来诊断和治疗口腔颌面部各种缺损和畸形为目的的一门课程，在专业课程体系中，该课程是以基础医学、口腔基础医学、循证医学、口腔临床医学、材料学、工艺学、工程技术学以及美学等为基础的专门学科，要求学生牢固地掌握有关基础知识和相关学科知识，并具有一定的临床和修复体制作技能，才能对各类畸形和缺损做出诊断，合理地设计并精确地制作各种修复体，为患者提供良好的修复治疗，是口腔医学生将来进入临床行医的必要知识结构和技能。

《口腔修复学》课程在培养目标上主要体现为：一是素质目标方面，主要培养学生具备认真、科学、严谨、求实的工作作风，具有高尚职业道德，尊重患者、关爱生命，同时具有较好的团队协作精神及人际沟通能力。学会建立良好的医患沟通和互相合作关系，取得患者的理解和信任。二是知识目标方面，主要要求学生掌握固定义齿、可摘局部义齿、种植义齿和全口活动义齿修复的适应证、临床注意事项以及具体修复方法，熟悉各类修复体制作的技术、工艺流程，了解颌面部缺损、牙周疾病、咬合病与颞下颌关节疾病的相关修复治疗选择。三是能力目标方面，主要培养学生的临床思维能力，学会分析病因，进行正确的诊断与治疗；培养学生主动学习和分析问题、解决问题的能力。

二、口腔修复学课程存在的问题

学生在学习过程中主要存在以下问题：

（1）基本理论知识掌握不牢。口腔修复学主要学习牙体缺损的修复、牙列缺损的固定修复和可摘修复，要求掌握各种修复体的适应证、临床注意事项、牙体预备方法和修复体制作方法等，学生在刚开始学习时基本能形成清晰思路，但是随着所学的修复体种类越来越多，虽然采用了对比学习法，但学生普遍存在思维混乱、方案选择不当的现象，折射了学生基本理论掌握不牢的现状。

（2）动手操作能力不强。目前的口腔修复学实训主要是临床操作性实训，学生没有认真思考，只是单纯地在教师的指导下完成操作，没有形成整体的思路，在有差异的项目中不能积极地动脑，对各种修复体制备方法缺乏主动对比差异，导致学生在临床上不能有效地将所学知识转化为应用。因此，为加大学生对理论知识的实际掌握程度，增强教学效果，提高学生的动手操作能力，使口腔修复学这门课程真正发挥实用，现就口腔修复学课程改革做探讨。

三、口腔修复学课程改革的措施

综合考虑学生学情、师资力量、实训条件及《口腔修复学》课程的特点，有如下措施：

（一）案例教学法与传统教学法相结合

案例教学法与传统教学法相结合应用于口腔修复学的理论教学中收到了良好的效果。案例教学法结合传统教学法与传统教学法进行对照试验的结果显示为：案例教学法结合传统教学法通过提高课堂教学吸引力，达到了提高学生的学习兴趣和主动性的效果，更提高了学生临床思维能力、分析和解决问题的能力；同时能够提高学生对知识的理解、记忆与灵活应用能力，也有助于学生语言表达能力、团队协作能力的提高等，取得了很好的提高学生学习效果的成效，学生普遍表示更喜欢这种教学方法。

在案例教学中，教师提供的临床病例很关键，是否具有典型性、针对性、科学性，是否包含图片、视频等多媒体形式直接影响教学效果。这就需要教师花费更多的精力和时间通过多种途径搜集病例。针对病例提出问题，教师要反复推敲，仔细斟酌，问题的设置着重于问题的综合分析、知识的融会贯通、理论联系实际问题的方法和具体实施步骤。设计问题的排列要有一定的次序，合乎逻辑，形成一个有序递进的导向过程。例如牙体缺损的修复治疗方案的选择这一知识点，可以通过各种原因造成的缺损、不同缺损牙位、不同缺损范围和患者对修复体要求和修复后效果的多样性等的病例和相关问题的呈现，使学生依次学习到嵌体、部分冠、贴面、全冠以及桩核冠等各种修复方法。

（二）强化研究型教学

在传统教学的基础上强化研究型教学。研究型教学并不是对传统教学方法的全盘否定，而是调整多种教学方法的平衡点、侧重点。由知识"灌输"式教学向师生共同探究式教学转变。在教学中实现师生进行交流、对话、沟通来提高教学效果。由教师授业解惑教学向合作式教学转变，教师与学生合作学习、共同进步。由单一的课堂讲授向多样化教学方式转变，激发学生的学习兴趣，提高学生的学习热情，增强学生的学习动力。由传统的闭卷考试向多种考核方式转变，既要考查知识，又要考核能力。

（三）通过实训课程加强临床基本操作手法

通过实训课程加强对学生的临床基本操作手法的训练。开展以仿真头模操作为主的实训，通过在仿真头模上反复练习，培养学生的学习兴趣，并使学生尽快认识熟悉各种医疗器械的性能，掌握各器械设备的正确的使用方法，在教师规范化示教及指导下严格执行操作规程，在实践中加强动手能力的训练，克服学生畏难怕错不敢动手操作的心理；实行过程考评与期末考评结合的考评方法，实现临床应用能力的提升。过程考评主要包括考核学生在平时实训操作中体现的的职业素养、职业规范、实训课完成预备体的质量以及实验报告的书写完成情况，综合各项作为学生的平时成绩。期末考评主要考核学生对理论知识掌握的情况，采用闭卷考试，考查学生对重要概念、基础理论和基本知识的掌握情况，检验学生独立分析问题、灵活运用理论知识解决实际问题的能力。

通过对口腔修复学的教学方法进行探索改革，学生由以前的被动学习转变为主动解决问题，培养了独立思考能力和动手操作能力，为今后在临床进行口腔修复工作打下了扎实的基础。今后人们还将为培养社会需要的高规格口腔医生进一步深化口腔修复学教学改革。

第二章 现代口腔修复的临床接诊技术

第一节 口腔修复的临床初诊

初诊（first visit）是患者首次向接诊医生主诉病症、主观要求，并接受系统的检查和商定治疗方案，是口腔修复治疗的第一步。

一、初诊医生的任务

（1）建立良好的医患关系。

（2）对患者精神心理状态有个基本估价。

（3）准确地获得患者的主诉。

（4）详尽地收集患者的病史。

（5）系统全面地完成专科检查及必要的全身有关的检查。

（6）对主诉建立初步印象诊断或诊断。

（7）提出对主诉的治疗方案或转诊建议，在可能的情况下，给患者以必要的卫生指导与帮助。

（8）与患者商定治疗计划及明确双方责任与承诺。

（9）对于难度大或容易出现并发症的修复治疗项目，必要时，要与患者签署同意书，以减少和避免医疗纠纷的发生。

（10）解释预后及可能出现的问题。

（11）解释所收费用理由及推荐方案。

二、初诊医生的新观念

（1）"患者第一"的观念。

（2）"大卫生观"的观念。

（3）"首诊医生负责"的观念。

（4）"患者有知情权"的观念。

（5）"法学"观念。

（6）经济观念与经营观念。

（7）优化服务与优质服务观念。

（8）平等、始终如一的观念。

（9）无菌、保护与防护的观念。

三、初诊准备与检查顺序

（一）初诊准备

（1）人员准备。担任初诊的医师和护士必须在挂号前让患者知道就诊医师姓名、职称。医护人员应在患者来诊室之前先期到达。

（2）思想准备。医护人员在请患者进诊室之前，应收心、聚神、除去杂念，心平气和，精神饱满，面向患者来诊室方向，随时做好接待患者的准备。患者进诊室时，医护人员应立即面对患者，微笑向患者打招呼，及时安排患者上椅位。

（3）器械准备。初诊检查、治疗中的器械应准备好，放在治疗台上。盘中小器械摆好位置，辅助检查用药品、试剂、咬合纸、棉卷、牙线、蜡片、刮匙、洁治器等用品应放在方便拿取的位置。椅旁助手或护士应先期将这些工作完成。

（4）椅位准备。患者上椅位之前应将水、电、气源接通，医师、助手将椅位调整到常用高度和位置。椅位的背靠升至与地面成45°角。右侧扶手落下，助手或护士扶患者入座，铺好胸巾，事先告诉患者，后方有引导患者头枕部靠实的头靠垫，并同时调整至患者舒适位置及角度。若采取平卧位时，事先告诉患者，然后再调背靠角度。开始检查口腔之前，应告诉患者检查计划及注意事项，让患者有思想准备。对神情紧张的患者，应用安慰体贴的话语放松其情绪。必要时上椅位前送一杯热饮。对老年体弱患者应有人搀扶，并始终有人监护，密切注视患者表情及"体姿语言"。调整患者姿势时，坚持"请"字当头，提示在先，医师、护士做到"先动口后动手"。

（5）灯光准备。室内照明灯的光线宜柔和，术野照明灯宜集中，不得投照患者眼睛及非手术区。

（二）检查顺序

检查顺序为：①局部检查；②系统检查：避免只注意检诊主诉病症，而忽视其他重要相关病症，如只见患牙不见牙列、只见口腔不注意口颌系统、只见局部不见整体；③心理学评估。

四、初诊和复诊

（1）计划应准确可靠，要求明确。

（2）日期安排留有余地。

（3）认真填写预约单交给患者，医护人员填好预约登记表。

（4）各有关文字记载（病历、修复卡、复诊登记卡）应一致。

（5）核准患者通讯地址和电话号码，保持遇到意外情况下的通讯联系，以便及时通知更改时间。

（6）收费标准及总额前后一致，严格遵守有关标准或按与保险公司约定的经费支付范围收费。

（7）必要时，对可能有争议的治疗计划，特别是不良后果风险责任方面，在患者或患者监护人知情的情况下，签字为证以防事后纠纷。

五、患者资料的获得与管理

（1）了解主诉。主诉（chief complaint）是患者就诊的主要原因和迫切要求解决的主要问题。

（2）采集系统病史。采集系统病史（medical history），在收集全身病史的时候，必须特别注意与本专业治疗安全性有关的内容，如心血管疾患、免疫系统疾病及过敏史，目前正在接受的全身性系统疾病治疗。既往住院史，患者在以往就医时是否需抗生素预防感染，是否需使用类固醇或抗凝剂等，有无药物过敏或口腔材料过敏史，是否做过放射治疗。

采集全身病史的时候，应该按照一定的程序进行。

（3）采集专科病史。①牙周病史（periodontal history）；②修复治疗史（restoratory history）；③牙体牙髓治疗情况（endodontic history）；④正畸治疗情况（orthodontic history）；⑤口腔外科治疗情况（oral surgical history）；⑥X线图像资料（radiographic history）；⑦颞下颌关节病（TMJ dysfunction history）。

患者的口腔病史是接诊医生下一步要进行的临床检查、治疗计划的确定、定期随诊观察的参考资料。

第二节　口腔修复的临床检查

一、临床的一般检查

在记录检查结果时，避免使用医学诊断术语，如"牙龈炎"，而应使用客观性描述文字，如"红肿"和"扪诊出血"等。

（一）口腔外部检查

1.颌面部检查

（1）面部皮肤颜色、营养状态。

（2）颌面部外形的对称性。

（3）颌面各部分之间比例关系是否协调对称，有无颌面部畸形等。

（4）口唇的外形，唇部松弛程度，笑线的高、低，上、下前牙位置与口唇的关系。

（5）侧面轮廓是直面型、凸面型还是凹面型，颅、面、颌、牙各部分的前后位置和大小比例是否正常，有无颌骨前突或后缩等异常情况。

2.颞下颌关节区检查

（1）颞下颌关节的活动度的检查。

（2）颞下颌关节弹响的检查。

（3）外耳道前壁检查。

（4）开口度及开口型。

（5）下颌侧殆运动。

（二）口腔内检查

1.口腔一般情况检查

包括牙列的完整性，牙体缺损的类型与范围，口腔卫生情况，有无修复体存在，修复体质量如何，舌、口底、前庭沟、颊、唇、系带、软硬腭等有无异常。

2.牙周检查

包括菌斑及牙周健康状况或破坏程度，如图2-1所示[1]。

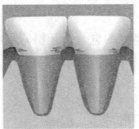

1.牙周病早期：出现牙龈炎、牙龈红肿出血

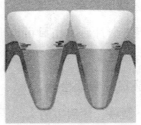

2.牙周病中期：出现牙周袋、有口臭、化脓现象

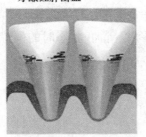

3.牙周病中后期：牙槽骨吸收、患牙松动

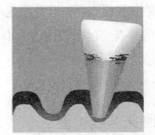

4.牙周病后期：牙槽骨几乎完全被破坏，牙齿松动脱落

图 2-1　牙周疾病

临床上常用的牙松动测量和记录的方法有以下两种：

---

❶　图片引自：搜狐网，https://www.sohu.com/a/251443952_100074105.

（1）以牙的松动幅度计算。

Ⅰ度松动：松动幅度不超过1mm。

Ⅱ度松动：松动幅度为1~2mm。

Ⅲ度松动：松动幅度大于2mm。

（2）以牙的松动方向计算。

Ⅰ度松动：仅有唇舌向或颊舌向松动。

Ⅱ度松动：唇（颊）舌向及近远中向均有松动。

Ⅲ度松动：唇（颊）舌向及近远中向松动，并伴有垂直向松动。

3.殆关系的检查

（1）正中殆的检查。上、下牙列是否有广泛均匀的颌接触关系。

（2）息止舱的检查。比较息止颌位与正中殆位时，下牙列中线是否有变化；殆间隙的大小有无异常。

（3）殆干扰检查。

4.缺牙区情况检查

一般拔牙3个月后，伤口可以形成良好的愈合，牙槽嵴吸收趋于稳定，可以开始进行修复。

5.无牙颌口腔专项检查

（1）上下颌弓、牙槽嵴的大小、形态和位置。

（2）牙槽嵴的吸收情况。

（3）口腔黏膜检查，口腔黏膜色泽是否正常，有无炎症、溃烂及瘢痕。

（4）舌的检查，包括舌体的大小、形状、静止状态时的位置以及功能活动的情况。

（5）唾液分泌量及黏稠度检查。

二、临床X线检查

X线检查是诊断口腔颌面部疾病的一种重要的常规检查方法，能为临床检查提供十分有用的补充信息。检查设备如图2-2所示❶。

---

❶ 图片引自：健康无忧网，http://tushuo.jk51.com/tushuo/1035920.html.

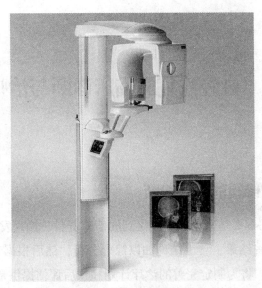

图 2-2　口腔 X 线检查设备

对一些需做牙体缺损修复和作为基牙的牙，其牙体牙髓治疗情况和牙周情况应该有多一些的了解。常规 X 线片能确定牙根及牙周支持组织的健康情况，了解牙根的数目、形态及长度，有无根折、根管充填的情况。另外，牙片常常能够检查出牙邻面、牙颈部、牙根部等较为隐蔽部位的龋坏，也是法律及治疗依据的重要凭证。许多医生对其重要性认识不足，对自己临床经验过分自信。临床上常因医生在诊断和修复治疗之前没有拍摄 X 线片，当患者提出质疑并进行法律诉讼时，医方证据不足，处于被动地位。如果患者或其监护人拒绝拍摄 X 线片，应在病历上说明。

三、临床模型与咀嚼功能检查

（1）临床模型检查。通过取印模灌注牙列石膏模型，可作为口腔检查的一个重要手段。模型检查可以弥补口腔内一般检查的不足，便于仔细观察牙的位置、形态，牙体组织磨耗印迹以及详细的𬌗关系等，必要时，可对模型进行研究，制定治疗计划和修复体设计等。

（2）临床咀嚼功能检查。第一，𬌗力检测；第二，咀嚼效能的检测；第三，下颌运动轨迹检查；第四，肌电图检查。

第三节 口腔修复的临床诊断与治疗计划

一、口腔修复的临床诊断

诊断（diagnosis）是医生根据收集到的信息资料、检查发现、X线片、研究模型、化验检查结果、会诊结论加以综合分析，然后根据专业知识对患者病情做出的判断，将为制定完善的治疗计划和预后评估提供帮助。

二、口腔修复的治疗计划

确定治疗计划（treatment planning）时，应充分了解患者就诊的目的和要求。同时，应让患者了解自己的口腔患病情况、自身的修复条件、可能采取哪些修复方法、所需时间及费用等。为了达到理想的修复效果并保持长期成功率，患者应知道必要的家庭配合及按时复诊或随访的重要性。由于修复的一些操作，如预备牙体是不可逆性的，术前应征得患者的同意才可以进行。另外，还有必要给患者介绍修复所用的材料、采用的方法、人工牙类别和价格等供其选择。

牙列缺损固定义齿的修复效果，无论是从恢复功能的角度，还是从保持口腔组织健康角度，均优于可摘局部义齿，所以只要条件允许，应首选固定义齿修复。

在下列条件下，往往应考虑选择可摘局部义齿修复：

（1）牙列远中游离端缺失。

（2）缺失数目多、缺隙跨度长。

（3）前牙区伴有严重的颌骨缺损，固定义齿修复不能恢复理想的外观和丰满度。

（4）对多个缺隙的牙列缺损，可设计固定与可摘局部义齿的联合应用。

第四节 口腔修复的临床病历书写

口腔临床病历包括门（急）诊病历和住院病历。

口腔临床病历书写是指医务人员通过问诊、查体、辅助检查、诊断、治疗、护理等医疗活动获得有关口腔疾病资料，并进行归纳、分析、整理形成口腔疾病医疗活动记录的行为，是口腔疾病发展和医疗过程的记录。

口腔临床医师必须以严谨求实的科学态度，对待口腔临床病历的采集、书写和记录工作。病历的书写应当客观、真实、准确、及时、完整、规范。

一、牙位的记录方法

目前最常用的牙位记录方法是部位记录法，以符号将牙弓分为上、下、左、右四区，水平线用来区分上、下颌，垂直线用来区分左、右侧，临床上为治疗方便，分别用A、B、C、D表示右上颌、左上颌、右下颌、左下颌四个区域。每区用阿拉伯数字1~8分别依次代表中切牙至第三磨牙；用罗马数字Ⅰ~Ⅴ分别依次代表每区的乳中切牙至第二乳磨牙，如图2-3、图2-4。

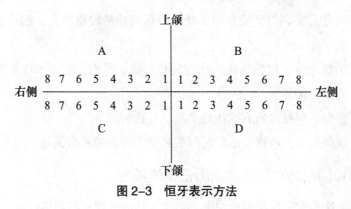

图2-3 恒牙表示方法

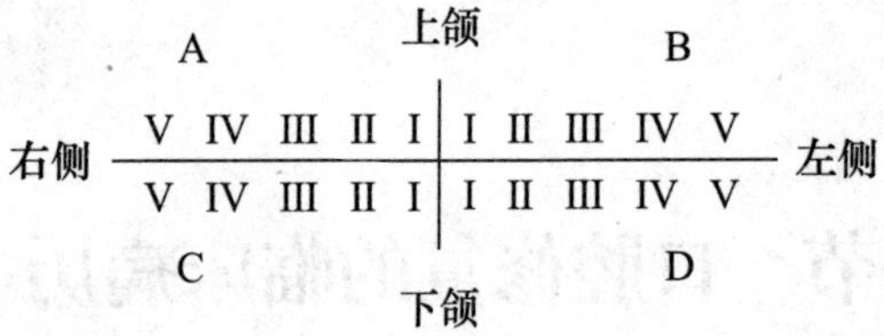

图 2-4　乳牙表示方法

二、口腔门（急）诊病历书写项目

门（急）诊病历记录应当由接诊医师在患者就诊时书写，简明扼要，诊疗结束后立即完成。

（一）门（急）诊初诊病历记录的项目

（1）一般资料，包括姓名、性别、年龄、职业、民族、婚否、出生地、住址及电话号码、诊病日期。

（2）病史，包括主诉、现病史、既往史、家族史等。

（3）口腔检查。

第一，口腔颌面部一般情况，面部是否对称，有无肿块、畸形、缺损等。淋巴结有无肿大、压痛，注明部位及性质、数目。唾液腺、三叉神经、面神经、颞下颌关节的检查。

第二，口内检查，口腔卫生情况，张口度，口腔黏膜情况，牙列与咬合关系，龋病，牙髓病，牙周病，根尖周病，修复体或充填物，多生牙及畸形牙。

（4）诊断，根据病史及检查分析结果分别做出诊断，按照主次排列，有疑问时可在其诊断后加"?"或将诊断改为"印象"。

（5）治疗方案，对已确立的诊断，根据病情的轻重缓急，制订治疗计划和步骤。

（6）治疗记录，包括具体治疗方法和步骤、手术方法及术中发现，给药的种类、方法、剂量等。

（7）医嘱，包括诊病后的注意事项、复诊时间等。

（8）医师签名，负责诊治的医师签名，实习医师签名无效。

（二）门（急）诊复诊病历记录的项目

（1）上次治疗后病情演变情况，本次就诊时主要症状和体征。

（2）对比前次病情，结合本次就诊症状，判断上次治疗后是好转、无效或加重。

（3）结合返回的辅助检查结果综合分析、修正诊断，并描述相关依据。

（4）治疗措施及建议。

（5）医嘱。

（6）医师签名。

三、口腔住院病历书写要求与内容

住院病历内容包括住院病案首页、住院志、入院记录、病程记录、手术同意书、麻醉同意书、输血治疗知情同意书、特殊检查（特殊治疗）同意书、病危（重）通知书、医嘱单、辅助检查报告单、体温单、医学影像检查资料、病理资料、护理记录等。

住院记录是指患者入院后，由经治医师通过问诊、查体、辅助检查获得有关资料，并对这些资料归纳分析书写而成的记录。住院志的书写形式分为入院记录、再次或多次入院记录、24小时内入出院记录、24小时内入院死亡记录。

入院记录、再次或多次入院记录应当于患者入院后24小时内完成；24小时内入出院记录应当于患者出院后24小时内完成，24小时内入院死亡记录应当于患者死亡后24小时内完成。

（一）入院记录的要求与内容

（1）患者一般情况，内容包括姓名、性别、年龄、民族、婚姻状况、出生地、职业、入院日期、记录日期、病史陈述者。

（2）主诉。主诉是指促使患者就诊的主要症状（或体征）及持续时间。

（3）现病史。现病史是指患者本次疾病的发生、演变、诊疗等方面的详细情况，应当按时间顺序书写。内容包括发病情况、主要症状特点及其发展变化情况、伴随症状、发病后诊疗经过及结果、睡眠和饮食等一般情况的变化，以及与鉴别诊断有关的阳性或阴性资料等。

第一，发病情况，记录发病的时间、地点、起病缓急、前驱症状、可能的原因或诱因。

第二，主要症状特点及其发展变化情况，按发生的先后顺序描述主要症状的部位、性质、持续时间、程度、缓解或加剧因素以及演变发展情况。

第三，伴随症状，记录伴随症状，描述伴随症状与主要症状之间的相互关系。

第四，发病以来诊治经过及结果，记录患者发病后到入院前，在院内、外接受检查与治疗的详细经过及效果。对患者提供的药名、诊断和手术名称需加引号（""）以示区别。

第五，发病以来一般情况，简要记录患者发病后的精神状态、睡眠、食欲、大便、小便、体重等情况。

与本次疾病虽无紧密关系，但仍需治疗的其他疾病情况，可在现病史后另起一段予以记录。

（4）既往史。既往史是指患者过去的健康和疾病情况。内容包括既往一般健康状况、疾病史、传染病史、预防接种史、手术外伤史、输血史、药物过敏史等。

（5）个人史、婚育史、女性患者的月经史、家族史。

第一，个人史，记录出生地及长期居留地，生活习惯及有无烟、酒、药物等嗜好，职业与工作条件及有无工业毒物、粉尘、放射性物质接触史，有无冶游史。

第二，婚育史、月经史、婚姻状况、结婚年龄、配偶健康状况、有无子女等。女性患者记录初潮年龄、行经期天数、间隔天数、末次月经时间（或闭经年龄）、月经量、痛经及生育等情况。

第三，家族史，父母、兄弟、姐妹健康状况，有无与患者类似疾病，是否有家族遗传倾向的疾病。

（6）体格检查。应当按照系统循序进行书写，内容包括体温、脉搏、呼吸、血压，一般情况，皮肤、黏膜，全身浅表淋巴结，头部及其器官，颈部，胸部（胸廓、肺部、心脏、血管），腹部（肝、脾等），直肠肛门，外生殖器，脊柱，四肢，神经系统等。

（7）专科情况。应当根据专科需要记录专科特殊情况。

（8）辅助检查。指入院前所做的与本次疾病相关的主要检查及其结果。应分类按检查时间顺序记录检查结果，写明检查日期，如系在其他医疗机构所做检查，应当写明该机构名称及检查号。

（9）初步诊断。是指经治医师根据患者入院时情况，综合分析所做出的诊断。如初步诊断为多项时，应当主次分明。对待查病例应列出可能性较大的诊断。

（10）签名。书写入院记录的医师签名。

（二）病程记录的要求与内容

（1）首次病程记录。首次病程记录是指患者入院后由经治医师或值班医师书写的第一次病程记录，应当在患者入院8小时内完成。首次病程记录的内容包括病例特点、拟诊讨论（诊断依据及鉴别诊断）、诊疗计划等。

第一，病例特点，应当在对病史、体格检查和辅助检查进行全面分析、归纳和整理后写出本病例特征，包括阳性发现和具有鉴别诊断意义的阴性症状和体征等。

第二，拟诊讨论，根据病例特点，提出初步诊断和诊断依据；对诊断不明的写出鉴别诊断并进行分析；并对下一步诊治措施进行分析。

第三，诊疗计划，提出具体的检查及治疗措施安排。

（2）日常病程记录。日常病程记录是指对患者住院期间诊疗过程的经常性、连续性记录。由经治医师书写，也可以由实习医务人员或试用期医务人员书写，但应有经治医师签名。书写日常病程记录时，首先表明记录时间，另起一行记录具体内容。对病危患者应当根据病情变化随时书写病程记录，每日至少一次，记录时间应当具体到分钟。对病重患者，至少2日记录一次病程记录。对病情稳定的患者，至少3日记录一次病程记录。对病情稳定的慢性病患者，至少5日记录一次病程记录。

（3）上级医师查房记录。上级医师查房记录是指上级医师查房时对患者病情、诊断、鉴别诊断、当前治疗措施疗效的分析及下一步诊疗意见等的记录。主治医师首次查房记录应当于患者入院48小时内完成。内容包括查房医师的姓名、专业技术职务、补充的病史和体征、诊断依据与鉴别诊断的分析及诊疗计划等。主治医师日常查房记录间隔时间视病情和诊疗情况确定，内容包括查房医师的姓名、专业技术职务、对病情的分析和诊疗意见等。科主任或具有副主任医师以上专业技术职务任职资格医师查房的记录，内容包括查房医师的姓名、专业技术职务、对病情的分析和诊疗意见等。

（4）疑难病例讨论记录。疑难病例讨论记录是指由科主任或具有副主任医师以上专业技术职务任职资格的医师主持、召集有关医务人员对确诊困难或疗效不确切病例讨论的记录。内容包括讨论日期、主持人、参加人员姓名及专业技术职务、具体讨论意见及主持人小结意见等。

（5）交（接）班记录。交（接）班记录是指患者经治医师发生变更之时，交班医师和接班医师分别对患者病情及诊疗情况进行简要总结的记录。交班记录应当在交班前由交班医师书写完成；接班记录应当由接班医师于接班后24小时内完成。交（接）班记录的内容包括入院日期、交班或接班日期，患者姓名、性别、年龄，主诉、入院情况、入院诊断、诊疗经过、目前情况、目前诊断、交班注意事项或接班诊疗计划、医师签名等。

（6）转科记录。转科记录是指患者住院期间需要转科时，经转入科室医师会诊并同意接收后，由转出科室和转入科室医师分别书写的记录，包括转出记录和转入记录。转出记录由转出科室医师在患者转出科室前书写完成（紧急情况除外），转入记录由转入科室医师于患者转入后24小时内完成。转科记录内容包括入院日期、转出或转入日期，转出、转入科室，患者姓名、性别、年龄、主诉、入院情况、入院诊断、诊疗经过、目前情况、目前诊断、转科目的及注意事项或转入诊疗计划、医师签名等。

（7）阶段小结。阶段小结是指患者住院时间较长，由经治医师每月对病情及诊疗情况进行总结。阶段小结的内容包括入院日期、小结日期，患者姓名、性别、年龄，主诉、入院情况、入院诊断、诊疗经过、目前情况、目前诊断、诊疗计划、医师签名等。交（接）班记录、转科记录可代替阶段小结。

（8）抢救记录。抢救记录是指患者病情危重，采取抢救措施时做的记录。因抢救急危患者，未能及时书写病历的，有关医务人员应当在抢救结束后6小时内据实补记，并加以注明。内容包括病情变化情况、抢救时间及措施、参加抢救的医务人员姓名及专业技术职务等。记录抢救时间应当具体到分钟。

（9）有创诊疗操作记录。有创诊疗操作记录是指在临床诊疗活动过程中进行的各种诊断、治疗性操作（如胸腔穿刺、腹腔穿刺等）的记录。应当在操作完成后即刻书写。内容包括操作名称、操作时间、操作步骤、结果及患者一般情况，记录过程是否顺利、有无不良反应，术后注意事项及是否向患者说明，操作医师签名。

（10）会诊记录。会诊记录是指患者在住院期间需要其他科室或者其他医疗机构协助诊疗时，分别由申请医师和会诊医师书写的记录。会诊记录应另页书写。内容包括申请会诊记录和会诊意见记录。申请会诊记录应当简要载明患者病情及诊疗情况、申请会诊的理由和目的，申请会诊医师签名等。常规会诊意见记录应当由会诊医师在会诊申请发出后48小时内完成，急会诊时会诊医师应当在会诊申请发出后10分钟内到场，并在会诊结束后即刻完成会诊记录。会诊记录内容包括会诊意见、会诊医师所在的科别或者医疗机构名称、会诊时间及会诊医师签名等。申请会诊医师应在病程记录中记录会诊意见执行情况。

（11）术前小结。术前小结是指在患者手术前，由经治医师对患者病情所做的总结。内容包括简要病情、术前诊断、手术指征、拟施手术名称和方式、拟施麻醉方式、注意事项，并记录手术者术前查看患者相关情况等。

（12）术前讨论记录。术前讨论记录是指因患者病情较重或手术难度较大，手术前在上级医师主持下，对拟实施手术方式和术中可能出现的问题及应对措施所做的讨论。讨论内容包括术前准备情况、手术指征、手术方案、可能出现的意外及防范措施、参加讨论者的姓名及专业技术职务、具体讨论意见及主持人小结意见、讨论日期、记录者的签名等。

（13）麻醉术前访视记录。麻醉术前访视记录是指在麻醉实施前，由麻醉医师对患者拟施麻醉进行风险评估的记录。麻醉术前访视可另立单页，也可在病程中记录。内容包括患者姓名、性别、年龄、科别、病案号，患者一般情况、简要病史、与麻醉相关的辅助检查结果、拟行手术方式、拟行麻醉方式、麻醉适应证及麻醉中需注意的问题、术前麻醉医嘱、麻醉医师签字并填写日期。

（14）麻醉记录。麻醉记录是指麻醉医师在麻醉实施中书写的麻醉经过及处理措施的记录。麻醉记录应当另页书写，内容包括患者一般情况、术前特殊情况、麻醉前用药、术前诊断、术中诊断、手术方式及日期、麻醉方式、麻醉诱导及各项操作开始及结束时间，麻醉期间用药名称、方式及剂量处理，麻醉期间特殊或突发情况及处理、手术起止时间、麻醉医师签名等。

（15）手术记录。手术记录是指手术者书写的反映手术一般情况、手术经过、术中发现及处理等情况的特殊记录，应当在术后24小时内完成。特殊情况下由第一助手书写时，应有手术者签名。手术记录应当另页书写，内容包括一般项目（患者姓名、性别、科别、病房、床位号、住院病历号或病案号）、手术日期、术前诊断、术中诊断、手术名称、手术者及助手姓名、麻醉方法、手术经过、术中出现的情况及处理等。

（16）手术安全核查记录。手术安全核查记录是指由手术医师、麻醉医师和巡回护士三方，在麻醉实施前、手术开始前和患者离室前，共同对患者身份、手术部位、手术方式、麻醉及手术风险、手术使用物品清点等内容进行核对的记录，输血的患者还应核对血型、用血量。应由手术医师、麻醉医师和巡回护士三方核对、确认并签字。

（17）手术清点记录。手术清点记录是指巡回护士对手术患者术中所用血液、器械、敷料等的记录，应当在手术结束后即时完成。手术清点记录应当另页书写，内容包括患者姓名、住院病历号（或病案号）、手术日期、手术名称、术中所用各种器械和敷料数量的清点核对、巡回护士和手术器械护士签名等。

（18）术后首次病程记录。术后首次病程记录是指参加手术的医师在患者术后即时完成的病程记录。内容包括手术时间、术中诊断、麻醉方式、手术方式、手术简要经过、术后处理措施、术后应当特别注意观察的事项等。

（19）麻醉术后访视记录。麻醉术后访视记录是指麻醉实施后，由麻醉医师对术后患者麻醉恢复情况进行访视的记录。麻醉术后访视可另立单页，也可在病程中记录。内容包括患者姓名、性别、年龄、科别、病案号，患者一般情况、麻醉恢复情况、清醒时间、术后医嘱、是否拔除气管插管等，如有特殊情况应详细记录，麻醉医师签字并填写日期。

（20）出院记录。出院记录是指经治医师对患者此次住院期间诊疗情况的总结，应当在患者出院后24小时内完成。内容主要包括入院日期、出院日期、入院情况、入院诊断、诊疗经过、出院诊断、出院情况、出院医嘱、医师签名等。

（21）死亡记录。死亡记录是指经治医师对死亡患者住院期间诊疗和抢救经过的记录，应当在患者死亡后24小时内完成。内容包括入院日期、死亡时间、入院情况、入院诊断、诊疗经过（重点记录病情演变、抢救经过）、死亡原因、死亡诊断等。记录死亡时间应当具体到分钟。

（22）死亡病例讨论记录。死亡病例讨论记录是指在患者死亡一周内，由科主任或具有副主任医师以上专业技术职务任职资格的医师主持，对死亡病例进行讨论、分析的记录。内容包括讨论日期，主持人及参加人员姓名、专业技术职务，具体讨论意见及主持人小结意见，记录者的签名等。

（23）病重（病危）患者护理记录。病重（病危）患者护理记录是指护士根据医嘱和病情对病重（病危）患者住院期间护理过程的客观记录。病重（病危）患者护理记录应当根据相应专科的护理特点书写。内容包括患者姓名、科别、住院病历号（或病案号）、床位号、页码、记录日期和时间、出入液量、体温、脉搏、呼吸、血压等病情观察、护理措施和效果，护士签名等。记录时间应当具体到分钟。

（24）手术护理记录。手术护理记录是指巡回护士对手术护理情况及所用器械、敷料的记录，应当在手术结束后即时完成。手术护理记录应当另页书写，内容包括患者姓名、住院病历号（或病案号）、手术日期、手术名称、术中护理情况、所用各种器械和敷料数量的清点核对、巡回护士和手术器械护士签名等。

第三章 口腔牙体缺损的医学修复技术

第一节 铸造全冠和烤瓷熔附金属全冠修复技术

一、铸造全冠修复技术

（1）铸造全冠修复的适应证。具体如下：

第一，后牙牙体严重缺损，固位形、抗力形较差。

第二，后牙低殆且殆力过大、邻接不良、牙冠短小。

第三，后牙牙冠冠折或半切术后需要恢复正常的解剖外形，咬合、邻接关系。

第四，患龋率较高或牙本质过敏严重伴牙体缺损。

第五，银汞充填术后与对颌牙、邻牙、局部可摘义齿金属卡环基托存在异种金属微电流刺激引起不适症状。

第六，邻牙缺失，需要用固定义齿方式修复缺失牙。

第七，牙周病矫形治疗的固定夹板。

（2）铸造全冠修复的诊断要点：牙体硬组织外形、缺损范围的大小及邻接及咬合关系为诊断的重要依据，X线片检查显示已行完善根管治疗术后或牙髓健康。

（3）铸造全冠修复的治疗原则：①全冠殆面金属的厚度在非功能尖最小为1.0mm，在功能尖最小为1.5mm；②全冠各相应轴壁应相互平行，或殆向聚合度为2°~5°角；③全冠边缘的最佳选择为宽0.5mm的无角肩台。

二、烤瓷熔附金属全冠修复技术

（1）烤瓷熔附金属全冠修复的适应证：①牙体缺损较大，一般充填材料不能获得良好固位；②前牙或后牙对美观要求较高的需做全冠修复；③前牙的氟斑牙、变色牙、四环素牙、锥形牙、釉质发育不全等不能用其他方法修复；④前牙错位、扭转而不宜或不能做正畸治疗，但需要改善牙冠的形态及牙齿的排列；⑤根管治疗后经桩核修复的残根、残冠的修复；⑥牙周病矫形治疗时需要进行牙周固定夹板；⑦牙体缺损至龈下，一般充填材料不能有良好的边缘密合性。

（2）烤瓷熔附金属全冠修复的诊断要点。牙体硬组织变色，外形及缺损范围的大小为诊断的重要依据，X线片检查显示为完善根管治疗术后或牙髓健康。

（3）烤瓷熔附金属全冠修复的治疗原则，具体如下：

第一，按照金属内冠的要求：①恢复牙冠正确的解剖形态；②有足够的厚度以满足强度需求，承托瓷部位的金属内冠厚度，镍铬合金者至少为0.3mm；金合金等贵合金者，厚度还要适当增加；③为瓷面提供足够的空间，唇颊面至少为1.0mm，切端为1.5~2mm；④金属内冠表面形态光滑、圆突，避免深凹及锐角；⑤瓷金结合线应尽可能远离咬合接触区，瓷金结合面呈直角式连接，内线角圆钝；⑥无任何铸造缺陷。

第二，不透明层的要求。不透明层应均匀地覆盖在金属内冠的表面。其厚度因选用金属的不同及使用不同的商品瓷粉可略有差异。通常为0.2~0.3mm厚的不透明层即可较好地遮盖金属内冠的颜色，同时构成金瓷冠的基础色调。

第三，体瓷的要求：①体瓷的厚度一般在唇面 > 1mm，切端 > 1.5mm；②瓷的厚度要均匀，厚度 < 2mm，过厚的瓷层在烧结时易产生内部气泡，影响瓷层的强度和美观；③精确地比色，选择最适合的瓷粉；④牙本质瓷、釉质瓷和透明瓷的厚度和分布，应根据所修复牙齿的具体情况进行设计；⑤瓷面表面抛光方法的选择要根据所修复牙齿的表面质地具体情况设计。

第二节　桩冠、核桩冠修复技术

桩冠是利用金属或者非金属桩插入根管内以获得固位的一种冠修复体。临床上，常见的桩冠形式有铸造金属舌面板桩冠、铸造金属基底桩冠、整体铸造桩冠等。为了便于二次修复以及改变就位道方向，常规的桩冠逐步为核桩冠所替代。核桩冠由两部分组成，即插入根管的桩核和其上的全瓷冠修复体。

一、桩冠修复技术

（一）桩的材料选择

为了使桩能充分发挥功能，用于制作桩的材料应具有适当的弹性模量、屈服强度与良好的抗腐蚀、抗疲劳性能。这些物理特性对于牙体组织的保存和抗折裂非常重要，即桩的直径应最小，但应足以抵抗功能应力。尽管桩的尺寸与桩的刚度及桩对咬合力的抵抗能力有关，然而根管的形态限制了桩的尺寸，因此，在选择桩材料时，其弹性模量是一个重要的力学参数。过高的弹性模量，是造成桩修复牙受到过大咬合力而致折断的主要原因。使用高弹性模量材料制作桩改变了天然牙固有的应力分布模式，将牙体受力后的高应力区，由牙根的外表面扩展至桩与牙本质交界处，同时降低了牙本质应力峰值。而用与牙本质弹性模量相似的材料，其应力分布模式无明显改变，应力峰值降低不明显。为了防止桩-牙本质界面应力的显著上升而致根折，应选用与牙本质弹性模量接近的桩核修复材料。

金属桩通常由铸造或锻制加工而成，不同的加工方法，桩的性能不同。当前，铸造桩多采用镍铬合金（Ni-Cr）或金合金铸造，这些合金较为坚硬，具有较高的屈服强度和抗拉强度。

传统陶瓷材料的断裂强度和断裂韧性相对较低，这是限制其应用于陶瓷桩核的主要原因。在牙体制备保留2.0mm高的牙本质箍时，陶瓷桩核的强度可以基本满足临床要求而不致发生桩核的折裂。氧化锆增韧陶瓷较氧化铝陶瓷有更高的断裂强度和断裂韧性。破坏性力学试验证明，在静压力作用下，氧化锆瓷桩的最大抗折强度不低于金属桩。但陶瓷材料较高的弹性模量使其在桩核受力时不利应力的均匀分布，易导致破坏性牙根折；而且，由于材料硬度大，桩折裂后不易从根管内去除。

（二）铸造金属舌面板桩冠和铸造基底桩冠修复

1.铸造金属舌面板桩冠修复技术

铸造金属舌面板桩冠常用于修复咬合紧、深覆𬌗、前牙牙冠唇舌径小的患牙，以前多用锤造法制作，现已基本不用。

（1）铸造金属舌面板桩冠桩熔模的制作。先在代型根管内壁和根面上涂分离剂，以保证桩熔模能顺利取下。烤软嵌体蜡，塑制成与根管粗细、长短相似的锥形蜡条，趁软时插入根管内，加压使之充满根管。自根管口中央沿牙根长轴方向用直探针烫软，将有螺纹的成品塑料桩插入（或用有刻纹的大头针加热插入），塑料桩应插至制备根管的末端，并在根管口处加蜡。取出熔模，检查桩的长度及完整性，若长度合乎要求，表面完整，再放回根管内，加蜡制作基底熔模。基底熔模在根面的唇侧应距龈缘1~2mm，为唇面预留树脂牙面的位置。舌侧应当全部将根面覆盖而止于龈缘处。

（2）铸造金属舌面板桩冠属舌面板熔模的制作。当桩熔模完成后，在根管口和根面的舌侧部分加蜡。嘱患者咬合，去除多余蜡，塑制成舌面板熔模，厚度为0.35~0.5mm。也可取一片铸造薄蜡片在酒精灯上烤软，选一个同名牙，并在舌侧压塑成舌面板熔模，调整位置及咬合，然后与根内段熔模烫在一起。在距根面约2mm处作固位装置，其位置以不妨碍咬合和美观为原则。然后取出熔模，固定在坩埚成形器上包埋、铸造。

（3）铸造金属舌面板桩冠插入式金属舌面板熔模的制作。插入式金属舌面板的唇面为有沟的塑料牙面或瓷牙面，舌侧为有嵴的金属舌面板，牙面由切方向龈方插入嵴内就位，沟嵴相互嵌合，使牙面与金属舌面板固定在一起，并可沿反方向取下牙面。

制作时，需要在根管内制作桩熔模，再选一大小、形态、颜色适宜的插入式塑料牙面或瓷牙面，在牙面的舌侧涂分离剂，以烤软的嵌体蜡放在牙面的舌面上压紧，用热探针放在牙面的沟内，使蜡变软，再加压，将沟的形态制取清晰。修整外形，去除多余蜡，即得金属舌面板熔模。然后将具有嵴的金属舌面板熔模与桩熔模加蜡固定在一起。调整咬合，修整舌面外形和唇面龈缘，先取出牙面，然后取出熔模，包埋、铸造。

（4）铸造金属舌面板桩冠冠部的制作。冠部的制作可采用自凝塑料、热凝塑料或光固化复合树脂制作。其中采用自凝塑料、光固化复合树脂制作者均在临床患者口内完成。采用热凝塑料制作冠部者则需在技工室完成。

磨改成品硬质树脂牙面，将桩插入根管内，在根面上涂分离剂，然后将烤软的嵌体蜡压在露出根面的桩上及成品树脂牙面的舌侧，并根据咬合关系修整舌侧外形，完成牙冠熔模，将冠、桩一并从代型中取出，装盒、填胶、完成。对插入式金属背桩冠，直接将牙面插入金属背上即可。

2.铸造金属基底桩冠修复技术

铸造基底桩冠是将根内段的桩及冠部的金属基底一次性完成熔模、包埋、铸造。铸件完成后，直接在金属基底上烤瓷，完成修复体的制作。

（1）桩熔模的制作。同铸造金属舌面板桩冠桩熔模的制作技术相同。

（2）金属基底熔模的制作。桩熔模制作完成后，将根面蜡熔融，加蜡制作根管外核的熔模。首先将堆塑冠部的完整形态，回切唇面，留出瓷层空间安插铸道；其次取出熔模，固定在坩埚成形器上，包埋、铸造。

（3）烤瓷与完成。铸件在模型上试戴，调整咬合，修改外形，然后按常规完成瓷层的熔附、上釉，抛光暴露的金属部分。

（三）桩冠修复中可能出现的问题及处理

桩主要采用铸造的方法制作，桩冠在制作过程中可能出现的问题多为熔模制作问题和铸造缺陷，其产生原因与处理方法与合金嵌体、金属冠制作过程中可能出现的问题及处理相同。

桩核适合性差是桩核制作过程常见的问题，其主要原因是制作熔模时分离剂过厚或堆积致使熔模与模型不贴合，从而引起铸件的适合性差；或在包埋时，包埋材料粉液比不合适，导致热膨胀不够，从而引起铸件冷却收缩。处理方法为模型分离剂涂好后，用气枪吹散，使之均匀，不能堆积。包埋时按照说明书调拌包埋料。

二、核桩冠修复技术

核桩冠是先在制备牙上完成桩冠的桩与核，粘结在患牙上后，再完成全冠部分的制作。其优点是冠修复体的选择灵活、密合度高，如冠需要重新制作，也比较容易；在异位牙改向或作为固定桥固位体时容易取得共同就位道。

当前，传统桩冠，如铸造金属舌面板桩冠、铸造金属基底桩冠等在临床的应用逐渐减少，核桩冠逐渐成为桩冠修复的一个主要形式。核桩冠的制作中，除桩核的制作外，全冠的制作方法与常规全冠的制作方法相同。

（一）核的材料选择

核主要用于支持冠，为了确保冠修复的持久稳定，核与桩之间的稳固结合非常重要。核材料的选择关系到修复体的生存率。核材料的选择与其能否有效地传导功能应力有关，所以，在选择核材料时应考虑以下特性:压缩强度、抗拉强度、屈服强度、硬度、稳定性能和弹性模量。

陶瓷材料与复合树脂均可作为陶瓷桩的核材料。而全瓷桩核修复牙与铸造桩核修复牙的断裂强度显著高于氧化锆桩/树脂核修复牙的断裂强度，因此不主张氧化锆桩/树脂核的修复方式。

在陶瓷桩修复中，桩与核的分离或桩与核连接处的断裂是修复失败的常见形式。全瓷桩核与陶瓷桩树脂核相比，其抗折强度更高。全瓷桩核中桩与核之间采用粘结连接较直接热压铸连接的更好，桩核连接处的断裂强度更高。

在修复牙承受载荷时，随着核材料机械性能的提高，牙根冠部的应力增高。核的角度是值得注意的问题。三维有限元研究发现牙根内应力与载荷—牙长轴形成的交角大小呈正相关。当咬合接触区接近切端或上前牙长轴前倾使与咬合力所成角度过大时，都会引起根颈部应力集中，增加牙体组织折裂的危险。因此，对于核的角度，有研究建议上前牙的桩核角度不超过20°角。

（二）核桩冠铸造金属桩核的制作

（1）桩熔模的制作。同铸造金属舌面板桩冠桩熔模的制作，即先在代型根管内壁和根面上涂分离剂，以保证桩熔模能顺利取下。烤软嵌体蜡，塑制成与根管粗细、长短相似的锥形蜡条，趁软时插入根管内，加压使之充满根管。自根管口中央沿牙根长轴方向用直探针烫软，将有螺纹的成品塑料桩插入（或用有刻纹的大头针加热插入），塑料桩应插至制备根管的末端，并在根管口处加蜡。取出熔模，检查桩的长度及完整性，若长度合乎要求，表面完整，再放回根管内，加蜡制作基底熔模。基底熔模在根面的唇侧应距龈缘1~2mm，为唇面预留树脂牙面的位置。舌侧应当全部将根面覆盖而止于龈缘处。

（2）核熔模的制作。桩熔模制作完成后，取出桩熔模，检查桩的长度及完整性，无误后再放回根管。将根面蜡熔融，加蜡雕出合适核的外形，使核的熔模与牙体上部剩余组织共同组成一个全冠制备体。最后用热蜡刀熔化边缘部位的蜡以确保密贴。常规安插铸道，然后取出熔模，固定在坩埚成形器上，包埋、铸造。

（3）铸件打磨。铸造完成后，喷砂去除包埋材料，分割铸件，检查有无铸造缺陷，然后打磨。打磨时用工作模型随时测试就位障碍并予以消除。确认修复体已经完全就位后，检验并调整咬合关系，桩核与对颌牙的咬合关系应留出下一步制作全冠修复体时所需的空间。

（三）核桩冠分段式铸造多桩桩核的制作

多桩桩核有两个或两个以上的桩，一般多用于后牙。磨牙牙根多数是不平行的，制作整体铸造桩核有一定的难度，可分别制备各根管达一定深度，先制作一个根桩和部分核的熔模，再在其基础上制作另一个桩及另一部分核的熔模，铸造完成。粘结时，两个桩核分别就位，叠合成完整的核形，然后在此基础上制作全冠修复体。

（四）核桩冠全瓷桩核的制作

瓷桩具有良好的组织相容性和稳定性以及良好的透光性，与全瓷冠合用修复前牙时可达到近乎完美的美学效果。

1.全瓷桩核的材料

传统全瓷材料的断裂强度和断裂韧性相对较低，是限制其应用于全瓷桩核的主要原因。用氧化铝陶瓷制作的桩核修复前牙，其断裂强度仅为用金属桩核修复的前牙的1/3。氧化锆增韧陶瓷较氧化铝陶瓷有更高的断裂强度和断裂韧性。其弯曲强度是致密烧结纯氧化铝的3倍，断裂韧性是致密烧结纯氧化铝的2倍；氧化锆瓷桩因其较高的抗弯强度和断裂韧性目前已成为临床上应用最广泛的瓷桩。

2. 全瓷桩核的制作

当前，全瓷桩核主要包括三种不同的制作技术：粉浆涂塑技术、精密复制加工技术、两段式技术。

（1）粉浆涂塑技术。粉浆涂塑技术用于制作全瓷冠。它是采用玻璃渗透氧化铝陶瓷材料（In-Ceram）制作一段式全瓷桩核。以专用的In-Ceram石膏复制代型，磨除专用代型的底部直至显现开口。切割代型表面材料，以防止烧结过程中代型材料收缩引起桩的折断。在主模上形成核的熔模并在切端插铸道，形成主模和熔模的硅模，去除熔模后将专用代型就位，将两部分硅模合拢并用橡皮圈扎紧。利用超声震荡装置，形成均质氧化铝粉浆并注入硅模，待粉浆干后取出，用刀仔细修刮后涂稳定剂于核上，置于专用炉中烧烤，冷却后在主模上试戴并检查有无微裂纹。

在桩核表面涂一层玻璃料，置于铂箔上烧烤进行玻璃渗透处理。烧烤结束后，喷砂去除残余玻璃料，在主模上试戴，完成桩核。

（2）精密复制加工技术。精密复制加工技术的可切削陶瓷主要有：①长石质可切削陶瓷；②可切削玻璃陶瓷；③氧化铝陶瓷；④氧化锆陶瓷。其中，常作为瓷桩核材料的为氧化铝陶瓷、氧化锆陶瓷及氧化锆增韧的复合陶瓷。

精密复制加工技术需要采用树脂材料制作桩核的树脂阳型。通常在翻制的代型上应用Celay专用的树脂材料Celay-Tech制作。其制作方法同铸造桩核熔模的制作。

将桩核的树脂阳型按要求固定在Celay仪的扫描室内，选择适当的可切削陶瓷锭固定在Celay复制加工系统的加工室内，复制加工出Celay全瓷桩核。在工作模型上试戴合适后，经玻璃渗透处理后完成全瓷桩核的制作。

（3）两段式技术。由于氧化锆陶瓷较氧化铝陶瓷有更优秀的机械性能，氧化锆陶瓷正逐步应用于全瓷桩核。致密烧结后的氧化锆陶瓷具备较高强度，但烧结后其体积收缩较大，降低了其适合性，同时，对烧结后的氧化锆陶瓷桩核进行调磨也比较困难。两段式技术避免了这一问题，其基本原理是将瓷核及穿过其中的预成氧化锆陶瓷桩结合为全瓷桩核。根据桩与核结合方式的不同又分为以下两种：

第一，粘结技术。粘结技术是应用Celay复制加工技术或粉浆涂塑技术制作好瓷核后，再将其与预成的氧化锆瓷桩粘结成全瓷桩核。选择相应的氧化锆瓷桩，在工作模型上试戴，然后利用Celay系统专用光固化树脂Celay-Tech制作桩核外形，应用铝瓷材料复制加工出桩核，进行玻璃渗透处理；或通过粉浆涂塑法制作、完成铝瓷桩核。将桩与核在工作模型上试戴合适后，清洗和消毒，在预成锆瓷桩与铝瓷桩核间涂以专用粘结剂，让铝瓷桩核在预备根管上就位，再通过铝瓷桩核中的管道将氧化锆瓷桩粘固置入根管内，最后将瓷桩过长的部分去除，完成桩核的制作。

第二，热压铸技术。热压铸技术是将IPS Empress铸瓷核热压铸于穿过其中的预成氧化锆陶瓷桩上制作全瓷桩核。参考临床上根管预备所使用的车针尺寸，选择合适的预成氧化锆陶瓷桩，插入预备根管内试戴并确定长度。试戴合适后，在预备根管及根面涂布一薄层分离剂，直接在氧化锆桩上制作核的熔模，其制作方法与要求与铸造合金桩核相同。安插铸道，采用IPS-Empress专用包埋材料包埋，在其专用炉中，将预热到1180℃的陶瓷铸块在0.3~0.4MPa的压力下，充满铸腔并与氧化锆陶瓷桩熔融结合。冷却后去除包埋料与铸道，在工作模型上试戴，完成桩核的制作。

第三节　嵌体修复技术

嵌体是一种嵌入牙体内部，用以恢复牙体缺损的形态和功能的修复体或作为固定义齿的冠内固位体，如图3-1所示[1]。

根据制作材料的不同，嵌体可分为合金嵌体、树脂嵌体和瓷嵌体等。合

---

❶　图片引自：http://xsj.699pic.com/tupian/02s8kg.html.

金嵌体是用金合金或其他种类合金材料铸造而成，其机械性能高，坚固耐用；树脂嵌体是采用树脂材料制作而成，其颜色与自然牙色较谐调、操作简便，但强度较合金嵌体低、质软、易磨损；瓷嵌体是采用陶瓷材料经烧结、铸造或机械加工制作而成，其颜色与自然牙色谐调、机械性能好、质硬耐磨损，但脆性大、易折裂。

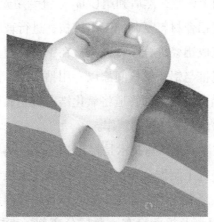

图 3-1　嵌体充填牙

根据嵌体所修复牙面数目的不同，可以分为单面嵌体、双面嵌体和多面嵌体。以其修复部位不同可分为近中𬌗面（MO）嵌体、远中𬌗面（DO）嵌体、近中𬌗面-远中（MOD）嵌体、颊-𬌗（BO）嵌体、舌-𬌗（LO）嵌体等。

有些嵌体覆盖患牙𬌗面，用以恢复患牙咬合关系或预防患牙折裂，称为高嵌体；为增加嵌体的固位力，可采用针道固位，称为针嵌体；嵌体覆盖牙冠的大部或全部者称为嵌体冠。

一、合金嵌体修复技术

（一）合金嵌体的制作材料

用于制作嵌体的合金材料通常可分为贵金属合金和非贵金属合金。

1.贵金属合金材料

贵金属合金材料主要有金合金、银合金、金-钯合金、银-钯合金等。

以金合金、银合金为例，根据硬度及应用不同，金合金可分为4型，用于嵌体修复的为Ⅰ型金合金，即软质金合金。铸造金合金具有良好的机械性能和生物学性能，化学性能稳定，抗腐蚀性强，不易被氧化变色和变质；铸造金合金的铸造收缩小，修复体密合程度高；同时，金合金相对质软，咀嚼舒适。银合金主要有"银-钯-金"银合金、"银-钯"银合金和无金的银合金等。银合金的许多机械和生物学性能与金合金相似，且价格便宜，可作为金合金的代用品。

2.非贵金属合金材料

（1）铬镍不锈钢。铬镍不锈钢属于高熔铸造合金，口腔修复临床使用的铸造不锈钢为18-8铬镍不锈钢。铬镍不锈钢具有良好的机械、物理性能和良好的抗腐蚀性，但其铸造收缩大，线收缩率为1.80%~2.10%，较铸造金合金（1.25%）为大，需要通过特殊的高熔合金包埋料的膨胀加以补偿，其修复体的密合度较贵金属合金嵌体差。

（2）钴铬合金。钴铬合金也属于高熔铸造合金，用于嵌体修复者为软质钴铬合金。钴铬合金的密度较小，机械性能优良，抗腐蚀性与金合金相似，价格较金合金便宜。但铸造收缩较大，线收缩在2.13%~2.24%，需要用磷酸盐等高温包埋料的膨胀加以补偿。

（3）铸造铜基合金。铸造铜基合金属中熔铸造合金，其熔点为900℃左右，抗拉强度为286~329MPa，延伸率为14%~16%。铜合金的熔点中等，加工性能与铸造性能良好，但抗腐蚀性及生物学性能较差，目前已较少应用于修复临床。

（4）钛合金。钛合金具有优良的生物安全性和抗腐蚀性，其密度低、化学性能稳定，并有适当的机械性能，加之来源丰富、价格便宜，是一种良好的具有发展前途的非贵金属合金材料。由于钛的熔点高，高温时化学活性大，易氧化及产生铸造缺陷等，对铸造设备、包埋材料、铸造工艺等要求较高。钛合金可机械切削加工，因此可通过计算机辅助设计/计算机辅助制造（CAD/CAM）技术来制作嵌体。

除采用CAD/CAM技术制作嵌体外，合金嵌体均采用铸造的方法制作，其制作过程包括制作熔模、包埋、焙烧、铸造、铸件处理等。

（二）合金嵌体的制作熔模

熔模是用嵌体蜡或树脂材料制作的铸件雏形。熔模制作是铸造合金嵌体制作中的一个重要步骤。嵌体组织面与制备体的密合度、牙体解剖形态的恢复、正常殆关系和邻接关系的建立等，均与熔模制作的精确性有密切关系。

合格的熔模应达到与制备的嵌体窝洞完全密合，没有缺陷；恢复患牙的正确解剖外形，边缘整齐无菲边；建立良好的咬合及邻接关系；表面光滑，残留内应力少，蠕变达到最低，体积相对恒定，外形基本不变。

制作熔模的方法通常分为直接法、间接法和间接直接法。直接法是在口内嵌体窝洞上直接制作熔模；间接法是在口外利用代型或工作模型制作熔模，是目前最常采用的制作嵌体熔模的方法；间接直接法是在口外制作完成熔模后，再在口内进行调整、校正。下面以制作熔模的直接法和间接法为例阐述。

1.制作熔模的直接法

直接法是在患者口内嵌体窝洞上直接制作熔模。其优点是熔模准确，不致因取印模、灌注石膏模、制备代型等操作带来材料性、技术性误差而影响铸件的精度。但是，在口内制备熔模的操作会使患者感到不适、占椅位时间长，而且制备复杂的多面嵌体、含针道固位形的嵌体熔模，常存在操作上的难度。直接法仅适用于单面嵌体洞型和较简单的二面嵌体洞型。

在制作熔模前，应当将嵌体窝洞或制备体冲洗干净并隔湿。将嵌体洞型吹干，洞内及邻牙上涂布一薄层分离剂。用蜡刀取小块嵌体蜡在酒精灯上烘烤，转动蜡刀使嵌体蜡均匀烤软，根据制备体洞型形态塑成长条状或椭圆形，压入嵌体窝洞内，使蜡充满每个点线角和洞壁边缘。在蜡尚软时，叮嘱患者做正中殆与非正中殆咬合，以在口内调整熔模的咬合关系，蜡冷却后采用雕刻刀雕刻形成所需的解剖外形。蜡变硬后用蜡刀取出，检查熔模是否完整、清晰。如果有缺陷则放回口内，插入热探针或蜡刀以加热熔模，重新修整。最后用棉球蘸温水轻轻擦洗熔模表面，使其光滑，边缘吻合。

邻殆面窝洞者可用成型片做邻面成型，在雕刻完成熔模的解剖外形后，应用探针仔细检查龈缘是否密合、有无悬突。如果有悬突，可用探针顺着龈缘方向清除。在直接法制作熔模时，除可采用嵌体蜡外，尚可采用树脂材料制作，如自凝塑料或光固化复合树脂，其制作方法与采用嵌体蜡者类似。

2.制作熔模的间接法

间接法是在工作模型上完成熔模。此种方法适用于复杂的多面嵌体窝洞型，可制作出解剖形态比较理想的熔模，并可缩短患者在手术椅上的时间，消除患者长时间开口的不适感。但这种方法，有时可能由于制取印模、翻制工作模、制作代型等各过程产生一定的误差，故要求印模准确，使用硬度好的模型材料，以防止模型损伤。

在制作熔模前，首先将模型上需恢复邻面接触关系的邻牙邻面用蜡刀刮除少许，以补偿合金铸造收缩及将来对修复体外形的研磨。将可卸式代型取下，用红笔标记嵌体的边缘，然后吹干代型表面，并在窝洞内及窝洞表面涂布分离剂，同时在模型上的邻牙邻面涂布少许分离剂。间接法嵌体熔模的制作可采用滴蜡法和压蜡法两种方法，具体如下：

（1）滴蜡法制作嵌体熔模。加热蜡匙顶端，熔化一大滴嵌体蜡，稍加冷却后，将熔融的嵌体蜡滴入嵌体窝洞，以免在蜡滴到代型上时在代型表面自由流动。待熔蜡表面凝固之后用手指加压并保持1分钟左右。而对于大的嵌体洞型则应分次加蜡直至充满整个洞型。加蜡过程中，嵌体蜡应充分熔融，以与已加蜡层结合，避免气泡、熔模分层或内部缺陷。滴蜡法制作的嵌体熔模具有较小的残余应力，熔模比较干净，适合性好。蜡变硬后用蜡刀取出，检查熔模是否完整、清晰。如果有缺陷则放回代型上，插入热探针或蜡刀以加热熔模，重新修整。加热探针时应注意，探针加温要适度，否则温度过高，插入窝洞内可使蜡熔化进入石膏代型内，致熔模不易取出。

对于制备体上的沟、箱状、鸠尾等固位形，可用热蜡刀或探针放入熔模内使蜡烫软，用加压器加压，使蜡充满其中，然后再加蜡修整外形。

（2）压蜡法制作嵌体熔模。压蜡法制作嵌体熔模类似直接法制作嵌体熔模。用蜡刀取小块嵌体蜡在酒精灯上烘烤，转动蜡刀使嵌体蜡均匀烤软，根据制备体洞型形态塑成长条状或椭圆形，压入嵌体窝洞内，使蜡充满每个点线角和洞壁边缘。需要注意的是，加热嵌体蜡时，应当不断转动蜡刀使其受热均匀，这样不仅烤软蜡的表面，也可将接近蜡块的蜡刀部分适当加热，使蜡块内部受热变软。在蜡尚软时，与对颌牙咬合形成咬合印迹，再雕刻殆面的精确形态。

（3）针道熔模的制作。若制备体有针道，吹干，涂以分离剂。针道内放入细蜡线条，在高于针道口处切断。再将烧热的直探针插入针道内，此时，蜡线条被烫熔而流入针道内，用压器加压使蜡充满针道，去除多余蜡。待各针道按上述方法依次完成后，再完成整个嵌体熔模。

也可以在嵌体熔模完成后，从殆方或切方正对针道插入已烧热的探针，使蜡熔化顺探针流入针道内，当蜡尚软时，用加压器加压，使蜡充满整个针道。但探针温度不宜过高，以避免蜡粘着在针道壁上，使蜡针不易取出。最后用小蜡刀加少许蜡于加压后的凹陷处，将其填平，并修出殆面外形。

（4）辅助固位形熔模的制作。如果制备体上有沟、箱状、鸠尾等固位形，在熔模的雏形完成后，取出检查，发现沟、箱状、鸠尾等印迹不完整清楚时，可以将熔模再放回制备体上。用烧热的小蜡刀或探针放入蜡熔模内，将蜡烫软，用压器加压，使蜡充满沟、箱状、鸠尾洞形内，然后再修整外形，完成熔模的制作。

（三）合金嵌体的铸道安放

铸道是为熔模气化、分解、排出和铸造时浇注入熔化的金属提供通道。

铸道的直径与长度：铸造时，熔化的铸金流入铸模内，其表面很快冷却，围绕着熔化中心形成壳状。当金属逐渐冷却，壳的厚度逐渐增加。若铸道较窄，则铸道处的金属已完全凝固。熔化的金属不能继续流入铸模内补偿铸金冷却的收缩，可能使铸件形成缺损，因此铸道应有一定的直径，以使熔金可不断流入铸模内补偿铸金的冷却收缩。铸道的直径通常取决于熔模的体积和形态，对于较大体积的熔模应该适当增加铸道的直径，以使熔化的合金流入通畅。铸道长度一般约1.5cm。

铸道一般安插在熔模最厚、最突而又便于铸金流入的部位。单面洞安插在熔模中部，双面洞安插在邻殆交界的边缘嵴或切缘处，尽量不破坏殆关系；如果熔模较大，只插入1根铸道不能铸造完整时，可加蜡线条增添助流针，或在离熔模2mm处的铸道上加蜡形成储金球，其大小约为熔模体积的1/2。

选择合适直径和长度的蜡线条，在要安放铸道的熔模部位滴蜡，在其凝固前迅速将铸线条顶端置于其上并保持适当位置，直至蜡滴完全凝固。然后在连接处继续加蜡，直至形成光滑、连续、呈喇叭口状的形态，以便熔融的合金能顺畅流入型腔。需要注意的是，蜡的温度要合适，既有足够的粘性又不能在熔模表面自由流动；安放铸道的位置要远离边缘1mm以上，不能通过熔化熔模表面来安放铸道，否则容易导致熔模变形。

取出熔模的时候，应当先借助探针及铸道使蜡熔模松动，再顺就位道相反方向取下，但应防止水平晃动而引起蜡型变形。对于多面洞，可先用微热的 U 型针插入熔模的对称边缘上，待 U 型针冷却后，将熔模取松再放回原位，然后用微热的镊子夹着 U 型针使蜡变软后将针取出，再在合适的部位安插铸道。熔模取出后应仔细检查，确认完整无缺才可以固定在坩埚成形座上，固定连接部位要整平衡而连续。

（四）合金嵌体的包埋

熔模完成后应及时包埋，久放可能变形。根据使用的铸造合金，选用配套的包埋材料，将模型包埋在铸造圈内，使能产生一个与熔模相同的铸腔，以便铸造。熔模经包埋铸造后，中熔合金如金合金、铜基合金、银基合金，铸造后其体积收缩为 1.25%~1.5%。熔点高的铸金，铸造后体积收缩更大，如钴铬合金、镍铬合金等高熔合金，铸造后体积收缩为 2.0%~2.2%。熔模的收缩为 0.2%~0.4%。因此，需要利用各种包埋材料加热后的温度膨胀来补偿铸金的收缩。中熔合金包埋材料的凝固膨胀为 0.1%~0.5%，温度膨胀约为 1.2%，故其总膨胀为 1.3%~1.7%。因此，中熔合金的铸件基本上可以顺利地戴在制备体上，而且比较密合；而高熔合金则必须采用具有更高的耐温性能和较大温度膨胀的包埋材料，以补偿铸造合金的体积收缩。

1. 包埋前的熔模检查

（1）检查熔模是否完整、清晰，针道、轴沟、箱形以及熔模的边缘有无缺损、折断，熔模厚薄是否合适等。如有上述情况，则须重新制取熔模。

（2）检查铸道针的长短，一般铸道针的长度应为 1~1.5cm，过短过长均对铸造不利。此外，尚应检查铸道针的粗细，一般直径为 1.2~1.5mm。

（3）检查铸道针插入的方向是否适当。如铸道针的方向不合适，可取下原铸道针，按照要求重新安插或增加储金球，以免铸造失败。

（4）铸道座应呈漏斗状，漏斗口处形成小圆孔的铸道，这样才能方便铸金的流入。

2. 包埋前的准备工作

（1）清洗除油。在包埋时为了使包埋材料能很好地附着在熔模上，避免产生气泡，可以用毛笔蘸肥皂水洗掉熔模表面的油质、唾液、蜡屑等。在熔模表面喷润湿剂，然后轻吹，使熔模自然干燥，这样可减小蜡的表面张力，以便包埋材料均匀铺展在其表面。

（2）选择铸造圈。一个小号铸造圈可包埋一个以上熔模，但最多包埋具有相同类型设计的三个熔模，且要保证各熔模间距大于6mm，熔模与铸造圈内壁距离大于10mm，熔模最高处与铸造圈顶端距离大于6mm，以容纳足够的包埋材料。

使用热膨胀技术或浸水吸湿膨胀技术进行包埋时，铸造圈内需放置干燥的内层衬垫，其厚度至少1mm，长度比铸造圈短3~5mm，使上端的包埋材料与铸造圈直接接触，以便铸型获得足够的膨胀。

根据熔模的大小，需要选择合适大小的铸造圈，熔模应位于铸造圈的中1/3处；铸造圈上方应留有1/3的空间，以容纳包埋材料；坩埚成形器应位于铸造圈的下1/3处。这样，在熔模熔去后，铸模腔四周有一定厚度的包埋材料，才可抵抗铸造时熔化合金的冲击力。将铸造圈浸入水中，再将多余的水挥发掉，接下来即可以进行包埋。

（3）包埋材料的选择。铸金具有热胀冷缩的特性，熔模经包埋铸造后，铸件常有收缩，因此，须利用包埋材料加热后的温度膨胀以及熔模自身的吸热膨胀来补偿铸造收缩。基于不同膨胀类型的包埋材料，可以将包埋分为控制加水包埋、浸水吸湿包埋、热膨胀包埋三类。由于铸造合金熔化的温度不同，其包埋材料随之各异，包埋方法也有所不同，应严格根据拟采用的铸造合金选择配套的包埋材料并依据其操作说明进行包埋。

3.包埋方法

调拌包埋材料时，先取粉，再加水，先用手工调拌法放在振动器上振动以排除气泡，待包埋材料润湿后放在真空搅拌机上调拌。包埋方法通常分为一次包埋法、两次包埋法和真空包埋法。一次包埋法适用于嵌体、冠等熔模的包埋。先用毛笔蘸少量包埋材料，从熔模的轴壁轻轻铺展，再轻轻从组织面的边缘向内蠕动，将整个熔模的内外表面涂布一层，再依次涂布下一层。特别注意排除点线角的空气，直至形成1~2mm的底层包埋材料。然后将熔模连同底座放入铸造圈内，将包埋材料倒入铸造圈直至注满。也可以先将铸造圈内用包埋材料注满，然后手持熔模底座垂直插入铸造圈内。两次包埋法分内外两层包埋，类似一次包埋法，只是内包埋厚度大于3mm，且内包埋材料完全凝固后才可进行外包埋。包埋料完全固化后去除铸造底座，清理铸道口周围的包埋材料碎屑和颗粒。

4.包埋注意事项

（1）调拌包埋材料时，应该严格按照各种包埋材料要求的粉、液比进行调拌。过稠会增加包埋材料的膨胀而导致铸件过大，过稀会减小包埋材料的膨胀而导致修复体无法就位或包埋材料强度下降。先取适量包埋粉，再加水或结合剂，在真空调拌器上振动、调拌，以排除气泡。

（2）内包埋时，可用毛笔蘸少量包埋材料，放在熔模组织面的壁上，轻轻从边缘向内蠕动，应特别注意勿将熔模的针形或边缘折断。包埋时应分层涂包埋材料，一薄层一薄层地将内包埋材料涂在熔模上。这样既可排除调拌时渗入包埋材料内的气泡和熔模中的空气，同时，包埋材料也易附着在熔模上。在包埋过程中，应特别注意排除熔模存留在点角、线角处的空气，以免铸件的点、线角处出现小结节。

（3）作外包埋时，切忌将大量的包埋材料一次从铸造圈上方倾入。这样很易将已作内包埋的熔模压垮，同时会产生大量气泡，使铸造失败。一定要待内层包埋材料凝固后，才可作外包埋。否则作外包埋时，内包埋材料可被冲击脱落，熔模包埋不全或被损坏，造成铸造失败。

（五）合金嵌体的焙烧

焙烧的目的是除尽熔模形成铸模腔，去除铸模的水分，获得包埋材料的温度膨胀以补偿铸金的体积收缩。同时使铸模获得与熔融合金相匹配的温度，使包埋材料形成一个整体。

焙烧炉多为电炉，内部为氧化环境，还有一套温控系统。根据包埋材料和方法的不同，焙烧分为低温（450~510℃）和高温（670℃）焙烧两种，低温焙烧适用于吸水性包埋材料，高温焙烧适用于固化膨胀的包埋材料。包埋材料完全凝固后至少30分钟才能焙烧，否则铸模强度较差，包埋材料崩解容易使铸件出现飞边或表面粗糙。

取下坩埚成形器，将铸造圈的铸道孔向下，防止碎屑等进入铸型，同时铸造圈底部保持良好通风。加热不宜过快，温度逐渐升高，使熔模熔化，包埋材料水分逐渐蒸发，防止铸模爆裂。一般而言，铸造圈在1小时内加热到300℃后维持30分钟。如果含金属铸道针，加热后应将铸道针取出，然后再将铸造圈放入电烤箱内慢慢加热，升到最高温以后还应维持30分钟，以获得最佳的强度和膨胀。当焙烧到规定温度时应及时进行铸造。

（六）合金嵌体的铸造

1.铸造的类型

（1）合金嵌体的高频离心铸造。高频离心铸造是利用高频离心铸造机熔化合金和铸造。高频离心铸造法是目前临床应用较为广泛的铸造法。高频离心铸造机主要由高频感应加热系统与离心铸造系统组成。具有熔化金属速度快的特点，约在1分钟内即可熔化钴铬合金及镍铬合金。熔化后的金属在离心机的作用下迅速注入铸模内。由于熔化和铸造是在较短时间内完成，因而被熔化的金属不易氧化，不损害金属的结构，是比较理想的方法。

（2）合金嵌体的真空压力铸造。真空压力铸造是利用铸造炉内的真空负压作用，将熔化的铸造合金吸入铸模内，然后充气加压，使熔金受持续压力而充满整个铸模。其优点是在真空下熔化合金，可减少铸件表面的氧化，充气加压则可消除铸件中的气孔。铸件机械性能好，且不需像离心铸造机那样选择铸道的方向。

真空铸造机主要由真空压力铸造炉、可控硅温度控制器、真空系统、充压系统、水冷却系统以及电源等组成。铸造前，将坩埚和铸造圈一起在高温电炉内预热。铸造时，打开电源开关，将铸金放在坩埚内，加热熔化金属。再将焙烧好的铸造圈倒置在坩埚口上，固定。真空炉内的气压和大气压力的差别而形成的负压，可将熔化的合金吸入铸模内。

（3）钛熔铸方法。由于钛的熔点高，为1668℃±4℃，在500℃以下空气中加热易氧化，形成致密的氧化膜，随着温度的升高，氧化膜逐渐增厚，在800℃以上时，氧化膜分解，氧原子进入金属晶格，氧含量的增加使金属变脆。因此，钛的熔炼必须在真空或惰性气体（氩、氦气）保护下进行。一般采用石墨坩埚或铜坩埚。因热源不同，熔炼方法有电弧熔铸法、电子熔铸法、感应熔铸法和离子束熔铸法等。

钛熔铸的铸造过程大致为：抽真空、充氩气、引弧熔炼、铸造、冷却。将钛锭和铸模分别放入熔炼室和铸造室内，关闭两室，使其相互隔开；铸造室抽真空约5秒，熔炼室通入氩气，然后高频电流引弧并转换为直流电，大功率电流通过钛锭。由弧使钛锭熔化；当钛锭全部熔化，则停止充氩，使铸腔内接近真空，立即开始离心铸造；当离合器结合时，旋转体突发性转动，将熔化的钛快速注入铸腔内。一般在4秒内即可完成钛的铸造。

2.铸造的注意事项

（1）铸模一定要焙烧至铸造所需温度，才能进行铸造。铸造时，铸造圈不宜过早取出，否则铸模温度降低，再注入熔化合金则易迅速冷却，可使铸造不全。如铸道孔处合金冷却凝固，则金属无法流入铸模内。

（2）合金块应正确摆放，合金之间应紧密接触，块状合金一般采用叠放法，柱状合金最好采用垂直摆放法。

（3）铸造时，铸造合金一定要溶化完全，使之呈镜面状态。如果合金久烧不熔化，容易氧化，铸件可能出现孔隙。合金熔化不全铸件易出现缺损。

（4）铸造力的大小要适当，使熔融的合金完全注入型腔的每个角落，铸造力过低会导致边缘缺陷，铸造力过大会导致铸模腔损坏及飞边形成，一般密度越低的合金所需的铸造力越大。

（5）用高频铸造机或真空压力铸造炉等铸造，均应严格按照操作程序进行。必须了解和熟悉铸造机的结构、性能和使用说明。

（6）一个坩埚不能用来熔化不同类型的合金，以防污染。避免合金的重复使用，铸造坩埚和合金均要保持清洁。

（七）合金嵌体的铸造后铸件处理

1.冷却与表面清理

（1）冷却。冷却分为快速冷却法和自然冷却法。高熔合金一般采用自然冷却，应力可缓慢释放；中熔合金的铸件凝固1分钟左右，将铸造圈整体放入室温水中。铸造完成后，将铸造圈静置片刻，待铸造合金的红色消退，将铸造圈放入冷水中骤冷，去除包埋材料，取出铸件。一般金属骤冷后，晶粒变细，可以增强金属的抗腐蚀性能和机械强度。

（2）表面清理。在铸件的大部分包埋材料去除之后，使用以下方法去除剩余包埋材料和铸件表面的氧化层：

第一，喷砂。喷砂一般用于高熔合金，喷砂时要不停地转动铸件，喷砂料一般为80目的金刚砂，压力为7~8 kPa，铸件边缘部位气压应适当降低。

第二，酸洗。贵金属和中低熔合金多采用该方法，用刷子等器械去除残留包埋材料，然后用酸洗法去除表面氧化膜，再用大量水冲洗。也可采用超声波清洗机清理。

2.研磨处理

研磨是利用各种器具和磨料在一定压力和速度下，使铸件表面光滑平整。合金嵌体的铸造后铸件研磨处理，具体如下：

（1）仔细检查铸件表面，去除组织面内的小瘤子，保留铸道。然后在石膏代型上试戴，使铸件在代型上顺利就位，检查组织面边缘的适合性。检查铸件是否达到设计要求和质量要求。发现缺点，应做适当调整，如存在无法改正的缺陷，影响修复质量，则应重新制作。

（2）去除残余铸道，修整外形。

（3）邻接面区研磨。在工作模型上试戴修复体，用牙线检查邻接面有无外形过大、邻接过紧妨碍就位。在近远中邻面采用薄咬合纸进行检查，调整邻接面的松紧及邻接面区的形态。嵌体完全就位后再检查边缘密合性和邻接关系，若邻接不良，可加金焊恢复正常邻接。

（4）𬌗面研磨，调𬌗应在嵌体完全就位后进行，切去铸道，检查咬合关系。去除早接触点，去除侧方及前伸𬌗干扰点，注意检查铸件的厚度，使嵌体戴入后，在正中𬌗及非正中𬌗均有正常的咬合接触。

（5）轴面研磨，依次使用金刚砂、砂纸轮、橡皮轮对轴面及边缘区外表面进行打磨，力量要适当，器具的轴向应与边缘的表面平行。研磨后的嵌体外形应符合修复牙的生理要求及解剖特点，其形态、大小应尽量与对侧同名牙一致，与邻牙协调。各外展隙和邻间隙应清晰，有利于食物排溢和保持龈乳头健康。𬌗面、轴面外形应符合修复原则。

3.抛光处理

（1）机械抛光。采用抛光轮结合抛光膏进行抛光。常用的抛光轮有布轮、鬃毛轮、绒轮及硅胶轮等。抛光膏有两种，红膏（氧化铁）用于贵金属的抛光，绿膏（氧化铬）用于一般非贵金属的抛光。

（2）电解抛光。将修复体挂在电解液的正极上，通过氧化还原反应使被溶解的金属在铸件表面形成一层粘性薄膜，抛光6~10分钟。通常合金嵌体需要电流3~4 A，电压10 V。

二、树脂嵌体修复技术

树脂嵌体是采用硬质树脂材料、利用热压固化或光固化方法制作的嵌体。树脂嵌体制作方法有直接法、间接法和可弯曲代型法。

（一）树脂嵌体修复技术的直接法

直接法制作复合树脂嵌体的方法是：首先在预成洞型中涂布分离剂，再充入复合树脂、成型并初步光固化，然后取下嵌体进一步进行光固化或热固化，最后用粘结剂将嵌体粘结于制备洞型中。

常规牙体制备后，冲洗，以压缩空气吹干患牙，洞壁涂布一薄层分离剂。比色，根据比色结果选择相应颜色的树脂材料。根据嵌体洞形深浅分层充填固化，浅洞可一次充填固化，深洞则需2~3次分层充填，分层固化。每次充填树脂的厚度在1~1.5mm，先形成嵌体的基底部分，再根据基牙的外形及𬌗面形态要求，取适量切端色树脂塑造外形，达到要求后光固化。为了便于嵌体取出，可在光固化前用一小塑料棒插入表面。手持塑料棒取下嵌体，检查是否完整，边缘、点角、线角及组织面是否清晰，不足则需再添加树脂后放回窝洞重新固化。待嵌体符合要求后，再置于专用的氙气热固化箱内光固化（约6分钟）或压力锅内热固化，修整外形，调𬌗、磨光，最后用粘结剂将嵌体粘结于制备的洞型中。

（二）树脂嵌体修复技术的间接法

间接法树脂嵌体的制作方法是在牙体制备后，采取印模，在口外制作嵌体，最后用粘结剂将嵌体粘于制备洞型中。

牙体制备后取印模，灌制石膏模型，洞型内涂分离剂，根据选色要求，把热压聚合的树脂材料逐层充填到窝洞内，并用器械施力于材料表面，确保材料能充满嵌体窝洞内的各个角落。塑形后表面涂硬化剂，然后将模型置于压力锅温水浴内，在0.5~0.6 MPa压力、120℃下加压、加热处理7~10分钟，确保树脂中单体成分尽可能聚合完全，降低残留单体比例。完全固化后取出模型，去除残留石膏，检查嵌体外观的完整性、嵌体与洞型是否完全密合、有无悬突，调整邻接和咬合关系。然后抛光，再用高压蒸汽清洗机清洗，可对嵌体咬合面进行加色修饰，使之更美观逼真。

（三）树脂嵌体修复技术的可弯曲代型法

可弯曲代型技术制作树脂嵌体的方法是在牙体制备后，采用不可逆水胶体、聚合型硅橡胶、聚醚硅橡胶等印模材料采取印模，再翻制硅橡胶材料代型，然后直接在可弯曲硅橡胶代型中制作树脂嵌体。为了防止可弯曲代型与印模粘连，在采用硅橡胶材料制作可弯曲代型时，应在印模表面涂布一层分离剂。可弯曲代型技术制作树脂嵌体省略了灌注石膏工作模型这一步骤，且树脂嵌体固化后，易从代型中取出。

三、瓷嵌体修复技术

瓷嵌体修复技术有铂箔介质技术、耐火代型技术、热压铸瓷技术、复制加工技术和CAD/CAM技术等。

（一）铂箔介质和耐火代型修复技术

（1）铂箔介质修复技术。铂箔介质技术是在工作模型上，衬垫铂箔塑瓷，直接提取烧结。由于陶瓷材料的烧结收缩较大，制成的瓷嵌体密合性较差，现已很少采用。

（2）耐火代型修复技术。采用特制的耐火材料翻制耐火代型，然后在代型上塑瓷烧结，可反复加瓷烧结，直至满意后，进行外形修整，喷砂去除表面粘附的代型材料。

（二）热压铸瓷和复制加工修复技术

1.热压铸瓷修复技术

热压铸瓷技术与金属铸造相似，先在工作模型上制作熔模，熔模需要有一定的厚度（大于1mm），组织面及颈缘不得出现皱纹，在𬩽架上调整咬合。

然后安插铸道，并与底座连接。再用特制的磷酸盐包埋材料（基本无凝固膨胀，主要用热膨胀来补偿铸造陶瓷的收缩，避免凝固膨胀而致熔模变形）包埋，采用无圈铸造法（消除对包埋材料热膨胀的限制），包埋前记录熔模的重量，以便选择铸瓷块的大小。在850℃茂福炉中预热铸模、铸瓷块90分钟。根据临床比色，选择颜色合适的铸瓷瓷锭放在型腔浇铸口，一同送入铸瓷炉后在1180℃下预热20分钟，在0.5 MPa的压力下压铸成型。成型后，初步去除包埋材料。用50~100μm玻璃珠喷砂去除包埋料、切除铸道，在代型上试戴、调殆。再在专用瓷化炉内瓷化，提高其机械性能，有的尚需在表面塑瓷。最后表面上色，经烧烤完成。

2.复制加工修复技术

Celay复制加工系统采用机械传感器测量人工制作的修复体雏型，通过连动装置连接加工端，进行复制加工。常用的可切削陶瓷主要有四种：长石质可切削陶瓷；可切削玻璃陶瓷；氧化铝陶瓷；氧化锆陶瓷。

Celay复制加工系统制作瓷嵌体的过程为：常规取模、制作活动代型，代型表面涂代型隙料；在代型上用专用的光固化树脂材料堆塑嵌体外形，光固化后取出树脂嵌体，检查是否完整，嵌体的边缘、点角、线角和组织面是否清晰。如果有不足之处，应添加树脂材料，再将嵌体放回代型，光照固化。待嵌体符合要求后，将其固定在Celay复制加工系统的扫描舱，选择颜色、尺寸合适的瓷块，固定在加工舱，进行复制加工。加工完成后，将嵌体从加工舱内取下，切除固定柱，在工作模型上试戴、调殆、磨光、上釉或表面上色。

（三）CAD/CAM修复技术

要获得制备体的数字化图像，可从口腔内或模型上获得。常规牙体制备，清洁干燥后，喷粉使表面反射均匀，然后用激光扫描器采集牙体表面图像；亦可取印模后在工作模型上采取光学印模。将获得的数字化图像输入计算机并形成三维图像，在显示器上用鼠标标出嵌体边缘，并可对其组织面、殆面、轴面的外形进行修改，从而获得"计算机蜡型"。根据临床比色结果，选择适当颜色、尺寸的瓷锭，固定在铣床上，铣床启动后按照计算机设计的嵌体尺寸自动完成精密机械加工。机械加工完成后，将嵌体从铣床上取下，切除嵌体上的固定柱，在工作模型上试戴、调殆、磨光、染色、上釉。

四、嵌体修复技术可能出现的问题及其处理

嵌体修复技术可能出现的问题包括熔模不合要求、铸造缺陷、瓷嵌体折裂等。

（一）熔模不合要求及其处理

（1）熔模组织面点线角不清晰。出现熔模组织面点线角不清晰的可能原因有：熔蜡时温度过低，蜡的流动性差，未能充满点线角，前后蜡滴不能完全熔合，或分离剂过多。

熔模组织面点线角不清晰的处理：控制好熔模的温度，涂分离剂后用气枪吹出多余的分离剂。

（2）熔模边缘不密合。出现熔模边缘不密合的可能原因有：间隙剂涂于颈缘区，蜡冷却后收缩，取出熔模时破坏边缘等。

熔模边缘不密合的处理：间隙剂要厚薄均匀且在颈缘1mm内不能涂布；制作颈缘时应掌握好熔化蜡的温度，边加蜡边施加压力，适当延长颈缘待冷却后再去除多余蜡；取下熔模时蜡要完全冷却，且按就位道相反方向轻轻取下。

（二）铸造缺陷及其处理

1.铸件变形和铸造不全及其处理

（1）铸件变形。制作熔模来控制好蜡刀温度，蜡刀过热、蜡收缩导致熔模变形；体积过大或形态不规则的铸件在合金凝固时收缩过大，引起铸件不均匀变形。防止铸件变形，应采用铸造合金配套的包埋材料；打磨时用力适当，可间断打磨，避免产热过多引起铸造机械变形。

（2）铸造不全。制作熔模时要保证各部位的厚度不小于0.3mm，或在熔模边缘等薄细部位安放排气孔，有利于熔金的充盈；采用离心法铸造时，安插铸道应尽量将熔模放在45°夹角的区域内，避免铸造不全。

包埋前应调整好熔模在铸造圈内的位置，熔模应位于铸模腔的冷区，储金池应位于铸造圈的热力中心，使得铸件部位的金属凝固收缩时可得到储金球中熔融态合金的补偿；包埋时要保证内包埋层有一定厚度，并排尽气泡，避免液体合金冲破内层包埋的型壳流入外层包埋的空隙中；熔模外层包埋要致密，包埋后铸模的铸道口需要有一定的深度和锥度，避免铸造时跑钢；包埋材料透气性应较好，必要时可制作排气道，避免熔模腔内有残余气体导致铸造不全。

烘烤焙烧时，需要根据不同包埋材料，达到一定温度并维持一定时间，以取得包埋材料的温度膨胀，补偿合金的铸造收缩。

投放铸金时要足量，熔化铸金要完全，铸造时铸模较大可提高离心机旋转的初速度、加大铸造压力、延长旋转时间，在熔化合金凝固前保持足够的铸造压力；铸造非贵金属高熔合金时，应加大铸造压力、提高焙烧及铸造温度、加助溶剂，防止氧化并提高熔金的流动性。

2.铸件收缩及其处理

制作铸造合金嵌体时，应充分利用包埋材料的凝固膨胀、吸水膨胀和温度膨胀来补偿合金的铸造收缩。可通过选用高质量的产品、用硅溶液调和、在铸造圈内壁衬垫湿石棉纸或氧化铝、氧化硅纤维板作为缓冲材料以利于取得吸水膨胀。

包埋材料与铸造合金最好能有相同的热膨胀系数，冷却时有相同的收缩率。也可利用硅胶液调拌人造石灌注，翻制膨胀模型；可以做暂时性铸造圈，待包埋材料完全凝固后去掉，形成无铸造圈的铸模，在烘烤焙烧时包埋材料可均匀自由地进行温度膨胀。

3.粘砂和表面粗糙及其处理

（1）粘砂。熔铸时掌握好温度和时机，切勿高温以防合金氧化；使用耐火度和化学纯度高的包埋材料，控制好调拌稠度；铸造圈内各铸件之间应有一定的间隔距离，以免影响热量的散发。

（2）表面粗糙。提高熔模表面光洁度；包埋前对熔模进行有效的脱脂处理；选择耐火度高、纯度高、颗粒细、质优的包埋材料，内层包埋材料调合稀稠度要适宜；铸造圈烘烤、焙烧时间和温度要达到要求。在合金块熔化崩塌达到熔铸时机的瞬间进行铸造，使熔金的温度尽可能低。研磨时不同部位选用不同形状的磨具，并根据铸件材料的性质、磨料的特性等采取适当的研磨速度和压力。

4.金属瘤和缩孔及其处理

（1）金属瘤。包埋前对熔模进行有效的脱脂处理；真空调拌包埋材料以排尽气泡；内包埋时在熔模表面均匀涂布包埋材料，并用气枪吹散气泡；铸造圈灌满后立即抽真空，去除包埋材料中的气体，防止其进入凝固状态影响抽真空效果。

（2）缩孔。体积大的铸件应设置储金球，并将其放在热中心，其体积应大于熔模体积，并在距熔模1.5~2mm处；体积小、厚薄均匀的铸件，可加大铸道直径，使其成为合金最后凝固的部位以为铸件提供收缩；将熔模置于铸造圈内靠近顶端的铸造热中心外；提高铸造压力延长铸造时间；采用真空充气加压铸造法可避免缩孔。

5.砂眼、夹砂和铸件机械性能差及其处理

（1）砂眼、夹砂。安插铸道时避免在铸模腔内产生内夹角,转角应呈钝角,因该处包埋材料易被液体合金冲破将砂粒带入合金；保证铸道口质量，防止砂粒暴露进入铸模腔；烘烤焙烧时防止外界砂粒落入铸模腔内。

从铸造底座至熔模末端都应当保持光滑连续的表面，若有缺陷则铸腔内表面会形成小的结节和瘤子，铸造时高速甩入的熔融合金会破坏这些结节，并将碎片带入铸件中。

（2）铸件机械性能差。熔金温度不能过高，时间不能过长，以免金属元素变性；缩短熔金时间，改进设备；保证坩埚清洁，选择高质量坩埚；铸造合金不能反复使用，以免影响铸件的机械性能。

（三）瓷嵌体折裂及其处理

瓷嵌体在制作过程中最常见的问题是就位困难与瓷嵌体折裂。瓷嵌体就位困难通常因代型分离剂涂布过薄或不均匀所致，可采用薄咬合纸检查，适当调磨咬合纸检查所显示的障碍处。瓷嵌体的折裂一般发生于边缘较薄或有裂痕处，制作及在代型、模型上试戴瓷嵌体时禁忌用硬物敲打以免产生裂纹。

第四节　全瓷冠修复技术

全瓷冠是用陶瓷材料制成的，随着陶瓷材料的研制开发，新陶瓷材料的不断出现，为全瓷修复提供了必需的原材料，使全瓷修复可以在临床上推广

应用。21世纪是陶瓷材料广泛应用的时代，是口腔修复技术深入发展和开发应用的时代。

一、陶瓷材料与全瓷修复技术

（一）陶瓷材料的类别与应用

科学技术的进步促使口腔修复材料快速发展，材料的发展为口腔修复临床提供了更好的原料。所以材料的研发是与临床应用密切相关的。

陶瓷（ceramics）泛指无机非金属材料经高温处理后形成的多晶聚合体。陶瓷在我国具有悠久的历史，最早的陶瓷由黏土经高温处理后变成坚硬的器皿，这是传统陶瓷。20世纪以来随着高温技术、化学合成技术、粉体制备工艺、成型工艺、显微结构分析等技术的进步，使陶瓷发展到先进陶瓷阶段。从陶瓷原料、显微结构中体现的晶粒、晶界、气孔、缺陷等尺度指标大都处于微米级水平。

20世纪90年代初期，开始由微米先进陶瓷向纳米陶瓷发展。纳米科学技术（Nano-ST）是20世纪80年代末期诞生，并迅速崛起的新科技，其基本含义是在纳米尺寸范围（$10^{-9} \sim 10^{-7}$ m）内认识和改造自然。对陶瓷来说就是制作陶瓷的原料是纳米量级的粒度，陶瓷的显微结构中所体现的晶粒、晶界、气孔、缺陷等均处于纳米级的尺度水平。

纳米陶瓷的出现必将引起陶瓷工艺、陶瓷科学、材料性能及其使用效能多方面的变革性发展。纳米技术，开辟了人类认识世界的新层次，是个非宏观、非微观的研究新领域，标志着人类科学技术进入了一个崭新的时代。

我国于20世纪80年代开始研究纳米材料，由于国家的大力支持和重视，现已有各种纳米材料，并有纳米陶瓷。由于纳米技术的出现，可使陶瓷的脆性得到根本的克服，这尚待深入的研究和探索。

1.陶瓷材料的类别

金瓷修复体从20世纪90年代应用至今，已成为广大患者乐于选用的一种修复体。临床上可以制作各种类型的修复体，如全冠、固定桥以及复杂、多单位固定桥.制作技术和工艺较成熟，并有许多创新，国内、外广泛应用。

由于金瓷修复体的基底层是金属，光线不能在基底层传导，影响了修复体的透光性，修复体缺乏天然牙的活力和层次感。同时，金属基底层中的金属离子渗入瓷层内，使修复体的颜色发生改变，而且有些患者对金属有过敏反应。因此，促进了全瓷系统的研制开发及应用。当前，人们采用多种方法改善牙科陶瓷材料的脆性，提高陶瓷材料的强度和韧性，使全瓷修复体逐渐应用于临床。陶瓷材料根据制作修复体的技术方法可以分为以下类型：

（1）铸造陶瓷。铸造陶瓷又称铸造玻璃陶瓷。玻璃是一种非晶态无定形物质，高温熔化后具有流动性，可浇注成任意形状的铸件，再将其放入特定温度下进行热处理，可使其部分或整体地转变成结晶状态的物质，此时成为玻璃陶瓷。玻璃陶瓷中的晶粒尺寸很小，一般为 $0.1{\sim}10\mu m$，所以称为微晶玻璃。玻璃热处理后，由于结构的变化，材料的性能也发生了较大的改变，如强度硬度提高，并具有良好的化学稳定性。这种陶瓷制成修复体的方法是采用失蜡铸造技术完成的。

铸造玻璃陶瓷的熔融温度高（1350~1450℃），需要特殊的热源和坩埚等设备以及制作修复体的专门技术。铸造后制成的陶瓷铸件还应晶化热处理。晶化程序对铸件的理化性能和晶核生长有密切关系，必须按照一定的晶化程序热处理，约在650℃成核，在1075℃下控制晶体生长，使铸件形成理想的晶体以及晶体的结构和含量，才能提高铸件的强度和稳定的化学性能。

铸造陶瓷或玻璃陶瓷是由玻璃经过热处理过程制成的多晶固体，其中有结晶相也有玻璃相。热处理过程是产生微晶玻璃的关键阶段，必须仔细认真地予以控制，以保证形成所期望的晶体类型和含量，作为口腔修复材料的铸造陶瓷晶体，要求细小和数量多，以保证材料的良好性能。玻璃的析晶要先有核心，有了核心，才能在晶核周围长出晶体，因此，玻璃基质中加有成核剂（二氧化锆—ZrO_2、二氧化钛—TiO_2、LiO_2—超氧化物）。除了在玻璃基质中加入核化剂外，晶核的形成和晶体长大与玻璃的黏度密切相关，玻璃的析晶主要取决于玻璃黏度与成核速度和晶体生长速度三者间的关系。只有当玻璃在适宜的温度和黏度条件下才会有晶体析出。一般玻璃陶瓷的结晶相的晶粒尺寸很小，为 $0.1{\sim}10\mu m$，结晶相在整个体积中应占有50%以上。

铸造陶瓷材料因其组成结构色泽与天然牙极为近似，其导热率、透明性、折射率、硬度与人的天然牙接近。铸造陶瓷材料制作的修复体色泽近似天然牙，具有牙釉质的半透明性，并具有良好的强度，可承受一般的咀嚼压力。铸造陶瓷具有以下性能：

第一，铸造陶瓷的化学性能。铸造陶瓷材料在各种pH不同的介质中，不发生任何腐蚀现象。铸造陶瓷的耐酸性（mg/cm^2）为0.442，耐水性（mg/cm^2）为0.333，铸造陶瓷具有稳定的化学性能。

第二，铸造陶瓷的生物性能。经急性毒性试验、细胞毒性试验、皮肤刺激试验、溶血试验、致突变致畸试验，其结果均符合口腔材料生物学要求。硅氟云母铸造陶瓷和磷灰石铸造陶瓷两种材料，均为无毒、无刺激性、生物安全性良好的修复材料。

第三，铸造陶瓷的美学性能。由于铸造陶瓷材料具有与牙釉质相似的半透明性，该陶瓷修复体的色泽与天然牙相近，显得自然美观。铸造陶瓷材料的微结构主要由析出的晶体和残余的玻璃相组成，当光线进入其中后，析出的晶体使光线散射，产生深部的乳白色半透明性。而且在铸造陶瓷材料中加入荧光剂，使之更接近天然牙色。与金瓷修复体相比，因无不透明的金属体，消除了不自然的色调和修复体龈缘灰线，色泽更加自然。

铸造陶瓷材料的强度、硬度已达到临床要求，陶瓷熔融后有一定的流动性，可用失蜡铸造技术制作修复体。热传导率低，对牙髓无刺激作用。但陶瓷具有脆性，是其缺点，尚应设法解决。

（2）热压陶瓷。热压陶瓷材料是一种白榴石增强的玻璃陶瓷。因这种陶瓷是将预制的瓷块放在高温下加压铸造而成修复体，所以又称为热压铸造陶瓷，并具有与之配套的热压Empress Ep500热压炉。

热压陶瓷的组成：其组成为长石瓷和白榴石，为了使材料具有较高的强度，白榴石含量达41.3%。

IPS Empress陶瓷材料的三点弯曲试验，弯曲强度120~130 MPa，断裂韧性为1.3 MPa·m$^{1/2}$，只能制作嵌体、贴面及单冠。后经数年的研究，从组成配方上加以改进，研究目的是提高热压陶瓷的强度和韧性，克服其脆性。

IPS Empress2陶瓷材料的组成由二硅酸钾和磷酸锂组成，上述两种晶体形成相互交错的三维网络式结构。IPS Empress2新型陶瓷材料中的晶体含量超过体积的60%，但不影响陶瓷的透光性，改进了玻璃陶瓷的物理性能和化学性能，其三点弯曲强度为300~350 MPa，断裂韧性为3.1~3.2 MPa·m$^{1/2}$。由于陶瓷材料具有较高的强度和韧性，热压铸造陶瓷不仅可以制作嵌体、贴面、单冠，还可以制作三单位前牙全瓷固定桥。

（3）渗透陶瓷。熔融的玻璃通过毛细管作用渗入到多孔氧化铝的网状孔隙中，形成氧化铝与玻璃相连续交织的复合材料，故称为渗透陶瓷。由于玻璃渗入氧化铝材料中，封闭了氧化铝的孔隙，有效地限制了裂纹的扩展，提高了陶瓷材料的弯曲强度。渗透陶瓷的弯曲强度可达320~600 MPa，较一般牙科陶瓷材料高3~4倍。

渗透陶瓷由氧化铝与玻璃料两大部分组成。氧化铝最早采用的是 $\alpha-Al_2O_3$（氧化铝），烧结温度低于1600℃。之后年推出In-Ceram Spinell陶瓷材料，以尖晶石代替氧化铝。牙科用的尖晶石是由氧化镁与氧化铝混合后烧结而成，材料具有较高的透明度，但其强度低于氧化铝。当前，研制出新型In-Ceram Zirconia陶瓷材料，用经过氧化钇（Y_2O_3）稳定处理的氧化锆代替部分氧化铝（33%~35%），其强度较高。玻璃材料用于氧化铝渗透的玻璃是特殊的玻璃。这种玻璃料由氧化硅、氧化镁、氧化钛、氧化镧、氧化锆、氧化钙、硼酸等组成，并加有金属氧化物着色剂，使玻璃渗透后的核底层能满足临床修复体颜色的要求。

（4）切削陶瓷。随着科学技术的迅速发展，计算机技术也得到快速发展。计算机辅助设计和计算机辅助制作（CAD/CAM）技术最早是用于工业自动化的高科技技术，后经牙科医师和科技人员的长期研究，牙科CAD/CAM系统得到发展，并形成商品，应用于临床。CAD/CAM系统逐渐受到世界各国科学界的重视，不断开发出新的系统等。

CAD/CAM系统的研制成功，有了制作修复体的高精技术，必须还要有与之配套的材料，才能加工制作成修复体，因此切削机加工材料的研究是十分重要的。现在CAD/CAM系统加工的材料有金属、陶瓷，陶瓷材料应用得最多，因其结构色泽与天然牙相似，深受广大患者的喜爱。

2.陶瓷材料的应用

随着陶瓷材料的推出，牙科修复医师逐渐用陶瓷来制作全瓷嵌体。刚开始，人们采用强度较低的长石瓷在临床上制作全瓷冠，但因瓷具有脆性，强度低，应用中出现瓷裂的问题。后来发明了瓷熔附金属技术，以金属作基底层在其上熔瓷，这种修复体兼有金属的强度和瓷的美学效果，即所谓的金瓷修复体。金瓷修复体用的瓷粉主要为长石瓷，金属最早用黄金，因黄金为贵金属，价格昂贵，不利于金瓷冠的普及应用，后来改为贱金属，即当前常用的镍铬合金。由于镍铬合金在口腔临床应用中有时出现过敏现象，给患者带来不良影响，现在金瓷修复的金属多用银钯合金、钛合金及金银合金等做底层冠，然后再塑瓷。

陶瓷材料由于瓷的结构与人的牙釉质相近似，具有良好的生物相容性，耐腐蚀性和耐磨性；瓷的颜色与天然牙相似，自然美观；全瓷修复体的颈缘不刺激龈缘组织，无金瓷修复体颈缘灰线等优点。全瓷修复体经久耐用，深受广大医务人员和患者的喜爱。牙科陶瓷材料的研制和全瓷修复体的应用得到迅速发展。

（二）全瓷修复的主要技术

（1）粉浆涂塑技术。粉浆涂塑技术是根据临床上的比色结果，将白榴石晶体粉与长石瓷粉末混合在一起，用蒸馏水调拌成粉浆，或是将选定的瓷粉用蒸馏水调拌成粉浆，涂塑在特种耐火代型材料上，经烧结制成全瓷冠。由于全瓷冠具有长石瓷的色泽和透光性，一次成型就完成全瓷冠，也可先形成铝瓷核，再塑饰面瓷形成全冠。

（2）铸造技术。这种技术是采用失蜡法铸造成修复体，其为铸造陶瓷修复体的制作提供了先进的全套设备及材料。国内采用各自研制的铸造陶瓷材料，开展了陶瓷铸造修复技术的研究，并应用于临床。

（3）热压铸陶瓷技术。热压铸陶瓷技术最早由瑞士苏黎世大学修复材料系研制成功。热压铸陶瓷技术制作方法与铸造基本相似，通过失蜡铸造成铸件，可一次完成瓷修复体，也可先完成基底层再上饰瓷，以满足颜色的要求。

（4）In-Ceram技术。这是一种高强度全瓷修复技术。其主要方法是将高纯度细颗粒的 A12O3 粉末用专用液制成粉浆，涂塑在 In-Ceram 专用石膏耐火代型上，通过石膏毛细管作用吸收水分，然后烧结，形成多孔 Al_2O_3 骨架，再用玻璃渗入，提高强度，制作成修复体基底层，再饰面瓷。

（5）CAM加工技术。西门子公司率先将牙科 CAD/CAM 商品化，生产出 Cerec I 型牙科 CAD/CAM 系统，仅能制作嵌体、贴面、3/4 冠；之后又推出 Cerec II 型 CAD/CAM 系统，直至开发出全冠软件，不仅可制作前、后牙全瓷冠，还可制作瓷底层冠，使全瓷冠的𬌗面形态完整。它是通过光学摄像系统来采集印模，在计算机上进行修复体设计，并将图形文件进行数字化处理传入计算机辅助制作系统，进行修复体加工。计算机辅助设计/辅助制作（CAD/CAM）系统研制成功，为牙科全瓷修复技术提供了一个新的途径以及制作修复体的高新技术。

二、全瓷冠修复的适应证与非适应证

牙体缺损的全冠修复体的选择取决于制作修复体所用材料组成、结构、性能、价格，患者口腔牙体解剖形态、牙体缺损情况、病变程度和类型，口内抬关系的情况，牙齿𬌗面磨损程度，牙体、牙根健康状况，患者的主观要求以及患者的经济条件等。因此，各种不同全冠修复体，各具有相应的适应证和非适应证。

（一）全瓷冠修复的适应证

全瓷冠修复的适应证具体如下：

（1）前牙龋坏经治疗后已无症状者。

（2）前牙切缘缺损，切角缺损，邻面缺损者。

（3）前牙为四环素牙、氟斑牙、牙釉质发育异常者。

（4）因外伤折断的前牙，可经根管治疗后，做桩核后进行全瓷冠修复。

（5）先天畸形牙，如锥形侧切牙。

（6）前牙牙髓失活，牙冠变色影响美观者。

（7）后牙牙冠大面积缺损或龋坏，已经口内治疗及充填者，为了保护牙冠，并恢复咬合功能者。

（8）对金属修复体过敏者。

（9）要求做全瓷固定桥的固位体者。

（10）要求修复体的色泽与天然牙相近似者。

（11）患者的前牙和后牙的咬合关系应基本正常，以保证全瓷冠舌侧和𬌗面具有一定厚度，保持全瓷冠能长期使用的效果。

（12）全瓷冠修复体的基牙，牙根尖周组织应是健康的，牙槽骨的高度应为根长的2/3以上者。

（13）缺损或龋坏清除后，余留的牙冠牙体组织必须有一定的量，牙釉质应有牙本质组织的支持，以增强全瓷冠的固位和对正常咀嚼力的承担能力。

（二）全瓷冠修复的非适应证

全瓷冠修复的非适应证具体如下：

（1）牙冠过短、过小，牙冠缺损过多，全瓷冠无法获得足够的固位力和支持力者。

（2）乳牙、青少年未发育完成的牙，牙髓腔大，髓角高，不宜做全瓷冠修复。

（3）深覆𬌗和咬合紧的患者，特别是前牙为内倾性的深覆𬌗患者，上下前牙的接触面已严重磨损，制备不出上前牙全瓷冠舌侧间隙，或下前牙唇侧间隙者。

（4）拟做全瓷冠修复的基牙牙周组织有病变或基牙牙槽骨吸收多者。

（5）患有神经、心理、生理疾病者，不能配合医师进行正常治疗者。

（6）下前牙的近远中制备不出颈缘形态（肩台或凹面型）者。

（7）牙冠𬌗面严重磨损，牙颈部缩窄者。

三、全瓷冠修复体的设计及制作

当前，口腔修复常用的全瓷冠有铸造全瓷冠、热压铸全瓷冠及渗透全瓷冠，现将其设计及修复体制作方法阐述如下：

（一）铸造全瓷冠修复体的设计与制作

铸造全瓷冠是采用铸造陶瓷材料制作的。制作修复体前，医师和技术人员必须了解所用修复材料的基本性能和操作技术及制作工艺，才能制作出理想的修复体，全瓷冠牙齿如图3-2所示❶。

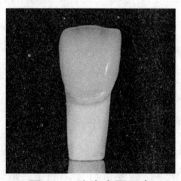

图 3-2　陶瓷全冠牙齿

❶ 图片引自：图虫网，https://stock.tuchong.com/image?imageId=259770385326932186&source=360tusou.

制作修复体时，医师和制作技术人员需要掌握该材料的特性及优缺点。铸造陶瓷化学性能稳定，生物相容性和安全性好，不刺激口腔软硬组织；热传导率低，不至于因传热而刺激牙髓组织；其力学性能较牙釉质高，耐磨损；色泽与天然牙色相近似；易于铸造成形；修复体适合性和精度好；而且上釉后，修复体外表面光洁，不容易附着食物残屑，所以不易形成菌斑。但陶瓷材料具有脆性，当前，许多学者进行提高陶瓷材料强度和韧性的研究，虽有一定改进，尚未从根本上解决问题。铸造陶瓷全瓷冠是通过失蜡铸造法制作而成的，铸造后再经过晶化处理成为陶瓷，因此，在铸造和晶化时，应注意温度控制和工艺，以免产生缺陷，影响修复体的质量。

1.铸造全瓷冠修复体的设计

铸造陶瓷材料存在一定的脆性，修复体的设计与金属修复体显然不同。铸造陶瓷全冠的设计包括制备体和修复体形态的设计。其设计应遵循一定的原则，具体如下：

（1）修复体不应有尖角锐边，防止修复体在试戴或粘结时这些区域被折断。

（2）修复体必须具有适当的厚度，以提高强度，增加抗力。一般厚度约为1.5~2.0mm，至少1.0mm，才能承受口腔咀嚼时产生的压力，修复体在行使功能时才不致发生折裂。

（3）瓷修复体的咬合面形态应圆钝，无尖锐的颊尖，舌（腭）尖，以防止行使功能时瓷折断。

（4）全瓷冠制备体的殆面与轴壁交界处应磨圆钝，以免产生应力集中，造成瓷修复体折裂。

（5）全瓷冠的牙制备体轴线角不能呈90°直角，以免当瓷修复体粘结后，在功能时产生应力集中，造成瓷修复体失败。

（6）制备体的颈部边缘不应做成羽毛状或刀刃状，因瓷有脆性，薄边易断，故颈缘应有0.8~1.0mm厚度。

2.铸造全瓷冠修复体的制作

制作铸造全瓷冠修复体，需要进行牙体制备，取印模灌制超硬石膏模型，在模型上制作熔模，经焙烧铸造完成修复体，其详细步骤如下：

（1）牙体制备。铸造全瓷冠牙体制备采用切割器械、钻头、金刚砂车针等，将牙冠各部分磨除一层，或将暴露于口腔的桩核修整成制备体。制备后的牙体或核应具有固位形及抗力形。

前牙切缘或后牙殆面磨除约1.5~2.0mm，牙冠轴壁磨除1.0~1.5mm，邻面则根据牙齿的形态而定，约在1.0~1.5mm，牙冠的颈部制备成宽0.5~1.0mm的肩台型（shoulder），肩台与轴壁的交角应为圆角，也可制备成120°角或135°角的凹面型（chamfer），轴壁向切（殆）方聚合8°~10°角，现有学者提出切龈向聚合度可至20°角，以利修复体的完全就位，同时提高修复体的精度和适合性，避免就位时阻力大，对瓷修复体产生应力。聚合度大的修复体可采用粘结力强的粘结剂粘结，也可获得良好的固位。如果制作桩核的全瓷冠，按常规完成桩核制作，并粘结于根管内，核的形态必须按照铸造全瓷冠牙体制备的要求进行制备，唇（颊）、舌（腭）、殆面、邻面各部分留出容纳全瓷冠厚度的间隙。

（2）取印模、灌模。取印模、灌模要求印模必须精确，制备体及其颈缘清晰完整，基牙制备体的前、后应有邻牙2~3个，并有对颌印模。取模前用硫酸锌或肾上腺缩颈线放置于制备体颈缘处，以退缩牙龈。用硅橡胶印模材料或琼脂双层印模材料取模，将印模灌注成超硬石膏模型，制作成可摘代型，用烤软的嵌体蜡，立即在患者口内制备体上咬蜡殆备用。

（3）熔模制作及包埋。具体如下：

第一，熔模制作。将模型上的代型适当修整后，涂以石蜡液或在水中浸泡，以便熔模与代型容易分离。将蜡殆放在代型上，使其殆面与代型殆面完全密合，按照邻接关系及咬合关系完成熔模。并适当恢复熔模的唇（颊）、舌面外形，使之与邻牙协调。修整熔模的龈缘使之与制备体贴合。熔模完成后，检查其表面是否完整、光滑，组织面是否清晰、完整，达到满意后，在蜡冠的殆轴线角处插入内铸道，使铸道与蜡冠长轴呈45°角，内铸道再与外铸道相连。为了使铸造能达到高成功率，Plat铸造陶瓷经多次实验建议设计直径2.5mm的内铸道，其长度为3mm，外铸道设计直径10mm，长20~25mm。

第二，熔模包埋。采用2次包埋法，内层采用铸造陶瓷特制专用内包埋料（磷酸盐系），外层用石膏系包埋料。为了节约内包埋料，用基底蜡片做成直径20mm，高40mm的圆筒，放置于插有熔模的铸道座上，并将基底蜡固定，以防止包埋时蜡筒移位。包埋时，先取20g包埋料，以硅胶体调拌（液/

粉 =0.19），调均匀之后，在振荡器上完成内包埋。2小时后用水调拌石膏系（石膏25%，石英75%）外包埋料，进行外包埋。其铸造圈直径为60mm，高约70mm。包埋完成后5h再进行焙烧。

（4）焙烧、铸造。焙烧将铸造圈放入电脑控制炉内焙烧，以10℃/分钟的升温速度，从室温升至250℃，保温30分钟，再从250℃升至700℃，保温30分钟然后进行铸造。

铸造采用Dicor专用铸造机或国产高频离心机铸造。全瓷冠铸造时，每个铸造圈内只有一个全冠时，可加铸造陶瓷材料约5g即可，否则可再多加陶瓷料，铸造陶瓷料在坩埚内熔化3~4分钟后，可见坩埚底，说明陶瓷已全部熔化，此时即可铸造，铸造完成后，立即将铸造圈放入700℃电炉内保温30分钟，然后断电，自然冷却至室温。

（5）晶化热处理。铸造后首先脱模，去除外包埋料，然后用50μm的Al_2O_3在笔式喷砂机上喷砂，清除冠内外包埋料，喷砂压力2.5kg/cm²，距铸件1mm处切断铸道。

将全瓷冠用Al_2O_3粉包埋，或用内包埋料包埋，然后放入电脑控温炉中进行处理。其程序为以10℃/分钟的升温速度，从室温升至750℃，保温30分钟，继续以10℃/分钟的速度升至940℃，保温1小时，断电，使之逐渐降温。晶化处理后，将冠进行初磨，超声蒸馏水清洗。

晶化热处理的目的是使铸造的铸件由非结晶体转化为半透明状的结晶体，变成磷灰石或云母晶体。结晶后使铸件的强度、硬度增加，并使之具有化学稳定性。晶化热处理后，晶相结构均匀，无孔，晶粒大小接近，晶体随意交锁，约占体积的50%，这时，力学性能好，弯曲强度达150~300 MPa，拉伸强度200~290 MPa。

（6）上釉、着色。为了使全瓷冠具有美观的效果，可根据比色结果进行着色，上釉。

（7）试戴、粘结：①试戴。铸造全瓷冠完成后先在代型上试戴修整、调𬌗，然后再戴入患者口内试戴调𬌗，修整，达到要求。②粘结。陶瓷全冠多选用树脂类粘结剂，其固化类型以化学固化剂为佳，也可选用双重固化粘结剂，即化学及光固化两者兼具备之。粘结方法按常规消毒制备体及瓷修复体，除湿，再进行粘结。粘结时注意修复体应正确就位，用指压就位，不可用猛力或重击就位，以免使全瓷修复体受重力产生裂纹或断裂。去净冠边缘多余粘结剂。

（8）修复体的适合性。修复体的适合性是衡量固定修复体临床效果、修复质量最重要的指标之一；反映了修复体就位的完全程度和边缘密合度。适合性包括铸造精度，修复体与制备体之间的粘结剂厚度。修复体的精度和适合性受多种因素的影响，如修复体的设计、制备体形态、制作的各步骤等，而且适合性对修复体的强度和固位力有明显的影响，因此，要求修复的医师和技术员必须努力学习掌握各种修复材料的基础知识和性能，并掌握各类修复材料制作修复体的精湛的操作技能及工艺，还要做到认真负责，一丝不苟。铸造全瓷冠可用国产陶瓷材料及国产设备制作修复体，不需要进口特殊设备，较易推广。修复体的适合性、美观性好，但还存在一定的脆性，还需改进。

（二）渗透全瓷冠修复体的设计与制作

渗透全瓷冠的制作原理，是在复制的专用石膏代型上用 Al_2O_3（或尖晶石）粉浆（slip）涂塑形成底层冠，经烧结后形成一多孔铝瓷底冠，再经涂布玻璃料烧结，此时玻璃料熔化渗入 Al_2O_3 微粒间的孔隙中，形成高强度的铝瓷底冠，或称核冠，再常规堆塑饰瓷，形成全瓷冠的解剖形态。渗透全瓷冠具有四方面优势：①强度高，弯曲强度可达450~600 MPa；②烧结收缩小，约为0.21%~0.24%，全瓷冠具有良好的边缘适合性；③冠的底层无金属，全瓷冠透光性能好，色泽自然逼真；④渗透全瓷冠具有良好的耐磨性。

1.渗透全瓷冠修复体的设计

渗透全瓷冠由底层冠与饰面瓷组合而成，为了制作出强度高、美观性能良好的全瓷冠，对全瓷冠的设计应加以认真考虑。

（1）渗透陶瓷底层冠的厚度要求：拾面及切缘厚度在0.7mm以上，冠轴面厚度为0.5mm，以保证底层的强度。

（2）饰面瓷厚度应为1.0~1.2mm，使全瓷冠能呈现出临床上要求的理想色泽及透明度。

（3）全瓷冠制备体的颈缘，制备成深凹面型，防止颈缘区在涂塑底层冠时形成缺陷。

（4）全瓷冠制备体的轴面线角应圆钝，防止产生应力集中。

2.渗透全瓷冠修复体的制作

（1）牙体制备。具体如下：

第一，切缘（𬌗面）制备出2.0mm间隙。

第二，唇面、邻面制备出1.2~1.5mm间隙，舌侧饰瓷时须制备出1.5mm间隙，若不饰瓷制备出0.8mm间隙。

第三，颈缘制备成圆钝角肩台型或120°角凹面型。

第四，制备体表面应光滑，线角圆钝、无倒凹。

（2）瓷冠制作。具体如下：

第一，常规取模翻制主模，修整模型上的气泡及倒凹，在模型的制备体上涂隙料，厚约45μm，颈部不涂隙料，否则冠与制备体颈缘不密合。然后用硅橡胶复制制备体专用代型，修整颈缘线，代型材料应能耐高温。

第二，将氧化铝粉与专用液调拌成均质粉浆，用毛笔将其涂于代型上，经毛细管作用，代型很快吸收粉浆中的液体，使氧化铝颗粒聚合形成底层冠的雏形，若外形不理想可用刀修整。

第三，烧结。底冠雏形与代型一起烧结。从室温经6小时升温至120℃，再经2小时后升至1120℃，保温2小时，冷却后取下铝瓷底冠雏形，调整外形，使唇（颊）、舌（腭）厚度至0.5mm，咬合面厚度0.7mm。

第四，玻璃料渗透：在铝瓷底冠外表面涂一层玻璃料糊剂（玻璃料粉与蒸馏水调拌）。涂塑完成后，将底冠放置于0.1mm厚的铂箔片上进行烧结，先在600℃预热数分钟，放入炉内30分钟后升温至1100℃，保持4小时。烧结后经喷砂去除表面多余玻璃，然后在代型上修整试戴。

第五，饰面瓷。根据比色后选好的饰瓷进行塑瓷，先涂塑牙本质瓷，形成冠的最后形态，切缘处应稍长，超过切缘1mm，以备烧结时收缩的补偿。烧结温度为960℃，最后塑釉质。涂塑方法是从颈部向切端延伸，并完全恢复接触点，烧结温度为940℃。

第六，粘结。粘结前，将渗透全瓷冠组织面进行喷砂处理，采用树脂粘结剂粘结，完成修复。

（三）热压铸全瓷冠修复体的优点与制作

热压铸全瓷冠是采用失蜡法经热压铸造成形的，然后再经染色技术完成修复体。当前口腔修复应用的是IPS Empress陶瓷材料及与之配套的Empress Ep500热压炉。

1.热压铸全瓷冠的优点

（1）热压铸陶瓷内含成核剂，在压铸及焙烧过程中，即可完成微晶化处理，不需要铸造完成后再进行晶化热处理，比制作铸造陶瓷全冠节约操作时间。

（2）热压铸全瓷冠无金属底层或不透明的陶瓷底层，因此，美观性能良好。

（3）适合性好，通过包埋料的热膨胀补偿陶瓷的收缩。

（4）热压铸陶瓷的耐磨性与牙釉质相近，不致将天然牙釉质磨损。

2.热压铸全瓷冠的制作

（1）牙体制备：①前牙制备。切缘制备出2.0mm间隙，唇侧和舌侧制备出1.5mm间隙，颈部制备成135°角凹面型，宽1.0mm。②后牙制备。𬌗面牙尖处制备出2mm间隙，中央凹制备出1.5mm间隙，颊（腭）侧均制备出1.5mm间隙，颈部制备成135°角凹面型。

（2）修复体的制作方法。热压铸陶瓷修复体的制作工艺，首先是将修复体的熔模完成；其次，将熔模放置在一个特殊设计的圆柱形炉模上，用磷酸盐包埋料包埋，当模型加热到850℃时，打开上盖放入比色后的瓷块，并盖上氧化铝推进棒，按自控按钮，炉内即按给定程序自动加热到1150℃，并维持20分钟，陶瓷材料在0.3~0.5 MPa压力下注入型腔，压铸成型，完成全瓷修复体。

为了获得满意的热压铸全瓷修复体理想的颜色，有两种方法：①采用与铸造材料成分相似的表面釉瓷进行着色处理，获得满意的色泽，釉质厚度约为50~60μm；②表面上饰瓷，方法是在制作好完整的熔模后，将熔模表面去除一层（相当于透明牙釉质层）约0.3mm，仅保留牙本质部分进行包埋，常规热压成底冠，然后在底冠的表面进行饰瓷。热压铸技术不仅可使全瓷修复体成形，而且可提高瓷的致密度和白榴石晶体的含量，从而增进瓷的强度。

（3）粘结。粘结前用4.5%氢氟酸酸蚀瓷冠内面（组织面）2分钟，冲洗去酸，干燥，然后在瓷冠内面涂一层硅偶联剂，制备体表面进行干燥。当牙本质暴露时，采用牙本质粘结剂粘结，如果为金属核，可以在核表面涂一层遮色剂，再进行粘结。一般主张采用复合树脂粘结剂，粘结后用探针或牙线去除冠边缘残余粘结剂，抛光。

四、全瓷冠修复体的应力分析

(一)前牙全瓷冠修复体的应力分析

牙齿是直接行使咀嚼功能的器官,并与发音、语言、表情以及保持面部正常形态均有密切关系。前牙的功能主要是将食物进行切割、撕裂,后牙是捣碎和磨细,因此,前牙的形态与后牙是完全不同的。在前牙行使功能时,下颌前伸使上、下前牙切缘相接触将食物切断或撕断。正常人的正中𬌗位是下前牙切缘咬合在上前牙的舌侧切1/3与中1/3交界处,并与上中切长轴成一定角度,上前牙承受的力是非轴向力(非垂直向力),这是在分析全瓷冠应力时应注意的问题,这也是前牙全瓷冠的特点。现将上中切牙全瓷冠受载后的应力情况叙述如下:

将全瓷冠切端瓷长度设计为1.5mm和2.0mm,轴壁厚度为1.5mm,颈缘厚度为1.0mm,制备体颈缘形态设计为90°角肩台型(内线角圆钝)及120°角凹面型,切龈向聚合度为5°~8°角,制备体轴线角圆钝,无尖锐角嵴,表面光滑,加载部位为上前牙舌侧切1/3与中1/3交界处,加载方向为与上颌切牙的牙长轴相交呈45°角,载荷量为100N。研究当全瓷冠受载后全瓷冠不同切端瓷长度,制备体不同颈缘形态产生的位移和应力分布规律,试图从改进修复体的设计来提高全瓷冠修复体的强度、质量和修复效果。

1.前牙全瓷冠受载后产生的位移

全瓷冠在受载后的位移主要发生在全冠的表面,制备体的位移是极小的。位移较大的区域依次为邻面轴壁的切1/3、切嵴两侧、唇面切1/3、舌面切1/3。从全瓷冠的唇舌向、切龈向、近远中向的位移峰值($\times 10^{-3}$mm)分析,切龈向产生的位移最明显,其位移值为6.341×10^{-3}mm,唇舌向为1.213×10^{-3}mm,近远中向位移峰值极小,这是由于上前牙全瓷冠受载区在舌侧的切1/3与中1/3交界处,并产生全冠邻面轴壁切1/3最大的位移。而唇舌向和近远中向位移时,受制备体的限制,所以位移量极小。

(1)不同颈缘形态全瓷冠的位移。肩台型的全瓷冠位移峰值(1.206×10^{-3}mm)略小于凹面型(1.213×10^{-3}mm),两者之间无明显差,具体见表3–1[1]。

---

[1] 本节图均引自赵云凤.口腔修复技术学[M].上海:上海世界图书出版公司,2013.

表 3-1 上中切牙全瓷冠受载的位移峰值（ $\times 10^{-3}$ mm）

类型	唇舌向	切龈向
凹面型切端瓷 1.5mm	1.213	6.377
凹面型切端瓷 2.0mm	1.212	6.376
肩台型切端瓷 1.5mm	1.206	6.342
肩台型切端瓷 2.0mm	1.206	6.341

注：近远中向位移值极小，未列出。

（2）不同切端瓷长度全瓷冠的位移。当颈缘形态相同，切端瓷由 1.5mm 增加至 2.0mm 时，全瓷冠产生的位移无改变，如设计为凹面型，切端瓷长 1.5mm 时，切龈向的位移为 6.377×10^{-3} mm，当切端瓷增至 2.00mm 时，切龈向的位移为 6.376×10^{-3} mm。所以，全瓷冠切端瓷的长度与冠的位移无明显关系。这是上下牙在正中𬌗位时的结果。

2. 前牙全瓷冠应力的传递、种类与分析

（1）应力传递。当全瓷冠受到外力后，由于外力作用于冠的表面，实验结果显示力由外表面向内部传递，因而全瓷冠的表面应力＞冠内部应力＞制备体应力。

（2）应力种类。全瓷冠受载后产生压应力、张应力和剪切应力，具体见表 3-2~表 3-4。压应力、张应力明显大于剪切应力，而张应力（近远中向）又大于压应力。

表 3-2 上中切牙全瓷冠受载的压应力峰值（MPa）

类型	唇舌向	切龈向	近远中向
凹面型	26.43	13.09	25.94
肩台型	26.34	13.04	25.86

表 3-3 上中切牙全瓷冠受载的张应力峰值（MPa）

类型	唇舌向	近远中向
凹面型	17.38	27.43
肩台型	17.25	27.35

注：切龈向张应力极小，未列出。

表 3-4　上中切牙全瓷冠受载的剪切应力峰值（MPa）

类型	唇舌向	切龈向	近远中向
凹面型	9.284	9.366	9.757
肩台型	9.020	9.345	9.748

从两种不同颈缘形态的应力值分析，全瓷冠唇舌向、切龈向、近远中向的压应力、张应力和剪切应力差异极小，显示肩台型应力值略小于凹面型。这可能是肩台的角度小于凹面型产生的结果。这一结果尚不能完全说明肩台型优于凹面型。在口腔修复临床上因牙体颈缘的解剖形态所限，要制备出肩台有时有一定困难，所以多制备成凹面型。

（3）前牙全瓷冠的应力分析。上中切牙全瓷冠舌侧切1/3与中1/3交界处加载时，不同颈缘形态和不同切端瓷长度的应力分布规律基本相似。全瓷冠舌侧受载区有明显的应力集中，全瓷冠的近中、远中唇侧切1/3与中1/3交界处有应力集中，主要为压应力，近中唇侧压应力值为26.43 MPa，远中唇侧压应力值略小，为25.94 MPa。全瓷冠的舌侧颈缘有明显的压应力集中、唇侧颈缘有张应力和剪切应力集中，在近中邻面接近唇侧颈缘区张应力值高达27.43 MPa。

对全瓷冠破坏的应力主要是张应力和剪切应力，从上述全瓷冠的应力分析，全瓷冠的唇侧和邻面的颈部有张应力集中，舌侧受载区有张应力集中，这种力是全瓷冠破坏的主要因素。在口腔修复临床上常见全瓷冠的唇侧颈缘和舌侧出现瓷折裂，或瓷剥脱，这种现象是应力集中造成的。今后应从陶瓷材料的组成结构性能和全瓷冠的修复设计上加以改进，克服其缺点和存在的问题。

根据上述前牙全瓷冠受载的应力分析，建议在口腔修复临床上设计和制作全瓷冠时，尽可能避免应力集中，在牙体制备时，应磨除适当的牙体组织，为全瓷提供一定的厚度；设计肩台型（内线角圆钝）颈缘形态，颈缘宽0.5~1.0mm；全瓷冠完成后，冠的表面应高度抛光，去除微裂纹，以提高其抗折能力；并建立正中𬌗及非正中𬌗的咬合平衡。

（二）后牙全瓷冠修复体的应力分析

后牙在人们日常生活中发挥着重要的咀嚼功能，其功能大于前牙承受的咀嚼压力，后牙的咬合力约为392~785N。关于口腔生物力学的研究，其研究方法和手段甚多，但总的来说有实验应力分析法，如电测法、光测力学应力法（光弹性应力分析、激光散斑干涉）和理论应力分析法（有限方法）。由于口腔组织结构的非均质性，几何形态的不规则性，所受殆力的复杂性，实验应力自身的局限性，采用实验应力分析法很难完全解决这些复杂的问题，而使用与计算机技术密切结合的有限元法分析口腔组织结构的应力，则是有效的方法。运用有限元法对正常牙及修复牙的应力进行分析，至今有限元法已渗透到口腔医学的各个领域。

采用三维有限元法对下颌第一磨牙全瓷冠的应力进行研究分析，将后牙全瓷冠殆面厚度设计为1.0mm，1.5mm和2.0mm；轴壁厚度为1.5mm；颈缘厚度1.0mm；制备体的颈缘形态设计为90°角肩台型（内线角圆钝）和120°角凹面型；制备体的殆龈向聚合度为8°角。制备体表面光滑，无尖锐角嵴，轴壁与轴壁的交角圆钝。

1.垂直向加载时全瓷冠位移和应力分析

（1）垂直向加载时全瓷冠位移。全瓷冠垂直受载的位移，主要以位移峰值来表示，具体见表3-5。

表 3-5　垂直向加载时全瓷冠的位移峰值（×10^{-3}mm）

类型	殆面厚度	颊舌向	殆龈向
凹面型	1.0mm	3.20	4.59
	1.5mm	3.19	4.52
	2.0mm	3.18	4.47
肩台型	1.0mm		4.57
	1.5mm	3.18	4.50
	2.0mm	3.16	4.44

注：近远中向位移值极小，未列出。

见表3-5，全瓷冠受垂直向载荷时，殆龈向位移最大，其次是颊舌向，近远中向位移最小，并显示越近加载处位移值越高，依次为近中颊尖，颊侧轴壁，近中颊侧颈缘。全瓷冠表面的位移值较高，全冠内部及制备体的位移值均极微小。

（2）垂直向加载时全瓷冠应力种类与分析。具体如下：

第一，应力的种类。全瓷冠受垂直向载荷时，产生压应力、张应力和剪切应力。全冠的殆龈向压应力值（63.97 MPa）大于颊舌向（20.97 MPa）及近远中向（25.48 MPa）。而全瓷冠的张应力以颊舌向最明显，而近远中向和殆龈向应力值均极小。全瓷冠产生的剪切应力值颊舌向和近远中向均明显大于殆龈向。

从全瓷冠受垂直向载荷产生的三种应力值来分析，以压应力值最大，其次为剪切应力，最小的为张应力。对全瓷冠的破坏主要是张应力和剪切应力。当后牙全瓷冠近中颊尖殆面受垂直载荷时，从全瓷冠的殆龈向、颊舌向和近远中向三个不同方位的应力进行分析，三个不同的方位均产生压应力，而以殆龈向压应力值最高，说明全瓷冠受载后可顺着牙根传递殆力，有利于咀嚼功能的发挥和对全瓷冠的保护、稳定和支持；颊舌向和近远中向主要产生剪切应力，同时颊舌向还产生张应力。因此，全瓷冠的颊侧和舌侧是最易产生瓷折裂的区域。

第二，应力分析。当全瓷冠垂直加载时，载荷作用点即直接承受载荷的部位或区域应力值较高，说明应力是由受载区逐渐向内，向其周围传递的，所以受载区应力集中。提示全瓷冠修复时，冠的殆面受殆力作用时，应使殆力分散，防止应力集中，造成修复体失败。

除受载区产生剪切应力集中外，在冠的近中颊侧颈缘有较高的张应力，说明后牙全瓷冠的颈缘易产生不利的应力，易造成冠的破坏。

不同颈缘形态全瓷冠的应力分析，凹面型与肩台型应力值接近，差异不明显。不同殆面厚度全瓷冠的应力分布，当殆面厚度加大时，应力值降低，如殆面厚度为2.0mm时，应力值为9.33 MPa，殆面厚度为1.0mm时，应力值为14.28 MPa。说明殆面厚度增加，提高了全瓷冠的强度。建议全瓷冠的殆面厚度应大于1.5mm。总之，垂直向加载时全瓷冠的应力分布较均匀，对冠的不利影响小。

2.水平向加载时全瓷冠位移和应力分析

（1）水平向加载时全瓷冠位移。当全瓷冠的近中颊尖受水平向载荷时，全瓷冠产生的位移比较明显，越近加载区位移值越大，其次为近中颊尖区，舌侧的殆面和轴壁颊侧颈缘。全瓷冠的表面位移最大，冠内部位移次之，制备体位移最小。

第一，水平向加载时不同形态全瓷冠的位移。不同颈缘形态的全瓷冠位移值较近似，凹面型略大于肩台型。不同𬌗面厚度的全瓷冠产生的位移，有小的差异，较不同颈缘形态引起的位移差异更明显些，当𬌗面厚度增加，𬌗面的位移（9.33×10^{-3}mm）有所减小，具体见表3-6。

表3-6 水平加载时全瓷冠的位移峰值（$\times 10^{-3}$mm）

类型	𬌗面厚度	颊舌向	𬌗龈向
凹面型	1.0mm	9.82	3.22
	1.5mm	9.58	3.24
	2.0mm	9.33	3.19
肩台型	1.0mm	9.81	3.21
	1.5mm	9.57	3.23
	2.0mm	9.31	3.18

注：近远中向位移值极微小，故未列出。

第二，水平向加载与垂直向加载全瓷冠位移值比较。当全瓷冠受水平向载荷时，全瓷冠的颊舌向产生的位移约为垂直向加载的3倍，将对全瓷冠产生不利的影响，具体见表3-7。

表3-7 水平向加载与垂直向加载全瓷冠的位移值比较

类型	𬌗面厚度	颊舌向		近远中向	
		水平向	垂直向	水平向	垂直向
凹面型	1.0mm	9.82	3.20	3.22	4.59
	1.5mm	9.58	3.19	3.24	4.52
	2.0mm	9.33	3.18	3.19	4.47
肩台型	1.0mm	9.81	3.19	3.21	4.57
	1.5mm	9.57	3.18	3.23	4.50
	2.0mm	9.31	3.16	3.18	4.44

（2）水平向加载时全瓷冠应力种类与分析。具体如下：

第一，应力的种类。水平向加载时全瓷冠产生压应力，颊舌侧的应力值大于𬌗龈向、近远中向；而张应力在全瓷冠的颊舌向、𬌗龈向较明显集中；

剪切应力值全瓷冠的颊舌向明显大于𬌗龈向和近远中向。综上所述，当水平向加载时，全瓷冠的颊舌向受到了压应力、张应力和剪切应力，这三种应力对全瓷冠将造成严重破坏，具体见表3-8~表3-10。

表3-8 水平加载时全瓷冠的压应力峰值（MPa）

类型	𬌗面厚度	颊舌向	𬌗龈向	近远中向
凹面型	1.0mm	59.66	17.81	21.23
	1.5mm	59.94	16.73	19.14
	2.0mm	59.35	16.30	18.09
肩台型	1.0mm	59.35	17.80	21.23
	1.5mm	59.96	16.72	19.14
	2.0mm	59.36	16.30	18.09

表3-9 水平加载时全瓷冠的张应力峰值（MPa）

类型	𬌗面厚度	颊舌向	𬌗龈向	近远中向
凹面型	1.0mm	23.35	23.81	17.13
	1.5mm	13.65	18.01	17.07
	2.0mm	13.27	17.58	17.57
肩台型	1.0mm	23.34	23.82	17.07
	1.5mm	13.64	18.01	17.01
	2.0mm	13.25	17.59	17.52

表3-10 水平加载时全瓷冠的剪切应力峰值（MPa）

类型	𬌗面厚度	颊舌向	𬌗龈向	近远中向
凹面型	1.0mm	30.76	12.04	22.09
	1.5mm	29.47	11.22	22.03
	2.0mm	29.48	12.01	21.97
肩台型	1.0mm	30.76	12.03	22.08
	1.5mm	29.47	11.20	22.02
	2.0mm	29.48	12.00	21.78

第二，应力分析。当全瓷冠受水平载荷时，载荷作用区应力集中，压应力值较大（59.35~59.66 MPa）。在冠的近中颊侧轴壁和颈缘有剪切应力。近中颊尖颊斜面产生张应力集中。

水平加载时不同颈缘形态全瓷冠的应力分布和应力值相似；当颈缘形态相同时，殆面厚度增加，则应力值略有降低，当全瓷冠的殆面厚度为1.0mm时，颊舌向张应力（23.35 MPa）明显高于殆面厚度1.5mm（13.65 MPa）及2.0mm（13.27 MPa）的张应力，具体见表3-11。

表 3-11　水平向加载与垂直向加载全瓷冠的应力峰值（MPa）

类型	殆面厚度	颊舌向（张应力）		近远中向（剪切应力）	
		水平向	垂直向	水平向	垂直向
凹面型	1.0mm	23.35	14.28	30.76	21.03
	1.5mm	13.65	10.49	29.47	15.83
	2.0mm	13.27	9.33	29.48	14.73
肩台型	1.0mm	23.34	14.28	30.76	21.01
	1.5mm	13.64	10.46	29.47	15.81
	2.0mm	13.25	9.33	29.48	14.72

应力的传递是由外向内延伸的，水平向加载时，全瓷冠的表面应力值＞冠内部应力值＞制备体应力值。

第三，水平向加载与垂直向加载全瓷冠应力峰值比较。当载荷量相同，加载方向改变时，全瓷冠的应力分布和应力值的大小均发生显著的变化。垂直向加载时压应力值（63.97 MPa）略高于水平向加载的压应力值（59.66 MPa），而张应力值和剪切应力值均低于水平向加载的应力值。

综上所述，全瓷冠受到垂直向和水平向载荷时，全瓷冠承受的是压应力、张应力和剪切应力。当全瓷冠的殆面受到垂直向的外力时，力的方向与牙齿长轴方向一致，力顺着牙冠向牙根、牙槽骨传递，这种力主要产生的是压应力。当全瓷冠受到水平向或斜向外力时，力的方向与牙齿长轴方向成一定的角度，全瓷冠主要承受的是张应力和剪切应力，张应力在全瓷冠的颊侧颈缘较集中，剪切应力主要分布在受载区域。全瓷冠可以承受较大的压应力，只能承受较小的张应力和剪切应力。当全瓷冠受到张应力和剪切应力时易产生瓷折裂，造成全瓷冠的失败。

（三）影响全瓷冠应力分布的主要因素

影响全瓷冠应力分布的因素主要包括以下方面：

1.加载方向对全瓷冠应力分布影响的分析

全瓷冠因其美观、生物相容性好，已逐渐广泛地应用于临床。口腔主要具有对食物的摄取、咀嚼、吞咽，语言、感觉和表情等功能。口腔的功能是由牙齿、颌骨、唇、颊、舌、颞颌关节等器官参与完成的。因此，口腔中的全瓷冠修复体在行使功能时，要承受来自各个方向的 力。

（1）垂直向加载时全瓷冠的位移及应力分布。具体如下：

第一，垂直向加载时全瓷冠的位移。垂直加载时，越近加载点处，位移值越大，而冠表面的位移较明显，冠内和制备体位移值均较小， 龈向产生的位移大于颊舌向的位移。

第二，垂直向加载时全瓷冠的应力分布。垂直加载时全瓷冠的颊舌向不仅产生压应力、剪切应力，而且还产生张应力，凹面型为 10.47 MPa，肩台型为 10.46 MPa。而近远中向、 龈向的张应力值均极微小。

从应力分布看，垂直向加载全瓷冠主要产生的是压应力，这种力量顺着牙齿长轴方向传到牙根而分散，对全瓷冠的稳固和支持是有利的。而全瓷冠的颊舌向则受到的是三种应力，特别是张应力和剪切应力对全瓷冠有一定的破坏作用。

（2）水平向加载时全瓷冠的位移及应力分布。具体如下：

第一，水平向加载时全瓷冠的位移。水平加载时，全瓷冠的位移表现出越近加载区，位移值越大，全瓷冠表面的位移最大，冠内位移次之，制备体的位移最小。全瓷冠的位移主要是颊舌向和 龈向的位移。

第二，水平向加载时全瓷冠的应力分布。全瓷冠三个方位均产生三种应力，其中压应力值颊舌向的高达 59.94 MPa，明显大于 龈向及近远中向；张应力以 龈向为最大，约为 18.01 MPa；剪切应力以颊舌向最大，为 29.47 MPa。

（3）应力值与应力分布比较。具体如下：

第一，应力值比较。从两种不同加载方向的应力值进行比较，其结果为垂直向加载全瓷冠主要产生压应力，应力值为 63.05 MPa，且位于𬌗龈向，同时也产生剪切应力和张应力；水平加载时，全瓷冠的颊舌向、𬌗龈向和近远中向产生以上三种应力，其颊舌向的剪切应力值（29.47 MPa）约为垂直向应力值（15.83 MPa）的 2 倍；其张应力值𬌗龈向（18.01 MPa）也明显大于垂直向的张应力值（𬌗龈向极微小）。说明全瓷冠水平向加载时，主要产生剪切应力及张应力。水平向加载时，全瓷冠颊舌向的位移值较高（9.58×10^{-3} mm），约为其𬌗龈向位移值（3.24×10^{-3} mm）的 3 倍；全瓷冠的表面位移 > 冠内部位移 > 制备体的位移。

　　第二，应力分布比较。当垂直加载时，全瓷冠主要产生压应力，以𬌗龈向压应力值最高，张应力较小，剪切应力主要分布于受载区。由于𬌗龈向的压应力可顺着牙齿长轴传递，对全瓷冠的破坏力小，因此，这种垂直向力对全瓷冠的稳定、固位是有利的。水平向加载时，全瓷冠产生明显的压应力、张应力集中，剪切应力值较高，颊舌向的剪切应力值高达 29.47 MPa，受载侧的轴壁和颈部产生较大的张应力。剪切应力、张应力集中将导致全瓷冠折裂或破碎，对全瓷冠修复体不利。

　　（4）加载方向对全瓷冠应力分布的影响。当载荷相同，加载方向改变时，全瓷冠的应力分布规律明显发生改变，应力值和应力分布均发生改变。因此，加载方向对全瓷冠应力分布的影响比载荷量的大小和加载部位更重要。在口腔修复临床工作中，为了使全瓷修复体在口腔中长期使用，发挥功能，除了对全瓷冠进行合理的修复设计和牙体制备外，还应采取必要的措施消除侧向𬌗力，避免修复体在功能状态时产生张应力和剪切应力集中，对全瓷修复体产生有害影响。

2. 载荷量和加载点对全瓷冠应力分布影响的分析

　　（1）载荷量对全瓷冠应力分布的影响。一般认为载荷量大，则全瓷冠受到的应力大，应力值也高，对全瓷冠和全瓷冠的基牙牙根均将产生不利影响。全瓷冠在口腔中更不能受到过大、过猛的突然外力作用于全瓷冠的某部位，特别是𬌗面牙尖上，由于应力集中，可导致全瓷冠碎裂，应加以特别注意，如患者咬核桃、干胡豆等。

　　（2）载荷作用部位对全瓷冠应力分布的影响。载荷作用区是应力集中区，特别是张应力和剪切应力集中区，该区全瓷冠最易受到损害，建议载荷应分散，使受载体多点承受载荷，载荷分布于多个区域，这样瓷冠受到的负荷是均匀的，不致给全瓷冠造成损害。

3.牙制备体形态对全瓷冠应力分布影响的分析

（1）制备体𬌗向聚合度对全冠应力分布的影响。为了使完成的全瓷冠能容易地在基牙制备体上就位，制备体的邻面（前牙）、轴壁（后牙）均制备成一定的𬌗向聚合度，过去认为聚合度以2°~6°角为宜。这种冠的固位力好，全瓷冠能牢固地固定在基牙，受到外力时应力分布均匀。将磨牙𬌗向聚合度分为10°角、16°角、22°角，考察其全冠的固位力，可以得出，10°角与16°角的固位力较好，两者无显著差异，建议临床上采用16°角𬌗向聚合度。聚合度大，𬌗面受力时，冠产生应力集中，易造成冠脱位。

制备体𬌗向聚合度对全瓷冠的固位力，即抗外力的作用是重要的，但关键还应考虑制备体的𬌗龈距离即制备体的高度，全瓷冠与制备体的密合度以及粘结剂的粘结性等多种因素。

（2）制备体颈缘形态对全瓷冠应力分布的影响。全瓷冠的颈缘形态涉及美观、适合性及强度的问题。特别是颈缘是承载区，易产生应力集中。全瓷冠的制备体颈缘形态有肩台型、肩台斜面型、凹面型，由于陶瓷具有脆性、韧性差，易折裂，因此，全瓷冠颈缘形态应设计为肩台型（内线角圆钝，防止应力集中）及凹面型（120°角）。这两种不同颈缘形态的全瓷冠应力分布规律相似，肩台型全瓷冠的应力值（13.25MPa）略低于凹面型（13.27MPa），相差微小，这可能是由于肩台型边缘有台阶支撑的缘故。

可以认为，凹面型颈缘形态的全瓷冠会产生张应力及剪切应力，肩台型全瓷冠的应力分布较合理，但临床牙体制备较困难。为了保证全瓷冠颈缘的强度，多数学者认为颈缘厚度应为0.9~1.0mm，不少于0.5mm。

五、全瓷冠修复可能出现的问题及其处理

全瓷冠是用陶瓷制作而成的，经多次实验提出了设计及制作中的要求和程序，但在实践中尚会出现人为的误差。因此，在全瓷冠修复体完成试戴或戴用后，有时还会出现些问题，全瓷冠修复可能出现的问题及其处理具体如下。

（一）试戴时出现的问题及其处理

1.试戴时就位困难

（1）基牙制备体颈缘有倒凹。当全瓷冠完成后，全冠的颈缘小，不能从基牙制备体𬌗面就位。若将颈缘磨改去除进入倒凹区的瓷，则全瓷冠虽可就位，但冠的颈部与牙体颈缘有间隙，虽可用粘结剂填充，但两者不密合，将会影响全瓷冠的固位和稳定性，日久粘结剂刺激龈缘组织，造成龈炎，影响全瓷冠使用时间，应在制备时去除制备体的颈部倒凹。

（2）基牙制备体轴壁聚合度过小。一般聚合度为10°角或稍大于10°角。若过小，全瓷冠不能完全就位。若用大压力就位使全瓷冠受到过大的张应力，将会导致瓷裂，使全瓷冠修复失败。对烤瓷冠返工件分析，可以认为制备体出现的问题占失误中的61.62%。说明制备体必须符合要求。

（3）氧化锆全瓷冠的底冠与饰瓷界面应力大。采用氧化锆与饰瓷制作的全瓷冠由于界面应力大，使瓷冠在口内就位时出现折裂。应注意使两种瓷性能相匹配。

（4）技术人员在制作中操作不当。瓷冠在完成后，在瓷冠内面（组织面）有小瘤或小结节，使冠就位时有阻碍，可经调磨后就位。

（5）全瓷冠就位时用力应轻微。当全瓷冠试戴时，应用微力指压就位，不可用重力，更不可锤击就位。

2.试戴时出现调𬌗问题

全瓷冠就位后，检查咬合情况，当发现全瓷冠𬌗面与对颌牙有早接触点时，应认真进行调𬌗，去除早接触点，建立平衡𬌗。调𬌗时适当降低全瓷冠的牙尖高度，以减小侧向外力对修复体产生的损伤。必要时也可适当地调磨全瓷冠对颌的天然牙𬌗面，但不可磨除过多，防止对颌牙产生过敏。

由于咬合时，全瓷冠牙尖顶部首先受力，受力后产生应力集中，易造成全瓷冠瓷折裂或破损。因此，全瓷冠试戴时必须仔细认真地调𬌗。

（二）粘结后出现的问题及其处理

1.粘结后出现冷热过敏性不适

若制备牙为活髓牙，磨除牙体组织过多，术后未采取保护措施，牙髓处于充血状态；粘结时，消毒药物刺激、戴冠时机械刺激；或粘结剂选用不当，游离酸刺激，均会引起患牙的过敏。上述过敏症状可逐渐自行消失。建议选用对牙髓刺激性小的粘结剂，制备牙体后应及时戴暂时冠加以保护。

以上症状若在短时间内不消失，粘结后较长时间持续过敏或疼痛，需对全瓷冠做认真全面检查，了解咬合是否有早接触点，冠的颈缘是否将已磨过的牙体（牙本质）覆盖，若未覆盖，暴露在口腔中的牙本质对冷、热、酸产生过敏或疼痛。

2.粘结后出现自发性疼痛

全瓷冠修复体粘结后出现自发性疼痛，这可能是牙髓炎、根尖周炎所导致。这种情况可能是制备牙体时切割组织过多，也可能是制备牙体后未戴暂时冠，未对牙髓做护髓治疗，牙髓受刺激由牙髓充血发展到牙髓炎。

此外，因患牙有继发龋引起牙髓炎，也可能修复前根管治疗不完善，根尖周炎未完全控制；或根管壁侧穿未完全消除炎症。也有可能咬合有创伤引起牙周炎后产生疼痛。

患牙髓炎时，应仔细检查修复体有无松动、裂纹和𬌗障碍，也可做牙髓活力试验，可辅以X线检查，明确诊断再确定治疗方案。如果有创伤𬌗，应仔细调𬌗，并进行数次调𬌗。若为牙周炎可做牙周治疗、根尖刮治或根尖切除等。

3.粘结后出现咬合痛

修复体粘结后在短期内发生咬合痛，这种情况多由创伤𬌗引起。患牙有咀嚼痛，检查时发生叩痛，有创伤性牙周炎，通过调𬌗，症状可消失。调𬌗时应首先检查早接触区的部位，嘱患者在正中𬌗、非正中𬌗做咬合，仔细查出早接触点，然后磨改创伤点或区域，调改陡坡及锐边尖嵴。调𬌗后应磨光修复体。

若咬合过高，调𬌗有困难，或是由于粘结修复体时，修复体未完全就位，则应取出修复体重新制作。尚有修复体戴后因咬合痛不能咀嚼，上、下牙不能对合，检查时患牙有叩痛，这可能是急性根尖周炎引起的，患牙向𬌗方伸长，不要调𬌗，立即服药抗炎症，很快即可见效。这种情况可能是在制备牙体时引起的。

4.粘结后出现龈缘炎

修复体粘结后戴用一段时间，发现其龈边缘处的牙龈组织充血水肿，易出血、疼痛等。其原因如下：

（1）粘结剂悬突。当全瓷冠粘结后，冠颈缘的粘结剂溢出在颈部形成悬突，悬突压迫龈组织引起龈缘炎症。冠粘结后应及时去除冠溢出的多余粘结剂，如邻面颊舌面均应去除干净，特别邻面更应小心清理，防止发生龈炎。

（2）全瓷冠轴面突度不当。轴面突度小，咀嚼时，食物冲击牙龈；轴面突度过大，食物溢出向龈方流动无法与龈组织接触，使龈组织失去生理按摩作用，形成龈缘炎。在制作全瓷冠时应形成颊面、舌面应有突度形态，使其产生正常的生理功能，给龈缘刺激，促进新陈代谢。

（3）全瓷冠边缘过长、边缘粗糙。当全瓷冠边缘过长，边缘粗糙时，龈缘受刺激产生炎症，可用消炎药消炎，否则应取出全瓷冠，修整后再粘结。

（4）食物嵌塞。如果冠的邻面与邻牙之间有食物嵌塞，应立即清除塞入物，若冠触点与邻牙有不良接触，应进行修改调磨，否则应重做修复体。

（5）全瓷冠颈部瓷折裂。全瓷冠的颈缘在人们咀嚼时，牙冠颈缘产生张应力，以及颈缘厚度不足，日久使颈部瓷产生裂纹，折缝刺激龈缘组织产生炎症。仔细检查，确诊折裂应取下全瓷冠重做。

5.粘结后出现食物嵌塞

食物嵌塞是指修复体与邻牙邻接面之间有食物嵌入。其原因及处理如下：

（1）修复体与邻牙的邻面无接触或接触不良。应取出修复体重做。

（2）修复体𬌗面形态不良。𬌗边缘嵴过锐，颊舌沟不明显，食物排溢不畅。应在不影响修复体质量的基础上，修复过锐的边缘嵴，加深颊舌沟磨出食物排溢沟，调磨对颌牙充填式牙尖，使食物排溢通畅。

（3）修复体龈边缘与牙体之间不密合。这种情况不易解决，只有将全瓷冠摘除重做，否则食物嵌塞产生的肿痛不适不易解决。

6.粘结后出现修复体颜色与邻牙不协调

全瓷冠的颜色应有层次感，使患者感觉不出是假牙。若瓷冠与邻牙色不协调，偏白或是偏黄，总之患者不满意，则应重做。建议在临床比色时，医师与患者共同协商选色。此外，也有可能技术员在制作时出现误差，未满足临床选色要求，建议当修复体完成后应与医师选色号进行对比，直至两者一致为止。

7.粘结后出现修复体松动脱落

修复体在患者口腔内戴用后，发现从修复体殆面加压时，龈缘有液体溢出，或患者可自行取下修复体。粘结后出现修复体松动脱落的原因如下：

（1）制备体过短。患者牙冠短，制作全瓷冠未增加固位形，使用一段时间后修复体因固位力不足，产生松动脱落。应重新设计制作。

（2）轴壁聚合度过大。修复体与制备体的榫合作用差，使修复体在咀嚼力的作用下出现松动脱落。应重新设计制作。

（3）粘结全瓷冠不当。粘结剂选用不当，粘结性差，制备体粘结面未清洗干净，有油质或唾液污染；或粘结剂尚未完全凝固，患者咀嚼破坏了粘结剂的凝结力。应选用粘结性强的粘结剂，重新粘结修复体。

此外，在粘结全瓷冠时，粘结应选用粘结性强的树脂粘结剂，粘结时应按照说明书提供的粉液比调拌，若粘结剂过稠，冠不易完全就位，粘结剂过稀，则粘结性差。修复体制作精致完美，最后临床上粘结是非常重要的环节，粘结处理不当将会导致修复失败，必须认真仔细进行。

第四章 口腔牙列缺损的医学修复技术

第一节 覆盖义齿修复技术

一、覆盖义齿分类及修复适应证

（1）覆盖义齿分类。具体如下：

第一，普通覆盖义齿。义齿本身已有足够固位力，覆盖基牙仅起支持作用。覆盖基牙根管治疗后用银汞或树脂封闭根管口；推荐在牙根上做金属根帽保护基牙，预防龋坏。

第二，带有附着体的覆盖义齿。在牙根上安装附着体增加固位，覆盖基牙既起支持作用，又起固位作用。多用于牙槽嵴吸收严重，普通覆盖义齿无法获得足够固位和支持的患者。临床常用的有磁性附着体，球帽式附着体，杆卡式附着体及套筒冠附着体。制作此类覆盖义齿要求患者要有一定颌间距离，以免影响排牙。

（2）覆盖义齿修复的适应证：①余留牙牙体、牙周情况较差，不宜做固定义齿或活动义齿基牙，但经治疗值得保留；②游离端缺失对颌为天然牙时，保留游离端远中牙根做覆盖基牙，可减少游离鞍基下沉；③先天性缺陷，如小牙畸形，常规义齿难以取得良好的固位、支持和美观；④余留牙少，缺牙区牙槽嵴吸收严重，为增强义齿固位和稳定，保留1~2个天然牙作覆盖义齿。

二、覆盖义齿修复技术的优缺点及其覆盖基牙的选择处理

（1）覆盖义齿修复技术的优缺点。具体如下：

第一，覆盖义齿修复技术的优点：①保留天然牙或牙根，增加义齿的支持作用；②改善天然牙冠根比，减少拔牙，保留牙槽骨的高度和形态，改善义齿的稳定性；③防止或减轻游离端下沉，减少骨组织吸收；④覆盖基牙上可以安装各种附着体增强义齿的固位和稳定，有些病例可以适当减少基托面积，改善舒适度；⑤减少卡环暴露，有利美观。

第二，覆盖义齿修复技术的缺点：①覆盖基牙容易出现龋坏和牙龈炎，应特别注意口腔卫生；②保留牙的唇颊侧常有明显骨突，影响基托伸展和美观；③制作工序多，较普通义齿贵；④覆盖基牙处基托容易折裂。

（2）覆盖基牙的选择处理，具体如下：

第一，覆盖基牙的条件：①牙槽骨吸收不超过根长的1/2，无牙周炎症，或经治疗牙周情况良好，松动度 < Ⅱ°；②根尖周无炎症，或经过治疗后炎症治愈。

第二，覆盖基牙的数目和位置：①单颌2~4个，分布在牙弓两侧较为理想；②牙槽嵴严重萎缩影响义齿固位时，即使1个牙根也建议保留；③先天性原因导致的小牙畸形，恒牙稀少，严重磨损，可保留较多牙齿作为覆盖基牙。

第三，覆盖基牙的处理：①根据需要进行牙体牙髓及牙周治疗；②先天性小牙畸形患者，如余留牙不影响人工牙排列，可不进行牙体治疗。

三、覆盖义齿修复的技术要点

下面以磁性覆盖义齿为例，阐述覆盖义齿修复技术要点。

（1）普通覆盖义齿的修复技术要点。具体如下：

第一，长冠基牙。多用于垂直距离过低，牙齿过度磨损、釉质发育不全或小牙畸形。制作时保留龈上3~8mm，预备体高度 < 根长1/2，以减少侧向力。修整基牙形态，消除轴面倒凹，外形圆滑。可保存活髓。

第二，短冠基牙。多用于临床牙冠过长需改善冠根比，或颌间距离偏小，只留有残根。牙冠被截短至平龈或龈上3mm内，表面磨成圆顶状，根管口调成小平面并抛光。基牙需做根管治疗。

第三，基牙舌腭侧需铸造金属支架提高义齿的强度。

第四，覆盖基牙唇侧常有倒凹，可减少此部位基托的伸展。

第五，基牙与对应基托组织面需留有1mm间隙，以免义齿受力下沉后以基牙为支点翘动。

（2）磁性覆盖义齿。具体如下：

第一，磁性覆盖义齿修复技术特点。利用安装在天然牙根或种植体上的衔铁，与安放在基托组织面上的闭路磁体的磁力增加固位。

第二，磁性覆盖义齿修复技术的优点。固位可靠；移位后可以自动复位；不传递侧向力；保护基牙及种植体骨界面的健康；操作简便。

第三，磁性覆盖义齿修复种类。可分为成品钉帽状衔铁、铸接式衔铁和铸造式衔铁。铸接式衔铁在临床应用最多。

第四，磁性覆盖义齿修复方法。覆盖牙根根管治疗后可行类似桩核的根管预备，取根管印模，在模型上做钉盖帽蜡型，并将半成品衔铁固定在蜡型顶部，常规包埋铸造后衔铁即嵌在钉帽上，将其粘固在根管内。常规取活动义齿或全口义齿印模，完成义齿制作。最后将磁铁用自凝树脂粘固在与基牙对应的义齿组织面。

第五，磁性覆盖义齿修复要点：①基牙根面位于龈下0.5mm或平齐龈缘，呈凹形；②根管预备长度为距根尖2~3mm处，并做抗旋转沟（根管直径的1/3，长度1mm）；③根据基牙健康状况选择固位力，如基牙在牙槽骨内有效长度为8~10mm，松动度在I°之内，通常选择400~600g固位力；④尽可能在牙弓两侧选择基牙，首选尖牙和磨牙；⑤设计金属基托或支架，加大磁体部位舌侧基托的厚度，以防折裂；⑥安放磁体时需在舌侧基托上开出自凝树脂的排溢孔；⑦单颌义齿的颌间距离不能少于6mm，以便有足够空间容纳磁体；⑧定期复诊，发现基牙处形成支点及时重衬，以免损伤覆盖基牙和义齿。

第二节　附着体义齿修复技术

附着体由阴性和阳性部件构成，分别与基牙、种植体、义齿的可摘部分相连，通过阴阳部件的嵌合为义齿提供固位、稳定和美观。

一、附着体义齿类型划分

根据放置在基牙上的不同位置分为以下类型：

（1）冠内附着体。阴性结构为栓道，位于基牙牙冠内，阳性结构呈栓体形态，与可摘局部义齿支架相连。就位时栓体插入栓道，属硬性连接。切割牙体组织较多，临床应用较少。

（2）冠外附着体。安装在基牙上的阳性部件突出在牙冠外，阴性部件与义齿支架相连，阴阳部件结合形成硬性连接或弹性连接。临床应用较多，有不同形式，如锁式固位、栓体栓道式固位、按扣式固位等。

（3）根面附着体。阳性部件安放在基牙牙根上，阴性部件安放在与基牙对应的义齿基托内。根据固位原理不同有很多类型，如球帽式固位、磁性固位、杆卡式固位等。目前应用较多的是磁性附着体。

二、附着体义齿修复的特征、设计与操作

下面重点阐述冠外附着体的应用特征、设计与操作。

（1）冠外附着体应用特征：①主要用于游离端义齿，也可用于非游离端义齿；②根据基牙牙冠高度与缺牙区牙槽嵴高度和宽度选择附着体种类和型号。要求基牙𬌗龈距离 > 6mm；③阴阳部件的密合程度决定义齿的固位和稳定，尽可能选择精密附着体。

（2）冠外附着体设计要点。具体如下：

第一，Kennedy Ⅰ 类和 Ⅱ 类缺失修复，采用联合双基牙或多基牙，并在联冠舌侧加用支撑臂，近中加用固位针道以对抗游离端义齿行使功能时出现的义齿翘动、摆动及对基牙的创伤。如果只缺失一个磨牙，可采用单侧修复设计；如单侧缺失2个以上天然牙需大连接体连到对侧，以防义齿翘动；如为双侧游离端缺失，必须考虑义齿的支持力。根据缺牙情况设计基牙和缺牙区牙槽嵴需承担的咀嚼力负荷。如缺牙区牙槽嵴条件好，可选择缓冲型冠外附着体，减轻基牙负担，有利基牙健康和修复远期效果。游离端需取功能印模。

第二，牙列缺损设计为固定修复，但各基牙无法取得共同就位道，为保存牙体组织及活髓，可在固定义齿一端设计冠外附着体，以获得共同就位道。

第三，Kennedy Ⅲ 类缺失，缺牙区两端均有基牙支持，一般选用硬性附着

体，咬合力主要由基牙承担。牙弓两侧后牙都有缺失的2个附着体时，可达到足够的固位力。

第四，Kennedy Ⅳ类缺失，无法采用固定修复时，设计体积较小的前牙附着体来替代卡环，可避免活动义齿卡环对美观的影响。

（3）操作步骤。具体如下：

第一，修复前检查。缺牙数目、位置，缺牙区黏膜及牙槽嵴情况、缺牙区𬌗龈距离、基牙情况及余留牙情况等。

第二，修复前准备。制订修复方案，选择合适附着体、治疗病变基牙、调磨过度移位的天然牙。

第三，基牙预备及取模。原则和方法与常规冠桥相似。

第四，咬合记录，完成带有附着体阳性部件的冠桥制作。

第五，取集合模，完成带有附着体阴性部件的义齿支架制作。

第六，将冠桥与支架在口内试合，再次进行咬合关系记录及排牙。

第七，将冠桥及义齿在口内试戴，如咬合关系不正确，需重新进行咬合记录。

第八，充胶完成附着体义齿。

第九，戴牙。确定没有早接触后粘结。粘结时附着体阳性和阴性部件需在口内同时就位。粘结剂结固后取出义齿活动部分，去除多余粘结剂。

第三节　全瓷固定义齿修复技术

修复体是用特殊材料，通过专门的技术制作而成的。因此，首先必须要有可用于牙科修复体的材料及其配套的专门技术和工艺，才能制作出高质量的修复体。

20世纪，牙科材料的种类和性能方面的研究取得了较大的发展。随着信息技术的飞速发展，遗传工程领域的不断突破，物理、化学和生物学之间的界限正在逐渐消失，不同学科相互融合，相互渗透，促进了各个学科的发展，也促进了口腔医学的快速发展。通过遗传工程可使脱落的牙齿再自身长出，这是人们多年的梦想，将来也可能会实现。也可能通过适当的方法培育出牙齿，然后再植入患者的口腔内。计算机技术和数码技术的使用和发展，使口腔修复领域的印模可视化、数字化技术即CAD技术，取代传统的印模，此技术包括修复体设计及加工制作CAM技术。

21世纪研制出氧化铝陶瓷、氧化锆陶瓷以及纳米陶瓷等优质牙科陶瓷材料。陶瓷或纤维强化的聚合物材料不久将会取代金属材料的地位。由于陶瓷材料具有与天然牙近似的颜色和良好的生物相容性，全瓷修复将逐渐取代金属或合金修复体。制作全瓷固定义齿所用的陶瓷材料性能要求更严格，这种陶瓷需要具有良好的强度和韧性，特别是制作后牙固定桥的陶瓷材料机械性能要求更高。

一、全瓷固定义齿修复的适应证与非适应证

全瓷固定义齿（固定桥）不仅能恢复患者缺失牙的解剖形态和生理功能，而且全瓷固定桥还具有良好的美学和生物相容性，由于其表面光洁不易附着菌斑及食物碎屑，不致破坏口腔的生态环境。这种修复体深受广大口腔修复患者欢迎。全瓷固定桥不是任何患者，或凡是牙列缺损者均可选用的修复体，全瓷固定桥有它适用的条件和范围。

（一）全瓷固定义齿修复的适应证

1.口腔牙列内有缺失牙、缺牙区的邻牙需要修复

（1）口腔牙列内有缺失牙。口腔牙列内有1个牙或数个牙缺失，患者要求修复缺失牙者。

（2）缺牙区的邻牙需要修复。缺牙区的一侧或两侧邻牙有牙体缺损、龋坏或变色，需要进行修复治疗者，可制作全瓷固定桥将龋坏等牙作为桥基牙一并修复。

2.缺牙区的拔牙创完全愈合、口腔殆关系基本正常

（1）缺牙区的拔牙创完全愈合。牙槽嵴吸收稳定，不再持续吸收。牙嵴形态基本正常，无残根及骨突，牙嵴黏膜正常无病变，这样可使全瓷固定桥

的桥体建立在较稳定健康的牙槽嵴上，发挥固定桥应有的生理功能。

临床上有时有些患者要求拔牙后短期内进行修复，以恢复美观及功能。此时可做暂时固定桥修复，待牙槽嵴完全恢复正常，牙槽骨吸收稳定后，再做永久性固定义齿修复。若拔牙创未愈合做全瓷固定桥修复，则待拔牙区伤口完全愈合后，因牙槽骨吸收、水肿消失等使全瓷固定桥的桥体与牙嵴黏膜之间不密合，产生间隙。不仅嵌塞食物，给患者口腔清洁卫生造成困难，而且影响美观。特别是前牙全瓷固定桥修复。

（2）口腔𬌗关系基本正常。𬌗关系正常者，全瓷固定桥可建立正常的咬合平衡，不仅可使固定桥发挥良好的生理功能，还可以保护基牙、保护桥体下面的牙槽嵴，全瓷固定桥更坚固耐用。若口腔中牙排列错位，𬌗关系紊乱，有反𬌗、锁𬌗、深覆𬌗，则固定义齿很难设计及制作。基牙错位，不易使固定桥获得共同就位道。若对颌牙向缺牙间隙内伸长，制作固定桥时，桥体的𬌗龈高度过小，勉强进行固定桥修复，则修复后，由于桥体受力过于集中，桥体易在连接体处折断，使桥体与固位体分离，造成桥体脱落。因此，制作固定桥修复时，要求口腔上下颌牙齿的𬌗关系应基本正常，缺牙间隙具有适当的𬌗龈高度，邻牙无倾斜移位等。

3.陶瓷材料力学性能符合要求

陶瓷材料因种类、组成、结构的不同，各种陶瓷材料的力学性能有所差异，特别是陶瓷材料的强度和断裂韧性是关键。弯曲强度在250 MPa以上可制作前牙全瓷固定桥；弯曲强度350~450 MPa，断裂韧性为4.2 MPa，可作前、后牙全瓷的3单位桥；600~800 MPa（弯曲强度）可制作前、后牙多单位全瓷固定桥。

因此，在适应证的选择上还必须考虑临床上目前哪些陶瓷材料可用。同时，医师与制作全瓷固定桥的技术人员应对所用陶瓷材料的种类、组成、结构性能以及制作修复体的操作技术，认真学习和掌握，才能设计和制作出高质量的、舒适的、美观的、生理功能良好的全瓷固定义齿修复体。

4.基牙健康

固定桥是以缺失牙的邻牙作为桥基牙。固定桥承受的𬌗力由基牙和桥体来承担。基牙的情况是决定能否作固定桥的关键，要求基牙的牙冠、牙髓、牙根、牙周健康。

（1）牙冠健康。作为基牙的牙冠，形态正常，牙冠殆龈高度适宜。若牙冠缺损、龋坏，经适当治疗，仍可作为桥基牙；若为发育畸形牙，但不影响固位体的固位，可作为基牙；若牙冠缺损面积大，牙冠形态不良，临床牙冠过短，均可采取增强固位力的措施，可在基牙制备时，增加牙体的殆龈向垂直高度，增加辅助固位形，可使用根管内桩核固位，必要时也可增加基牙数目，以增强固定桥的固位力，满足固定桥固位要求。具有以上条件的基牙牙冠，可选作全瓷固定桥的基牙。

（2）牙髓健康。作为基牙最好是健康活髓牙。若牙髓有病变，应进行完善的牙髓治疗，并经过一定时间观察，确定病变已治愈，不影响固定桥修复效果者，可作为基牙。经过牙髓治疗的牙，牙冠和牙根因髓腔内无血管神经营养，牙冠逐渐变色变脆，采取桩核措施可增加牙体强度。但牙髓治疗不彻底，或牙髓治疗后剩余牙体组织大量减少，固位体的固位及支持受到影响时，则不宜选作基牙。

（3）牙根健康。基牙的牙根应粗壮并有足够的长度。多根牙最好，不仅根多，还有分叉，支持力最强。如果患者有牙周病变，牙槽骨有吸收，若牙槽骨吸收少，不超过根长的1/3，尚有2/3的牙根保持在牙槽骨内，而且牙齿稳固，则可作为固定桥的基牙。若患者有牙周病，多数牙松动，可以多选基牙，即增加基牙数目，制作成全瓷固定桥夹板，分散殆力，对松牙治疗有利。若牙根短、小，而且为细根牙，可增加基牙数目，以增强固定桥的支持力。

（4）牙周组织健康。牙周组织包括牙龈、牙周膜、牙槽骨。牙槽骨与颌骨连接。选作全瓷固定桥的基牙，牙周组织应是健康的。牙龈组织无炎症、红肿、增生等现象；牙周膜无增厚、变薄情况；牙槽骨无吸收，其结构正常，无根尖周病变。若牙槽骨有吸收，但只有近牙颈部的1/3处有吸收，其余牙槽骨正常可作为基牙。牙周病患者，多数牙齿的牙槽骨有吸收，但牙齿稳固不松动，牙槽骨吸收不超过根长的1/2，牙周病基本达到治疗稳定期，患者要求做固定桥修复者，可以增加基牙数目，设计固定夹板修复（固定桥）。

（5）基牙排列健康。选作固定桥的基牙，应排列在牙弓中正常的位置上，不产生倾斜错位，以便制作固定桥时，求得固定桥的共同就位道。若个别基牙错位严重，在取得患者同意后，可将牙髓失活，再制作桩核，改变牙冠方位，获得固定桥的共同就位道。

5.缺牙间隙适当、全身心健康

（1）缺牙间隙适当。患者口腔内有缺牙才需要制作固定桥。缺隙的大小是千变万化的，因有些缺隙是拔去的错位牙或龋坏牙，长期不处理，当错位牙、龋坏牙拔除则缺隙的近远中牙移位，缺隙较窄，即小于同名牙的间隙；有些患者口腔中牙齿之间有间隙，当牙齿拔除后，其缺牙间隙较同名牙的间隙大些。以上叙述的是缺牙间隙的近远中大小，此外，缺隙的𬌗龈高度也很重要，当口腔中有错位牙时，特别是缺牙后久不修复，则对颌牙向缺隙伸长，使缺隙的𬌗龈高度变小。理想的全瓷固定桥修复，要求缺牙间的𬌗龈高度和近远宽度适当，与同名牙宽度、高度相近。在上述情况下设计和制作的全瓷固定桥，才能发挥应有的生理功能，且美观耐用。

（2）全身心健康。制作全瓷固定桥的患者，身体和心理应是健康的。如若身体有某种疾病，不能承受较长时间的牙体制备手术，或是神经衰弱，精神不振，思想不清晰，不宜做全瓷固定桥修复。全瓷固定桥与金属固定桥、金瓷固定桥不同，全瓷固定桥是全部由陶瓷材料制作的固定桥，因陶瓷材料的组成、结构的关系，全瓷固定桥的适应证应严格掌握。在临床工作中常遇到固定桥修复失败，其中有些因素是由于适应证掌握得不恰当，或者是对患者口腔情况检查不仔细、不深入，有些问题未查出来，待固定桥修复后使用一段时间出现病变。

（二）全瓷固定义齿修复的非适应证

（1）年龄较小。年龄小者，临床牙冠较短，髓腔大，髓角高，根尖未完全形成。制备全瓷固定桥基牙牙体时受到一定的限制，若有不慎，制备时易伤及牙髓，给患者造成不利影响。

（2）𬌗关系异常。患者前牙反𬌗，后牙锁𬌗，基牙无法制备出共同就位道者，不宜做全瓷固定义齿修复。

（3）缺牙间隙过大。当缺牙间隙超过同名牙的近远中宽度时，则修复固定桥的桥体必然要长些；桥体过长，桥体𬌗面承受的𬌗力不易分配到两端的基牙上，桥体受力较重，长期负荷过大，易造成全瓷固定桥失败。

（4）深覆𬌗。在口腔修复临床上常见有些患者前牙为深覆𬌗，上、下前牙成面的接触，甚至有些患者上前牙切缘与下前牙的龈组织接触，上前牙的舌面和下前牙的唇面严重磨损，需要制备出牙体唇、舌面的足够间隙，以容纳瓷的厚度，这是非常困难的。若将其牙髓失活做桩核修复，能求得全瓷固定桥的共同就位道，也是可行的方案。但患者是否同意牙髓失活处理，尚需考虑。

（5）缺失牙数多。当牙列内牙齿缺失较多，余留牙的牙周组织健康较差，牙有松动，牙槽骨吸收超过根长的1/3，由于缺牙多，需多选用基牙，增加基牙数目，以增强固定桥的强度，但余留牙牙周组织有吸收，难以选作基牙，也就不宜制作全瓷固定桥。

二、全瓷固定义齿的修复体制作

随着新型陶瓷材料的研制成功，全瓷修复体制作工艺的不断创新，操作技术的提高，全瓷修复体由早期仅能制作嵌体、贴面、3/4冠、全瓷冠、底层冠现已逐渐发展到可制作固定桥。

（一）热压铸全瓷固定桥修复体的制作

当前，推出了第二代铸瓷——冠桥材料。这种瓷不仅克服了铸瓷的脆性，还扩大了适用范围，可制作固定桥，使口腔修复在功能和美学上又跨入一个新层次。新型的铸瓷锂二硅酸盐微晶玻璃（Lithium Disilicate Glass-Ceramic）瓷块，经铸造制作成冠桥的基底部，以代替金属底层，然后再用饰面瓷堆塑解剖外形。当前，用这种瓷可制作全冠、前牙3单位固定桥，如前磨牙瓷固定桥。IPS Empress1弯曲强度（flexural strength）为120~200 MPa，IPS Empress2弯曲强度为250 MPa。为了提高强度，增加韧性，将白榴石玻璃陶瓷改为Lithium Disilicate Glass-Ceramic，经热压后其弯曲强度试验结果为350~400 MPa。

1.热压铸全瓷固定桥修复体制作的适应证和非适应证

（1）热压铸全瓷固定桥修复体制作的适应证：①缺牙间隙正常者，基牙牙冠无严重缺损或已做根管治疗者；②上下颌牙𬌗关系正常者；③牙齿排列整齐，无明显错位者；④基牙变色，或有缺损者；⑤前牙缺失的患者。

（2）热压铸全瓷固定桥修复体制作的非适应证：①前牙深覆𬌗者，𬌗力大、基牙有创伤者；②牙列错乱不整齐，基牙间隙小，无法制备出全瓷冠厚度者。

2.制备热压铸全瓷固定桥基牙

全瓷固定桥基牙的制备方法与热压铸全瓷冠基本相同,但制备固定桥基牙时,应注意以下事项:

(1)各基牙的固位体具有共同就位道。如果各固位体戴入基牙的方向各不相同,则固定桥就不能戴入。所以在制备基牙时,各基牙所制备的轴面、轴沟、针道等的𬌗龈向均应彼此平行,与固定桥的戴入方向一致,才能获得各固位体之间的共同就位道。现在全瓷固定桥的固位体多为全瓷冠,各基牙的轴面应严格要求,需要完全平行,否则勉强使全瓷固定桥就位将会导致瓷裂,致固定桥失败。对于长桥或多基牙固定桥,尚需先制作研究模,用平行仪观测确定就位道,以便了解各基牙应如何制备,才能获得共同就位道。

(2)增强固位体的固位力。固定桥固位体承受的𬌗力大于单个全瓷冠所受的𬌗力,因此对固位形要求更高,在制备固定桥的基牙时,需要采取适当的措施增加固位形,以提高固位力。例如适当地加长制备体的轴面,减小𬌗龈向聚合度,使之尽量平行,也可适当地增加辅助固位形,力求使固定桥两端的固位力接近。

(3)基牙制备后应加以保护。如果制备基牙时,磨除牙体组织使牙本质小管暴露产生过敏现象,可用药物脱敏,脱敏效果良好,也不影响全瓷修复体粘结效果。脱敏后用暂时固定桥修复失牙并保护基牙。暂时固定桥一般在模型上完成,经试戴、修改、调𬌗、磨光后用暂时粘结剂粘结。

3.制作热压铸全瓷固定桥

(1)取印模、灌模。制作成可摘代型,基牙制备体上涂隙料,近颈缘1mm处不涂隙料。

(2)制作熔模。首先制作出固定桥基牙、桥体的天然牙解剖形态;其次将熔模外表面切去部分,最终留出0.5~1.0mm厚的熔模(底冠),这种方法称为回切法,也可采用滴蜡法直接形成底冠,底冠熔模厚度应均匀,其厚度应不小于0.8mm。

固位体与桥体连接处应坚固,𬌗(切)龈向应有4mm高度,并有4mm厚度(唇、舌),因连接体处是应力集中区,防止在行使功能时该处折断。此外,桥体是主要受力区,在保证功能的前提下,也应注意美观的问题。

（3）插铸道。根据铸件大小和形态的不同，全瓷固定桥整体完成后，可选用直径2~3mm、长度6~8mm的蜡条，前牙桥铸道蜡条插在固位体切端，后牙桥放置在熔模殆面最厚处，分别将两固位体上的铸道蜡条固定于铸道座上。若桥体较长有数个桥体，则可在桥体上增设铸道，使铸件铸造完整，并保证铸造成功。若先制作热压铸桥底层则铸道直径用3mm蜡条，铸道长3~8mm，铸道安插在固位体底冠熔模切端。

（4）包埋。包埋前称熔模重量，以确定铸造时所需瓷块的量，根据熔模整体的大小，选择铸造圈。熔模固定在铸道座上后，外围用纸作圈，然后按比例调拌特制专用包埋料，搅拌30s后包埋。待lh后包埋料完全硬固后，去除纸圈，修整铸造圈底部，使之平整。

（5）焙烧铸造圈、铸造。具体如下：

第一，焙烧铸造圈。将铸造圈、瓷柱、瓷块放入烤箱，从室温开始，以5℃/分钟的升温速度，升至250℃，保持30分钟，升到850℃，保温60分钟。

第二，铸造。将瓷块、瓷柱依次放入铸造圈，再放入EP500铸瓷炉内，设定程序。底层瓷桥热压铸程序起始温度700℃，以60℃/分钟升温速度升至920℃（保持20分钟），真空开始温度为500℃，真空结束温度920℃，大气压0.5MPa。全瓷整体桥热压铸除升温至1075℃，真空结束1075℃外，其余均与底层热压铸程序相同。铸造前设定好上述程序，按开始键，铸造机保持在0.5MPa的大气压下，并在真空状态铸造。程序自动运行，铸造完成后峰鸣声提示。

在铸造圈冷却至室温后，分割铸造圈，取出瓷柱，用50~100μm玻璃珠（白刚玉粉）喷砂，粗喷保持0.4MPa大气压，露出铸件后，用0.2MPa大气压力细喷。不能用氧化铝喷砂，因其破坏力大，易损伤铸件。

若为底层瓷桥，上述步骤完成后，将铸件放入氢氟酸液中，投入超声波机振荡10分钟，取出清洗吹干后，在0.1MPa气压下再次喷砂，去除白色反应层。

（6）试戴。去除铸件上的铸道，轻轻打磨不宜用力过大，并用冷水降温，以免产热引起微裂纹。在代型上试戴修整，若为全瓷整体固定桥，可根据口内比色情况染色上釉完成；若为底层瓷固定桥，则需再塑饰瓷，按照牙本质瓷、切端瓷、颈瓷、透明瓷涂塑，然后烧结完成。饰瓷颜色应根据临床比色选配，使全瓷固定桥色泽逼真，具有良好的美观效果。上饰瓷前，底层桥应经 Al_2O_3 喷砂处理。饰瓷烧结程序是从 403℃ 开始，以 60℃/分钟的升温速度升至 800℃，保温，然后干燥 6 分钟，真空状态从 450℃ 开始，799℃ 时结束真空状态。最后上釉完成全瓷固定桥。

（7）粘结。与全瓷冠相同。粘结前先用 4.5%HF 酸酸蚀瓷固位体冠内表面约 2 分钟，冲洗去除 HF（氢氟）酸，干燥，然后在其表面涂一层硅烷偶联剂。基牙表面常规酸蚀，干燥后用树脂粘结剂粘结。粘结后用探针、牙线去除固位体边缘残余粘结剂完成粘结。

（二）渗透全瓷固定桥修复体的制作

渗透全瓷固定桥具有与天然牙相似的光反射、折射和透射作用，同时渗透陶瓷修复体的颜色具有类似天然牙的亮度和透明度，因其弯曲强度高，可制作前、后牙全冠，上、下颌的前牙 6 单位固定桥及后牙 3 单位固定桥，但不适宜于殆关系异常的患者。

渗透全瓷固定桥制作方法是在复制的专用石膏代型上用铝瓷或尖晶石粉浆，涂塑成固定桥的底层，置于炉内烧结后，形成多孔的铝瓷桥雏形，再用玻璃料涂布后烧结。玻璃熔化后渗入氧化铝微粒间的孔隙中，形成高强度的复合体。桥的底层形成后，再堆塑饰面瓷，完成修复体外形。

渗透陶瓷强度高，其弯曲强度可达 450 MPa，最高可达 600 MPa；透光性好，色泽自然美观，耐磨性好。但制作底层时铝瓷烧结和玻璃渗透烧结均需较长时间才能完成烧结过程，而且还需特殊的高温烧结设备，费时、费用较高。

1. 渗透全瓷固定桥修复体制作的适应证和非适应证

（1）渗透全瓷固定桥修复体制作的适应证：①前牙及后牙缺失者；②缺隙的邻牙因外伤折断，或龋坏已治疗者；③前牙有牙间隙者；④对美观要求较高者；⑤前牙为种植体基牙伴前牙缺失者；⑥釉质发育不全并有缺牙者；⑦对金属过敏的缺牙者。

（2）渗透全瓷固定桥修复体制作的非适应证：①基牙错位，不易获得共同就位道者；②基牙牙颈部严重缩窄，不易制备出制备体颈部形态者；③年轻患者，髓室未完全形成，髓角过高者；④深覆殆患者，制备不出间隙，全瓷固定桥固位体不能达到要求的厚度者；⑤基牙制备体的殆面不能制备出1.5mm间隙者；⑥有夜磨牙习惯者。

2.制备渗透全瓷固定桥基牙牙体

基牙的牙体制备方法和要求基本与渗透全瓷冠相同。但应注意必须为瓷厚度提供足够的间隙，以保证全瓷固定桥的坚固性，同时制备体的线角和点角均应圆钝，防止应力集中造成全瓷固定桥固位体的折裂，并应建立固位体的共同就位道。

3.制作渗透全瓷固定桥

（1）取印模、灌模。根据固定桥在牙弓上的位置及上、下牙咬合情况，可取部分牙列印模或全牙列印模，用硅橡胶取模，超硬石膏灌模。模型硬固后，用蜡将基牙上的缺损和倒凹填塞。

（2）建立桥体舌侧的形态。在缺牙间隙的牙槽嵴黏膜上用嵌体蜡形成桥体的舌侧形态，建立的过程中应参考上、下殆关系，为桥体唇（颊）面瓷层留出足够的厚度，唇（颊）面不应有倒凹。

（3）基牙制备体上涂隙料。在基牙制备体上涂代型塑料2~3层，其厚度约45μm，但基牙颈部不涂。

（4）复制模型。用硅橡胶取已涂隙料的初模，可一次完成印模，也可取二次印模，即先用稀的印模材取内垫，然后再用托盘取牙列的印模。用特制石膏灌模，2小时后脱模。待模型干燥后，用铅笔画出基牙制备体的颈缘线，然后在基牙代型上刷一薄层封闭剂。将模型切割制作成可摘代型。

（5）塑铝瓷粉浆。称定量铝粉，采用专用液调拌均匀，超声振荡数分钟，混合成均质粉浆，并在真空状态中处理1mm。然后快速涂塑桥体的唇（颊）侧，再堆塑基牙制备体，将基牙代型完全包裹。通过毛细管作用，代型很快吸收了粉浆中的液体，使氧化铝颗粒缩合形成桥的毛坯，用刀修刮，按照标准条件形成瓷桥的底层结构。需要注意的是，堆塑过程中应持续不断进行，不能停顿，否则粉浆易干燥，而且在固位体底层与桥体底层连接处应堆塑厚些，以保持连接体的坚固性。底层厚度至少0.5mm，胎面至少0.7mm，底层结构应具有天然牙形态的雏形。底层结构完成后涂一层稳定剂。

（6）烧结底层。烧结程序从室温开始，经6小时升到120℃，再经2小时升至1120℃，保持2小时，断电，降温至400℃打开炉门，冷却至室温，取出底层瓷桥。这种烧结是将代型与堆塑的铝粉一同放入烤炉内。在烧结过程中代型工作模收缩变小，烧结后的底层瓷桥很容易从工作模上取下，且无残留物。铝瓷颗粒表面熔接，形成多孔铝瓷桥的底层。

（7）试戴。将取下的瓷桥底层放在主模上检查修整，了解其适合性和精度。在试戴时不应加压，经细粒金刚钻调改后轻缓地戴在基牙制备体代型上。检查各固位体的厚度（壁厚0.5mm，𬌗面厚度0.7mm），并修整形态。最后用蓝色试液检查烧结后的底层结构，其目的是检查底层结构有无隐裂（微裂纹），如果发现隐裂，应重新制作新的瓷桥底层。

（8）玻璃渗透瓷桥底层。将玻璃粉与蒸馏水混合成稀薄的浆，大量涂刷在底层结构的表面上。但不覆盖桥体的底部，以便在玻璃渗入时，空气可从底部溢出。

将底层涂刷后放在0.1mm厚的铂箔片上（约60mm×10mm×0.1mm）。然后进行烧结，将烤瓷炉予热至650℃，30分钟后升至1100℃，保温6小时，断电，降至400℃，开炉，冷却至室温，完成玻璃渗透过程。

用粗粒度的金刚石钻将底层结构上多余的玻璃料去除，玻璃粉尘中含有锐利的颗粒，操作人员应注意保护眼睛及面部，也可使用吸尘器。使用35~50μm的Al_2O_3在0.6 MPa的压力下用微喷砂器喷砂，而固位体和桥体颈部只能用0.3 MPa压力喷砂。

（9）塑饰面瓷形成全瓷固定桥。在塑饰瓷前先磨除瓷桥底层上的玻璃颗粒，然后再涂塑饰瓷。Alpha饰瓷具有临床上所需要的各种瓷，有遮色牙本质瓷（不透明）、牙本质瓷、半透明瓷、透明瓷、校正瓷、颈部瓷、切端瓷等，各类瓷均具有A、B、C、D色系，可根据临床医师的选色进行选瓷涂塑。

涂塑饰瓷时，首先在冠的颈部塑半月形遮色牙本质瓷，用这种瓷将全瓷固定桥的底层全部覆盖；其次用牙本质瓷覆盖遮色瓷，形成全瓷固定桥的最后形态，前牙桥的切端应超过正常长度1.0mm，以备烧结时收缩。烧结温度为960℃，最后塑釉质瓷，涂塑方法是从颈部向切端延伸，并恢复两侧固定桥的接触点。烧结温度为940℃。

（10）粘结。全瓷固定桥修复体完成后，在临床上试戴、调𬌗，达到要求后，经喷砂处理及HF酸处理后，用Panavia 21树脂粘结剂粘结。

（11）渗透全瓷固定桥操作中应注意的事项。具体如下：

第一，修整工作模时，工作模型需要保持干燥，因不干燥，易修去过多的石膏，影响修复体的精度和适合性。

第二，在代型上涂塑铝瓷粉浆时，若制作全瓷固定桥，应从桥体部分开始，因桥体体积大，而基牙只是在其表面涂一层。同时在这一操作步骤中必须形成连接体。在涂刷粉浆时，粉浆必须保持湿润度。

第三，为保持底层结构的坚固性和抗力，底层所有的部分至少应有0.5mm厚度。

第四，当用玻璃渗透时，必须用足够的玻璃料涂塑底层结构，才能确保完全渗入铝瓷内，且不应将玻璃料涂在固位体内面或桥体的基底部，以便烧结时空气的溢出，烧结后小心从铂箔上取下瓷桥。

第五，上饰面瓷形成固定桥的解剖形态时，应在颈部以半月形涂塑不透明瓷（遮色瓷），再用牙本质瓷涂塑，形成全瓷固定桥形态，使制作的全瓷固定桥色泽自然，层次分明，美观。

（三）铸造全瓷固定桥修复体的制作

制作𬌗力小的前牙桥。这种固定桥的制作方法步骤基本与铸造全瓷冠相似，但应注意选择制作铸造全瓷固定桥时，缺牙间隙不应超过原天然牙的近远中径，且不适宜为咬合异常者制作铸造全瓷固定桥。

制作铸造全瓷固定桥时，首先应对基牙进行牙体制备，使两固位体获得共同就位道；其次，用硅橡胶印模材料取精确的印模。在基牙上完成固位体熔模，其形态应与邻牙协调，根据上下颌的𬌗关系制作桥体熔模，熔模应恢复桥体应有的解剖形态，并达到外形美观的要求。在固位体与桥体之间加蜡形成连接体。连接体的熔模应具有一定𬌗龈向高度及颊舌向的宽度，使完成的铸造全瓷固定桥的连接体具有一定的坚固性和抗力作用。铸造全瓷固定桥熔模完成后，进行包埋、铸造、晶化热处理、上釉，其方法同铸造全瓷冠，不再赘述。

三、暂时固定桥修复体的制作

暂时固定桥，是全瓷固定桥在治疗和完成修复前的保护性暂时修复体；是高质量永久性修复体粘结前的过渡性修复体。暂时固定桥的使用时间，因需要而不同，时间可从数小时、数天到数月。

（一）暂时固定桥的主要作用

随着科学技术的发展，人们生活水平的不断提高，人们对生活质量的追求、对美观和舒适的追求越来越高，全瓷固定桥的基牙牙体制备后必须制作暂时固定桥修复。暂时固定桥修复有以下作用：

（1）保护基牙制备体暴露在口腔中，避免空气以及食物的酸、碱、辣的刺激或温度对牙髓的刺激。

（2）暂时固定桥修复后，恢复基牙及缺失牙的正常形态，建立完整的牙列。从而恢复了患者的面部外形及面容的美观和功能，患者可以正常地进行工作和社交活动。

（3）保护基牙制备体与对颌之间的间隙。牙齿是不断移动的，基牙制备后与对颌牙产生一定的间隙，如果不戴暂时固定桥，牙齿移动向𬌗方伸长，则基牙制备体与对颌间的间隙将会变小，影响全瓷固位体的厚度，直接影响到全瓷固定桥的成败。

（4）防止食物滞留在基牙制备体上，保护基牙制备体的清洁卫生。

（5）暂时固定桥试戴时，可以帮助医师检查各基牙之间是否具有共同就位道。若暂时固定桥在口腔基牙上就位困难，则尚应检查并修整基牙制备体，使各基牙获得共同就位道。

（6）通过暂时固定桥，特别是前牙全瓷固定桥在口腔内的试戴，观察、研究固位体桥体是否与同名牙、邻牙协调，美观自然，可酌情适当调整固位体和桥体的形态，使其达到近乎天然牙列美观的要求。

（二）暂时固定桥修复体在基牙制备前后的制作

1.基牙制备前暂时固定桥修复体的制作

（1）在患者清洁口腔后取基牙及缺牙区印模，印模应包含基牙邻近的2~3个牙，以便获得上下颌的𬌗关系。将印模放入水中，防止干燥收缩。

（2）进行基牙牙体制备。

（3）取制备体及缺牙区印模，灌注成石膏模型。

（4）待模型干燥后涂分离剂，调牙色自凝塑料，将塑料堆塑在两个基牙唇、舌面及缺牙间隙处，再将早先取的印模放在固位体桥体的唇舌侧，从𬌗方轻轻向龈方移动，完成固位体唇舌侧外形，然后去除印模再完成桥体形态，完成暂时固定桥制作。

2.基牙制备后暂时固定桥修复体的制作

（1）在工作模型上制作暂时固定桥。具体如下：

第一，当2个或2个以上的基牙完成后，清洗、干燥牙体表面，并选择与缺牙侧邻牙相近似的牙色自凝塑料。

第二，取藻酸钠印模或硅橡胶印模。印模应包含基牙制备体及邻牙，并取对颌印模，使之上下模型有良好的𬌗关系，以便制作出形态、功能良好的暂时固定桥。

第三，将印模灌注成石膏模型，在基牙制备体上及缺牙区牙槽嵴上涂藻酸钠分离剂。

第四，如果为前牙全瓷固定桥，应选择成品牙面，或塑料牙，其大小、形态应根据缺失牙的牙位和缺隙而定。若为塑料牙因其较厚，应将舌侧磨薄，以便自凝胶与之相连接。前牙桥的固位体及桥体均可用成品牙面或塑料牙制作，因手工雕塑的牙体形态不如牙面及塑料牙形态好。

第五，待石膏模型上的分离剂干固后，将上下颌模型对好𬌗关系，两侧用红笔划线。取适量牙色自凝塑料加入单体调拌成糊状，至丝状后，取适量放在固位体及桥体舌侧，用浸有单体的棉签修整舌侧外形，将浸了单体的已制备好的牙面（塑料牙）逐个放在应有的位置上，使之与自凝塑胶有牢固的结合。然后修去多余自凝胶，将对颌模型与自凝胶舌侧面咬合，修去多余塑料。将其放在温水中固化变硬。

第六，从石膏模型上取下暂时固定桥，修整外形，由粗到细打磨光滑，抛光完成。

第七，戴入口内基牙制备体上，修整外形及触点，调𬌗，建立正中𬌗及非正中𬌗平衡。最后抛光，暂时粘结剂粘结。

第八，若为后牙暂时固定桥可用牙色自凝塑料制作，待调拌的塑料至丝状后，先堆塑两个固位体，恢复外形、对咬合，形成殆面，然后再塑桥体和连接体，使桥体与固位体连接牢固，置对颌模型于其上，形成殆面外形。将暂时桥及模型放于温水中，自凝胶变硬后，取出固定桥，修整，打磨，抛光，完成。

（2）在工作模型上完成固定桥熔模制作暂时固定桥。具体如下：

第一，取基牙制备体及缺牙区牙嵴印模，灌注成石膏模型。

第二，在模型上用蜡雕塑固位体及桥体外形，使之与同名牙及邻牙协调对称，这种方法更适用于缺牙间隙异常的情况。

第三，固位体和桥体熔模的龈缘位置及颈部形态，可雕塑得比较完美和理想，建立舌侧殆关系，修整舌（腭）侧形态。

第四，可装盒用热水去蜡，热凝塑料充填完成，也可用自凝塑料完成。可根据临床所选配的颜色，充塞所需牙色塑料。

第五，开盒，打磨，抛光，完成暂时固定桥。

（三）暂时固定桥制作的注意事项

（1）暂时桥固位体、桥体的龈缘位置应适当，特别是固位体的龈缘不能伸至龈沟底，破坏龈上皮附丽，一般要求齐龈缘即可。

（2）暂时固定桥应建立正中殆、非正中殆的咬合平衡，如果有早接触点，有殆创伤，则基牙将会产生损害，甚至病变、基牙移位等，均会影响全瓷固定桥修复效果。

（3）基牙制备体制备完成后不应长期暴露在空气中及口腔中，应尽早将暂时固定桥戴上，以保护基牙。

（4）自凝塑料制作的暂时固定桥应放入温水浴中凝固变硬，使单体释放，否则单体残留于桥内，将对牙龈缘及牙嵴黏膜以及基牙牙髓等产生刺激。

（5）暂时固定桥的粘结应采用暂时粘结剂，以便全瓷固定桥完成后，取出暂时固定桥，粘结永久修复体。若用恒久粘结剂（磷酸锌粘结剂），不仅将来不易去除暂时固定桥，而且其中的酸刺激牙髓，因此绝不能使用。

第四节　可摘局部义齿修复技术

一、可摘局部义齿修复支架的制作

可摘局部义齿支架（framework）包括卡环、间接固位体、连接体等金属部分，其制作常采用铸造和弯制两种方法。可摘局部义齿金属支架如图4-1所示[1]。

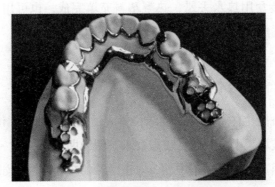

图4-1　可摘局部义齿金属支架

（一）铸造法制作可摘局部义齿技术

铸造法是指在模型上完成义齿支架熔模的制作，再经过包埋熔模、失蜡、熔铸金属等工序将熔模翻制成金属。铸造法常采用带模铸造法完成。因铸造支架系高熔合金，其机械强度好，制作出的义齿体积明显比塑料基托小，舒适美观，故常被广泛采用。

1.制作材料与设备

（1）制作材料。①金属：目前常用的金属为钴铬合金，其熔点在1300℃以

---

❶　图片引自：快资讯，https://www.360kuai.com/pc/940fbf2806fe4475d?cota=4&tj_url=so_rec&sign=360_57c3bbd1&refer_scene=so_1.

上。另外，金合金、钛和钛合金也已用于铸造义齿支架。金合金是以金为主要成分的合金，其组成成分为：金60%~71.5%，银4.5%~20%，铜11%~16%，钯0~5%，锌1%~2%，铂0~3.5%。金合金的熔点为850~1000℃。钛及钛合金的熔点更高，因在高温下易与N、H、O等元素发生反应，使钛和钛合金的优良性能受到影响，因此，钛及钛合金需要专用的牙科铸钛机和铸钛包埋材料才能完成支架的制作；②包埋材料：目前耐高温包埋材料常用的有两种，即硅酸乙脂和磷酸盐包埋材料。前者由石英或刚玉粉加结合剂硅酸乙脂水解液组成，后者由磷酸盐包埋材料与包埋材料专用液或水按一定比例调拌而成。无论哪种包埋材料都应满足以下基本要求：

第一，能耐高温、强度好，能耐受熔化金属注入铸模腔时所产生的冲击力。

第二，高温下不与熔金起化学反应，能确保铸件表面的光洁度。

第三，包埋材料的凝固膨胀和热膨胀能补偿铸金的收缩，使义齿支架具有良好的适合性。

第四，包埋材料应具有一定的透气性。当熔化金属注入铸模腔时，腔内气体受液态金属的挤压后，能顺利地从砂粒间的缝隙逸出，以保证铸件的完整性。如果包埋材料的透气性不好，铸腔内的气体常会混入铸件，形成气泡，影响铸件的质量。铸模透气性的好坏与石英砂的形状、粒径和结合剂的处理有关。大小均匀的圆形石英砂粒比粗细不均的多棱角的砂粒透气好，因圆形砂粒间为球面接触关系。加入结合剂后，可在每颗砂粒表面形成一层胶膜，如果此胶膜量合适，在砂粒间尚有三角形的小空隙，经高温处理后，胶膜失去结晶水，而形成裂隙，使包埋材料具有透气性；③铸造蜡：铸造支架用蜡，可用50%基托蜡片与50%嵌体蜡熔化而成，或在基托蜡片中加1/3嵌体蜡亦可，用以作成卡环蜡条、连接杆蜡条、蜡片及网状蜡片。这些蜡条和蜡片均有成品提供。

（2）制作设备。采用铸造法制作支架所需设备包括烤箱、牙科铸造机（如高频离心铸造机和真空压力铸造机）、喷砂机、切割机等。

2.支架熔模制作技术

支架熔模在模型上制作。有带模和脱模两种熔模制作技术。

（1）带模铸造法。这种方法是先用耐火材料翻制成铸造用模型，然后在耐火模型上制作义齿支架熔模，再将制作好的熔模连同耐火模型一同包埋铸造而成整体支架铸件。该方法适用于大、中型的复杂支架铸件，有制作熔模方便，不易变形，铸件的精度比用脱模法高等优点，是目前普遍采用的。

带模铸造的熔模系紧附于耐火模型上，熔模的收缩受到铸模的限制（称为受阻收缩）。金属熔化铸入后，在凝固过程中有一定的收缩，而这种凝固收缩是在铸模上完成的，也会受到铸模的一定限制（称为半受阻收缩）。加之铸模本身有较大的凝固膨胀和温度膨胀，只要膨胀量能足够补偿以上的收缩量，就能获得精确的整铸义齿支架。

①模型准备。

第一，修整模型：将已画好观测线和设计线的模型放入水中浸透，然后于模型修整机上修整至大小、厚度与复制耐火模型的型盒大小相适应。要求模型与型盒四周应留有一定的间隙。注意在修整模型时不可伤及义齿需覆盖的部位。模型应选用人造石或超硬度石膏灌注。

第二，填除模型上的倒凹：用熔蜡填除模型上影响翻制耐火模型的倒凹。其目的是有利于在翻制耐火模型时模型与琼脂印模的分离，确保琼脂印模的完整和精确。

第三，模型缓冲：主要指在缺牙区牙槽嵴表面和与塑料结合的连接体相应部位的缓冲，方法是将厚度为0.5~0.7mm的蜡片紧贴于这些部位，以利塑料与该部分金属支架相连接。

②耐高温模型翻制。

第一，准备琼脂印模材料：用间接法加热方式熔化琼脂印模材料。其方法是将琼脂凝胶切成小块，放入小瓷汤盆内，再将此盆置于盛有水的锅内，加热琼脂凝胶熔化。在加温过程中，要不断地搅拌熔化的琼脂，使其成一均匀而光滑的脂质流动体。也可以在微波炉里加热熔化，待完全熔化后，将瓷盆从锅内取出并搅拌，使琼脂温度降至50~55℃，或用手指试不觉很热，即可使用。

第二，安放模型于型盒内：将准备好的模型先放在冷水中浸透。冷水最好为浸泡过石膏的饱和水，以免浸泡的模型石膏表面被溶解。去除模型表面的多余水，然后将模型安放于型盒的中心部位，并用胶泥或粘蜡将模型底部固定于型盒底部，以防止取琼脂印模时模型移位。

第三，翻制耐高温模型：将熔化好的琼脂印模材料由型盒边缘少量、持续缓缓注入，并同时振动型盒，以便气泡排除，直至注满型盒。可稍超出一些，以补偿琼脂凝固时的体积收缩。让其自然冷却至胶胨状。也可将型盒放在2.5cm深的水中，在自来水龙头下冷却，待琼脂中间部分下陷显示有收缩发生时，再将型盒浸没在水中至琼脂冷却至完全凝固。小心取出模型检查确定琼脂印模清晰完整后，将型盒置于振动器上，再按粉100g、水（或专用液）13mL的比例调拌磷酸盐耐火温模型材料，灌入琼脂印模内，同时开启振动器，以利材料的流动和空气的逸出。

约1小时后取出复制的耐火模型（铸模）。让其自行干燥，或在低温（80~100℃）烘箱内烘烤1~1.5h，使铸模干燥。然后将已干燥的铸模浸入120℃左右熔化的蜂蜡中，浸泡30s。取出铸模再放入100℃的烘箱内，使模型上的蜂蜡液均匀吸收后，取出铸模，让其自然冷却备用。目前多采用表面涂或浸泡模型硬化剂来替代浸泡蜂蜡。其目的是：增加模型的强度，在制作支架熔模时，铸模不易受到损坏；有利支架培模紧密贴合于铸模上；封闭铸模上的微孔，避免以后包埋材料的液体被吸入；待高温去蜡后，留有空隙，以便铸造时空气的逸出。

③支架熔模制作：按石膏模型上的设计，用易着色笔将卡环、连接体、连接杆、金属网架等义齿支架的位置和形状准确描记在耐火模型的相应部位上。再用预成品蜡件成形法或滴蜡成形法、或两种方法结合使用制作支架熔模。如卡环、大连接体、网状支架、基托多采用成品蜡件成形法制作；而𬌗支托、熔模边缘和需要加厚的连接处，多采用滴蜡成形法制作。

④安放铸道：铸道为熔金流入铸模腔的通道，与铸件能否铸造成功有密切关系。铸道的直径、数目和位置与铸件的体积大小及类型有关。可分为单一铸道和多数铸道两种类型。

第一，单一铸道：适用于上颌大面积金属基托铸件。采用直径为6~8mm粗的蜡柱放于熔模后缘中份形成单一铸道。

第二，多数铸道：多用于大件可摘局部义齿的支架熔模。多数铸道除安放于主铸道外，还另安放2~4个辅铸道，其末端都通向共同的主铸道。主铸道用直径为2~4mm或6~8mm的圆形蜡条做成，辅铸道用直径1~1.5mm的蜡条做成。要求各辅铸道的长短应大致相等，以便在铸造时熔金能同时流到铸件的各个部分。因此，主铸道尽可能位于铸件的中份。

根据义齿支架熔模的大小、形状和部位设计主铸道和辅铸道。铸道应安放于熔模较厚处，辅铸道的数目和粗细应与铸件的大小和体积呈正比。一般情况，每1卡环安放1辅铸道，连接杆可安放2个辅铸道。应以数量少而又能保证在熔铸时液态金属能顺利铸满铸腔为宜。要求在主铸道和辅铸道的连接处应加蜡形成储金球，以弥补熔铸合金收缩对铸件的影响。

安放铸道方法有两种。一种是正插法，即将主铸道安放在熔模的上方，辅铸道安放在支架熔模上舌杆或腭杆的两端、两侧的固位体、连接体或网状熔模上；另一种是反插法，又称倒置法，即将主铸道安放在熔模所在模型的底部，安放主铸道前，将带有熔模的耐高温模型底部磨薄，在模型的中心处（上腭顶和下颌口底的中心）用小蜡刀凿一直径约20mm的大孔，再安放主铸道。也可在复制耐高温模型时，在琼脂印模中心部安放浇铸口成形器，使复制出的耐高温模型的中心处形成一孔，作为主铸道的安放位置。辅铸道的一端与主铸道相连，另一端与支架熔模上直接固位体、金属基托或网状支架部分的熔模相连。反插法具有安放铸道少、不影响支架熔模的完整性等优点。

如铸型大，为防止铸件的细微末端处滞留空气，造成铸件铸造不全，在安放完铸道后，可在熔模四周或边缘附加几个直径为0.5mm的细蜡线，形成排溢空气的通道。在安放好铸道后，将整个熔模连同铸模主铸道固定于坩埚成形器（铸道座）上，以备包埋。

（2）脱模铸造法。脱模铸造法不需翻制耐火模型，熔模制作是在人造石或超硬度石膏工作模型上制作。将制作好的熔模从模型上脱下，然后再进行包埋铸造。该方法主要适用于铸件体积小，如𬌗支托、卡环、局部金属基底、单个舌杆、腭杆、单个金属𬌗面、𬌗垫的制作。在无带模铸造条件，而义齿支架体积又大时，可在人造石工作模型上采用脱模法分段制作支架熔模，然后包埋铸造，再将打磨抛光好的各部件焊接连成一整体。其制作熔模的方法及要求同前述，但在制作时应注意以下事项。

第一，在制作熔模之前，应先在人造石模型表面涂一层藻酸钠分离剂或将模型用冷水浸泡湿，以免熔模粘在模型上。

第二，按设计要求在模型上完成支架熔模，并根据各熔模的具体情况安放铸道。完成支架熔模后，不要急于从模型上取下熔模，应将模型放于温水（35℃）和冷水中交替浸泡，使熔模经过反复的膨胀和收缩后，再从模型上小心脱下熔模。这样既易从模型上取下熔模，又不致变形。然后分别将熔模插在铸道座上的主铸道上。

第三，若支架熔模体积较大，可在熔模上安放工艺筋。即选用一长短适宜的20号不锈钢丝，两端用少量蜡分别固定在熔模的两侧，再连同熔模从模型上脱下进行内包埋。待内包埋材料凝固后，取下钢丝做外包埋。若取下钢丝较困难，也可连同一起包埋铸造，最后从铸件上切除钢丝即可。

第四，制作支架熔模过程中，最好不使用吹灯吹光熔模，以免熔模某些部分变薄，从模型上取下时容易变形。必要时，可用酒精棉球擦洗熔模不光滑处。

第五，包埋时，所用包埋材料不宜太稠或包埋过厚，以减少熔模变形的可能性。

3.包埋熔模制作技术

（1）包埋熔模的目的。

第一，形成铸型腔，便于铸造成形。

第二，利用包埋材料的热膨胀和凝固时的膨胀以补偿铸金的体积收缩，使铸件的体积和熔模完全一致。

（2）包埋熔模的方法。

第一，脱脂、清洁熔模：包埋前用毛笔蘸肥皂水或75%的酒精轻轻将制作好的支架熔模表面涂刷一遍，以去除油脂，然后用清水冲洗干净，这样可避免在包埋熔模时产生气泡，不会使铸件表面形成小瘤状物。

第二，选择包埋材料：按照铸金的性质选择包埋材料。义齿支架多用钴铬合金制作，常选用高熔合金包埋材料，如硅酸乙酯包埋材料和磷酸盐包埋材料。硅酸乙酯包埋材料由石英或刚玉粉加结合剂硅酸乙酯水解液组成，磷酸盐包埋材料由耐高温的石英、方石英和磷酸盐结合剂组成。若义齿支架用钛或钛合金制作，应采用专用的铸钛包埋材料包埋熔模。

第三，包埋：常采用内包埋和外包埋法完成熔模的包埋。

内包埋：将硅酸乙酯包埋材料的粉液按2∶1或3∶1的比例调和，用毛笔均匀涂在支架熔模上，并将整个支架熔模包埋。再用干毛笔撒上一些粗石英粉（100目），以吸出多余的胶液，使砂粒与砂粒间接触紧密，加温后才有较好的体积膨胀，以补偿铸件的收缩，又能提高内包埋材料的强度和透气性。待包埋材料凝固后，放入浓氨气瓶内干燥20分钟后取出，同上法作第二次包埋后，再放入氨气瓶内干燥约1小时。待内包埋材料完全凝固后，将铸模放置通风处使氨气散失。要求包埋材料厚度达2~4mm。

磷酸盐包埋材料具有较好的凝固膨胀和温度膨胀，除了可用作复制耐高温模型外，也可用做支架熔模的包埋。包埋的方法是按100g磷酸盐包埋材料与13mL专用液或水的比例，调拌后直接倾倒入铸造圈内进行支架熔模的包埋。

外包埋：选择大小、高度适宜的铸造圈将已完成内包埋的熔模置于铸造圈内合适的位置。用水调拌外层包埋材料（60~120目石英4份，石膏1份），将其顺一个方向缓缓倒入铸造圈内，直至注满为止。注意应同时振荡铸造圈，以便空气逸出。

4.焙烧铸造技术

（1）焙烧铸造圈。①焙烧铸造圈的目的：一是除去铸模中的潮气；二是使蜡质完全汽化、消失；三是经高温焙烧后，铸造圈和包埋材料产生一定的温度膨胀，获得一个能补偿铸金收缩的铸模腔；②焙烧铸造圈的方法：待包埋材料完全凝固后，取下坩埚成形器，将铸造圈的铸道孔向下放入电烘箱内，逐渐加温至400℃，维持30分钟，使蜡质大部分熔化外流，然后将铸造圈孔向上，继续加温，使残余蜡质继续燃烧和挥发干净。当温度升至900℃时，维持20分钟，铸造圈呈赤红色时，即可开始铸造。为了能够更好地补偿铸金收缩，也可在包埋料完全硬固后，去除铸造圈，再进行焙烧。在把铸模放入电烘箱焙烧之前，应先放在铸造机上调节重量平衡，标记好铸模放置的方向位置，以方便今后重新放置热铸造圈铸造；③焙烧铸造圈的注意事项。

第一，铸造圈加温不能过快，以免铸造圈内水汽蒸发过急而导致包埋材料爆裂。

第二，铸造圈升温的程度，应根据使用铸金的种类及包埋材料的热膨胀系数间的关系而定。

第三，不能在铸造圈升温至预定温度后停留过久，或降温后又再升至预定温度才铸造。否则会影响包埋材料的强度，降低铸件的精度和光洁度。

第四，若无电烤箱改用炭炉或电炉加温，可根据铸造圈焙烧后的颜色确定温度。400℃以下铸造圈无色泽改变；500~600℃铸造圈呈暗红色；700~800℃铸造圈呈樱桃红色；900~1000℃铸造圈呈赤红色。不过不同包埋材料需要焙烧的温度不同，应按其说明书上的要求操作。

第五，若用炭炉加温，铸造圈的铸道口应始终保持向下，以免杂质落入铸模腔内。

（2）铸造。目前用于铸造义齿支架的金属多为钴铬合金，其熔点在1300~1500℃，故俗称为高熔合金。现多采用牙科高频感应离心铸造机，高频感应铸造机加温可高达1400℃以上，具有熔金速度快、合金熔化均匀、元素烧损少、不增碳、无弧光、操作方便、成功率高等优点。其操作方法是：将适量的铸金锭放于坩埚内，再将焙烧好的铸造圈放入铸造圈承托架上，并平衡离心旋转臂，开启电源开关，待合金熔化呈球面时，按动离心键，离心旋转臂则转动、加速，熔金即顺铸道流入铸模腔内，约30秒后离心机停转，浇铸结束。若选用钛或钛合金铸造义齿支架，应采用专用牙科铸钛机铸造。在使用牙科铸造机时，应严格按照铸造机的操作规程进行，并注意安全防护和对机器的维修保养。

（3）铸件的处理。浇铸后，金属铸件的冷却方式和速度与保持和提高铸件的性能有密切关系。如果处理不当，铸件有发生变形的可能。铸金为钴铬合金，浇铸后，将铸造圈置于空气中自然冷却至400℃以下，从包埋材料中取出铸件，让其自然冷却至常温。铸件经过清洗除净其表面上的包埋材料后，即可进行抛光。

①喷砂：用喷砂法除去铸件表面的氧化膜和残留的包埋材料。将铸件放在喷砂打磨机内，利用压缩空气的压力，使100~150目的金刚砂（碳化硅）以50~70m/s的速度从喷枪中喷射到铸件表面，以除去铸件表面上的氧化膜及黏附的包埋材料。在喷砂过程中，应经常改变铸件的位置，使铸件各面被均匀喷射，以免某处因冲刷过多而变薄，影响支架的强度。喷砂时压缩空气的压力视铸件的厚度而定，铸件厚度为0.5~1.5mm时，采用0.15 MPa压力，厚度为1.5~4.0mm时，采用0.25~0.35 MPa压力。完成喷砂后，再用沙片、砂轮切除铸道和铸件表面上的金属小瘤。

②磨平：磨平是利用两种不同硬度的物质相互摩擦和切削的作用，使硬度低的物质被硬度高的物质磨损和切削。支架的磨平是利用此原理，用各种

磨平器材（砂石针、砂轮、沙盘、砂纸、金刚砂橡皮轮等）在适当的压力和转速下，磨除铸件表面不平整的部分，使支架各部分达到要求的厚度和外形。然后，将支架放回模型试戴，如不能戴入或有不贴合，则需找出其原因，进行针对性磨改，使支架与模型完全贴合后，摘下支架，用砂纸圈由粗到细打磨。

③抛光：常用的有打磨抛光和电解抛光。

第一，打磨抛光：支架经过磨平后，用橡皮砂轮将铸件表面磨光，然后用绒轮擦上抛光膏（金合金用Fe_2O_3抛光，钴铬合金用Cr_2O_3抛光），使支架表面高度光亮。磨光时压力要轻，速度宜快。注意每次都要使用清洁的抛光轮，否则会有异物嵌入支架表面，导致以后支架着色。要求选用精细的研磨材料抛光，支架表面才会被研磨成镜面。

第二，电解抛光：也称电化学抛光，即利用电解作用，将金属表面熔去一层，电解槽的负极为铅板，铸件挂在正极上，置于电解槽中。通电后铸件表面被电解熔解，熔解的金属和电解液形成一层黏性薄膜，覆盖在铸件高低不平的表面上。凸起部分覆盖得较薄，凹陷部分覆盖得较厚。薄膜厚薄不同，表现出的电阻也不同，膜越厚，电阻越大，膜薄则电阻小。因此凸出部分的电流大于凹陷部分，电流大处金属熔解快，凹陷部分电流小，金属熔解慢，这样高低不平的铸件表面经电解后得到调整而变得平整光滑。

电解抛光的注意事项：在电解过程中，要随时搅拌电解液，使析出的气泡能自由排出，防止形成气体绝缘层影响抛光效果；若电解液已变色，应更换新的电解液；严格按操作规程进行操作，注意个人安全和防护。

（二）弯制法制作可摘局部义齿技术

弯制法是按模型设计，利用各种器械对成品不锈钢丝和杆进行冷加工来完成义齿支架的方法。由于采用该法弯制𬌗支托、对抗臂和大连接体远不如铸造法优良，但弯制卡环固位臂弹性好，亦易于调改，价格又低廉，故目前义齿支架（除整体铸造外）多采用铸造和弯制联合使用的方法完成。

1.卡环弯制技术

（1）材料。主要用不锈钢丝弯制卡环。不锈钢丝有多种规格，适合制作卡环的有四种：①21号（直径0.8mm）：适用于弯制前牙卡环；②20号（直径0.9mm）：适用于弯制前磨牙和磨牙卡环；③19号（直径1.0mm）：适用于弯制磨牙卡环；④18号（直径1.2mm）：压扁后，用于弯制殆支托。现已有锻制的用于弯制殆支托的扁形钢丝。

（2）弯制卡环常用器械。弯制卡环常用的器械有日月钳、长鼻钳、小三头钳等。

第一，日月钳：主要用于弯制卡环的弧度。

第二，小三头钳：作用与日月钳相同。

第三，长鼻钳：用于弯制卡环的转角，固定已弯制成形的卡环部分，以免弯制其他部分时使已弯制好的部分产生变形。

第四，尖头钳：作用与长鼻钳相同。

第五，切断钳：用于切断不锈钢丝。

（3）弯制卡环的注意事项。

第一，在模型上画出基托应伸展的范围，在此范围内合理设计各卡环连接体应放置的位置。连接体位置放置合适，可增强基托的坚固性。否则，可使基托出现薄弱区，在使用中基托容易发生折断。连接体与模型之间应保持0.5~1.0mm距离，以利塑料能完全包埋连接体。

第二，卡环的弹性部分应位于基牙的倒凹区内，并与石膏模型上的基牙轻轻接触。但不宜过低，以免压迫龈组织。卡环的坚硬部分应位于基牙的非倒凹区，其位置以不妨碍咬合为宜。

第三，弯制卡环时，卡环固位臂的转弯处应呈圆弧形，避免有直、锐角转弯。切忌在某一处反复弯曲调改，否则卡环丝容易发生折断。

第四，在弯制过程中，每次比试时，卡环丝只能轻轻与模型接触，以免损伤模型而影响义齿就位。

第五，在弯制时，用力应适当，以保持卡环丝表面光滑。

第六，应将卡环尖端磨圆钝。

第七，殆支托及卡环肩不能影响咬合。

（4）各类卡环的弯制方法。

①单臂卡环：只有一个弹性卡环臂，位于基牙颊唇面倒凹区起固位作用。应用此型卡环时，均采用基牙舌、腭侧基托作对抗。

取一段20号或21号不锈钢丝，将尖端用小砂石磨圆。左手持不锈钢丝，右手握尖头钳，夹住不锈钢丝末端，左手拇指放在钢丝下面，两手同时缓慢向相反方向转动，使钢丝末端形成弧形。将其放于基牙颊、唇面比试，确定是否需要调整其弧度，使之与模型基牙上的卡环线相吻合，并用红铅笔在钢丝需转弯处做记号。用尖头钳夹在记号的稍后处，左手拇指压钢丝向下弯曲，再用尖头钳夹住卡环连接体需转弯处，顺模型上所画出的连接体走向弯曲。然后放回模型检查转弯的部位是否合适，否则应调整至合适。调整卡环连接体可用日月钳调改。调整时要注意消除早接触。要求卡环的连接体部分与基牙邻面间应保持约0.5mm间隙，与模型其他部分相距0.5~1mm。弯制好后，用蜡或自凝塑料将卡环固定在模型上。

②牙间卡环：又名隙卡，是临床上常用的单臂卡环。因其通过两邻牙的船外展隙，与前述的单臂卡环相比较，除有固位作用外，尚有支持作用。

用上述方法弯制出颊臂的弧形后，在基牙与相邻牙的颊外展隙处，用日月钳或小三头钳将钢丝稍向下弯曲使其与之贴合。将卡环丝放于模型上比试，用铅笔在钢丝位于船外展隙颊侧边缘处做记号，用尖头钳夹在记号稍下方，用左手拇指加压钢丝，使其向船方弯曲至与模型上的船外展隙贴合。再用铅笔在卡环丝位于船外展隙的舌侧边缘处做记号，用日月钳夹在该处，使钢丝顺舌外展隙下降，进入舌、腭侧基托范围内，并按模型上连接体设计画线弯制，与其他连接体相连接。但应注意卡环丝的连接体不能进入基牙舌、腭侧和牙槽嵴黏膜倒凹区内。

③双臂卡环：在基牙的颊面和舌面各有一臂，颊臂为固位臂，舌臂为对抗臂。

用尖头钳或日月钳弯制。将卡环位于缺隙部位的连接体弯成U形，再将U形同时向上弯曲，斜行至基牙邻面导线上。然后在两根钢丝的转弯处做记号，用尖头钳夹持在记号之后，用左手指加压钢丝，将颊侧丝弯向基牙颊侧，按卡环线位置走向形成颊侧固位臂，要求与基牙颊面贴合。用同样方法弯制舌臂，因舌臂为对抗臂，要求位于导线上。

④三臂卡环：由船支托、颊臂和舌臂组成。此型卡环具有支持、固位和稳定的作用，常用于后牙。现以第一磨牙缺失的活动桥支架弯制为例介绍其卡环弯制方法。

第一，船支托弯制：将18号不锈钢丝压扁成厚约0.6mm、宽约1.8mm的钢片，或选用锻压的半成品不锈钢片，用小轮形石将钢片一端磨圆。左手持钢片，右手用尖头钳夹住钢片的末端，向下弯成一钝角。根据缺隙的近远中距和殆龈向距离的大小，将支托钢片的连接体部分用日月钳弯制成一定的弧形，在模型上比试合适后，用铅笔做记号。再弯制另一端基牙上的殆支托，并磨圆其尖端。要求支托与基牙的支托凹贴合，支托的长度一般为基牙邻面近远中向长度的1/4~1/3，支托的连接体应与基牙邻面和牙槽嵴保持一定的间隙，且不能进入倒凹区。这样既可避免磨损模型，又可使其完全被包埋在塑料基托内，也不会影响义齿的戴入。将弯制好的支托用蜡固定在两基牙的邻面。

第二，卡臂弯制：按单臂卡环的弯制方法，弯制好其中一基牙的颊侧固位臂，在转弯处用铅笔做一记号。用尖头钳固定前面已弯好的部分，用左手拇指加力，使钢丝弯向缺隙内至支托连接体的颊侧，并横过支托连接体。再向上弯曲，向另一基牙的舌邻交界的导线处靠拢，在该处用铅笔做记号。再弯曲钢丝向下，使其沿基牙舌侧导线贴合于模型上，形成舌侧对抗臂。用熔蜡将其固定在前后基牙上。同法弯制另一基牙颊侧固位臂和相应基牙上舌侧对抗臂，并用蜡固定。注意卡臂和殆支托的连接体的交叉重叠应放在缺隙殆龈向垂直距离较大的部位，以免影响人工牙殆面塑料的厚度。

若缺隙殆龈向垂直距离较小，卡臂连接体走向可与殆支托连接体平行，即由一基牙的颊侧固位臂弯至另一基牙的颊侧固位臂。另一卡臂则由舌侧至舌侧。

若缺隙较长或为远中游离缺失时，各基牙上的支托及卡臂应分别弯制。其弯制的方法与双臂卡环相同，有时也可只弯制颊侧固位臂，舌侧对抗臂用基托与基牙舌面接触来代替对抗臂的作用。

⑤分臂卡环：适用于Ⅱ型导线的基牙，故又称Ⅱ型卡环或倒钩卡环，位于基牙颊面，卡环尖端止于基牙颊面的近中倒凹区。有条件者，这类卡环宜采用铸造法制作。

殆支托的弯制与前述相同。卡环颊臂的弯制从基牙近缺隙侧的倒凹区开始，用尖头钳将钢丝弯一弧形与基牙颊面相贴，在转弯处用铅笔做记号。用尖头钳或日月钳将钢丝弯向龈方，越过龈缘2~3mm，再用尖头钳将钢丝向缺隙方向弯曲成一弧形。要求钢丝与模型轻轻接触，以免患者戴义齿后压迫龈组织。钢丝行至缺隙处即可弯向上，进入缺隙内与支托连接体相连。取另一段钢丝弯制舌臂，有时可用基托代替舌臂作用。若基牙牙冠较长亦可弯制成反Ⅱ型卡环。

⑥圈形卡环：为三臂卡环的一种变形。多用于向近中舌侧或近中颊侧倾斜的远中孤立的磨牙上。基牙只有颊侧或舌侧有倒凹，而其对侧面无倒凹。卡环的游离端位于倒凹区内起固定作用，位于非倒凹的舌侧或颊侧起对抗臂作用。为了避免卡臂过长而易变形，可选择适当粗些的钢丝弯制，或用塑料基托包埋固定起对抗臂作用的钢丝。

按前述方法弯制𬌗支托，并固定于模型上。若基牙向近中舌侧倾斜，卡环由舌侧倒凹区开始弯制，再沿基牙远中面至颊侧轴面弯制。卡臂在颊侧轴面上的位置，以不影响对颌牙的咬合为准。然后由颊面转入基牙近中的缺隙区内，与支托连接体相连。

⑦对半卡环：对半卡环是由两个卡臂组成。适用于近、远中均有缺隙的孤立前磨牙或磨牙。

近、远中𬌗支托的弯制与前述相同。颊侧卡臂的尖端位于倒凹区内，舌臂位于非倒凹区，颊、舌臂应分别弯制，方法与前相同。

⑧长臂卡环：卡臂包括两个基牙。卡臂在邻近缺隙的牙上为坚硬部分，位于其非倒凹区；在远离缺隙的牙上为弹性部分，位于该牙的倒凹区。多用于近缺隙牙的健康不良或无适宜倒凹时，其弯制方法与三臂卡环相同。

⑨邻间钩：通过接触良好的两邻牙的舌外展隙、𬌗外展隙，止于颊外展隙内。弯制前，用小刀将模上两邻牙颊面接触点下的石膏修去0.5mm。将钢丝末端磨圆滑，弯成钩状，进入接触点下的邻间隙内，然后按隙卡的弯制方法完成。邻间钩适用于基牙牙冠短，无适宜倒凹可供固位者。

2.连接杆弯制技术

连接杆的作用是将义齿的各部分连接成为一整体并传递分散𬌗力。

（1）材料。用成品不锈钢连接杆弯制而成。连接杆中份较厚，两侧较薄，末端呈锯齿状或分叉，以利与塑料连接。用于上颌者称为腭杆，宽为3.5~4mm，厚约1.5mm。成品腭杆只能用作后腭杆。用于下颌者称为舌杆，呈半梨形，宽为2.5~3mm，厚为1.5~2mm。

（2）弯制连接杆常用器械。弯制连接杆常用器械包括弯杆钳（大三头钳）、大日月钳、平头钳、切断钳。

（3）弯制方法。

第一，腭杆的弯制：后腭杆位于上颌部硬区之后，颤动线之前，两侧微向前，止于第一、二磨牙之间。

用弯杆钳将成品腭杆两端向前弯曲成弧形。再用大日月钳将腭杆中部平的一面向下弯曲，使之适合于模型上设计的位置，腭杆两端用大日月钳使其弯向模型与卡环或支托的连接体接触。

第二，舌杆的弯制：舌杆应位于下颌余留前牙舌侧龈缘与舌系带和黏膜转折之间。

选择一适合型号的成品舌杆，先用弯杆钳弯制舌杆两端至模型上设计的位置，再用大日月钳弯制舌杆中部，使之与模型接触，接触的程度随义齿的支持形式和牙槽嵴的外形而有不同。下颌前牙区牙槽嵴舌侧的形态有垂直形、倒凹形和斜坡形。牙槽突出为垂直形者，舌杆可与模型轻轻接触；倒凹形者，舌杆应位于倒凹之上，决不能进入倒凹内，否则，义齿在戴入和摘出时将损伤黏膜软组织；斜坡形者，则依义齿的支持形式而不同，为牙支持义齿者，舌杆可与模型轻轻接触，混合支持式者，舌杆应适当离开模型些，以免义齿下沉时而损伤黏膜组织。连接杆弯制完成后，用蜡将其固定于模型上。

完成支架弯制后，应将全部支架连接为一整体，以免填塞塑料时移位。连接支架的方法有：锡焊法：在焊接处先涂焊媒（正磷酸），再用20W电烙铁将焊锡熔化于支架连接处即可。

（4）弯制连接杆的注意事项。

第一，连接杆与黏膜的接触关系，随义齿的支持形式而不同。鞍基前后均有基牙支持的牙支持式义齿，连接杆可与黏膜轻轻接触。鞍基为游离端者，连接杆与黏膜之间应有0.5mm的间隙，以免义齿受力下沉时连接杆压迫黏膜。

第二，弯制时为了不致磨损模型，可在模型上放置连接杆的部位，均匀涂约0.5mm厚的基托蜡或放锡箔或贴胶布。这既可保护模型不被磨损，又可确保连接杆与黏膜之间留有必须间隙。但是间隙不能过大，以免嵌塞食物；在上颌还可能由于唾液在杆与黏膜之间的流动，刺激腭部黏膜，引起患者恶心。

第三，连接杆两端被包埋在塑料基托内的部分，应离开模型0.5~1mm，并与卡环或支托的连接体靠近，使其便于焊接或塑料固定，以免填塞塑料时连接杆发生位移。

第四，连接杆不应放在黏膜组织和基牙的倒凹区内，以免影响义齿就位。

第五，弯制时，不能用钳子在一个部位反复弯曲扭转，否则，连接杆容易折断。

第六，弯制完成后，连接杆应抛光。

二、可摘局部义齿人工牙的排列与雕刻修复

将完成的支架固定于模型上后，即可开始排列人工牙或雕刻人工蜡牙。可摘局部义齿人工牙的排列，前牙缺失者多采用成品塑料牙、瓷牙排列；后牙缺失则视缺隙大小、殆龈高度、咬合关系、殆力大小及支架的位置等情况而定，可采用成品牙，或雕刻蜡牙，或金属塑料混合牙。

（一）人工牙的选择方法

人工牙的选择包括颜色、形状、大小和种类四方面，应根据患者口腔的具体情况来选用。

（1）缺牙部位和数目。根据缺牙部位和数目选择相应大小的人工牙，如前牙缺失，且覆殆关系正常，可选用成品的塑料牙或瓷牙排列；后牙缺失，缺隙较大，殆龈距离较大，可选用成品塑料牙或瓷牙排列，但最好选用塑料牙，便于调磨。若殆龈距或近远中距小，可选用金属殆面牙。若缺隙不便于排列成品人工牙，可选择先雕刻蜡牙，以后填塞塑料换成塑料牙。

（2）人工牙的颜色。人工牙的颜色尽可能与口内余留牙一致。当单颌前牙缺失或个别前牙缺失时，人工牙的颜色应与邻牙或对颌牙一致，否则会影响美观。

（3）人工牙的外形。人工牙在形态上应与同名牙、邻牙或对颌牙协调一致。尤其是上中切牙，应参照患者的面型、颌弓形态，尽可能与之协调一致。

（4）人工牙的大小。人工牙的大小、宽窄取决于缺隙的大小。后牙人工牙应选用殆面比天然牙小的人工牙，游离端义齿人工牙更应如此。人工牙的长度应与天然邻牙长度协调，若前牙全部缺失，可按全口义齿选牙原则选牙。

（二）可摘局部义齿人工牙的排列技术

1.人工牙排列的要求与注意事项

（1）前牙的主要功能为切割食物、发音和恢复面容美观，前牙人工牙的排列始终应遵循这三个要点。

（2）个别前牙缺失，可参照邻牙或对称同名牙的唇舌向、切龈向的位置及其扭转度，以及与对颌牙的咬合关系排列，力求协调对称，达到自然美。

（3）多数前牙缺失，或上、下前牙全部缺失时，两中切牙的近中接触点应与面部中线一致，尤其两个上中切牙的近中接触点更应居中，以免影响美观。另外，前牙的覆盖和覆𬌗不宜过大，若覆𬌗过大，将有碍下颌前伸𬌗运动；若覆盖过大会影响美观和发音，或影响前牙的切割功能。

（4）人工牙的颈缘应与相邻天然牙颈缘位于同一水平上，牙龈缘的最高点与牙轴一致，否则影响美观。

（5）若缺隙大，多为原天然牙有牙间隙存在，可选择人工牙稍大于对侧天然牙排列，且将其近远中稍磨窄，切角稍磨钝，使其看起来显得略窄，或增加人工牙的近远中向倾斜度，或使牙齿间保留小的间隙。

（6）若缺隙过窄，人工牙不能按正常位置和数目排列时，可将人工牙作不同程度的扭转、倾斜或与邻牙重叠，或将人工牙减径或减数排列。最终采取何种办法排列，最好征求患者的同意。

（7）若上前牙缺失，前牙覆𬌗大或牙槽嵴较丰满时，只能选用成品塑料牙，磨改其盖嵴部和舌面后再进行排列。

（8）若前牙为反𬌗关系，轻度者，可排成浅覆𬌗；中度者，可排成切𬌗；严重者，可排成反𬌗。但应注意在人工牙与相邻天然牙相接处应排成自然的弧形，使之协调一致。

（9）若前牙缺失较多、咬合关系异常或患者有特殊要求者，在模型上排好牙后，应在患者口内试戴检查人工牙的位置、形状、颜色及咬合关系，看是否符合功能及美观要求，并征求患者对人工牙排列的意见，然后进行适当的调整，获得一个医患均满意的人工牙排列效果。

2.排牙技术

（1）个别牙缺失或不需在口内试戴者，缺隙区牙槽嵴丰满，不制作唇侧基托，排牙前用小刀将缺隙唇侧模型与人工牙盖嵴部接触区的石膏刮去一薄层，使义齿完成后，人工牙的颈部与黏膜紧密贴合。若缺隙区牙槽嵴凹陷，则应制作唇侧基托。将选好的人工牙在模型上比试，若人工牙稍宽，可用轮形石磨改远中邻面。若人工牙较长，则按牙颈部外形要求磨短牙冠颈部。若人工牙唇舌过厚，则磨改牙颈部和舌面。将预备好的人工牙用蜡固定在模型的缺牙区，并按上、下颌的咬合及与相邻牙的关系，调整人工牙至合适的位置。

（2）多数前牙缺失时，排牙前，先将模型在水中浸湿，以便排好的人工牙连同基托蜡片取下，在患者口中试戴，这样就不会损伤石膏模型。然后取一小块基托蜡片，烤软后铺于缺牙区，并修去蜡片的多余部分，用热蜡刀烫软基托蜡，将选好的人工牙固定其上，并按要求调整其至合适位置。在此过程中，蜡刀不宜过热，以免将蜡熔化而粘于模型上，使基托不易取下或损坏模型。在患者口内试戴排好的人工牙后，再继续完成义齿。

（三）可摘局部义齿后牙的排列和蜡牙雕刻技术

1.后牙排列的要求与注意事项

（1）修复后牙的目的是恢复咀嚼功能，要求人工牙与对颌牙应有良好的咬合接触。

（2）后牙为非游离缺失时，人工牙应按前后余留牙位置排列。若为游离缺失，应按照牙槽嵴顶的位置排列。若上、下牙槽嵴或一侧牙槽嵴与对颌天然牙呈反𬌗关系，轻者可将上后人工牙稍排向颊侧或下后人工牙稍排向舌侧，以建立正常的覆𬌗关系；中度者，可先排成对𬌗关系（即上、下后牙同名牙尖相对），再适当磨窄下后牙颊面，或将上后牙颊面加蜡，以建立一定的覆𬌗覆盖关系，以免发生咬颊现象；严重者，则应排成反𬌗关系，后牙排在牙槽嵴顶上，目的是使𬌗力直接传递于牙槽嵴顶，有利于义齿的稳定和减少牙槽骨的吸收，否则将对基牙产生不利影响，义齿基托容易发生折断。

（3）上、下后牙全部缺失，或仅留极少余留牙，或一侧颌为全牙列缺失时，在排列后牙时应注意平分颌间间隙，并形成适当的纵𬌗曲线和横𬌗曲线，达到前伸和侧向𬌗平衡。

（4）适当减少人工后牙的颊舌径，以减轻基牙负荷和保护牙槽嵴。

（5）若缺隙的垂直距离或近远中距离较小，可用金属𬌗面的人工牙，以免义齿破裂。

（6）第一前磨牙缺失时，人工牙牙冠的长度应与尖牙牙冠长度协调一致以利于美观。

（7）若缺隙殆龈向距离短，影响成品牙的排列，可采用雕刻蜡牙的方法完成人工后牙。

2.排牙或雕刻蜡牙的技术

（1）个别后牙缺失。取一小块蜡片烤软后，铺于模型缺隙的颊舌侧形成基托，或用滴蜡法形成亦可。再根据缺隙的大小，取一段软蜡块放入缺隙内，趁蜡块尚软时，将已被水浸湿的对颌模型按正确的正中殆关系咬紧，用热蜡刀在蜡块的颊舌面和近远中将蜡熔化，封固于模型和蜡基托上。用小雕刻刀雕刻出蜡牙颊面近远中的外形和颈缘线，再雕刻舌面近远中的外形和颈缘线，最后根据缺失牙的解剖形态，按照蜡牙殆面的咬合印迹，适当加深其沟槽及雕刻出殆面的三角嵴即可。亦可根据缺隙的大小，选一合适的成品塑料牙，经过适当的磨改，以避开殆支托和卡环连接体，用蜡固定于缺隙内，不足之处用蜡补足。

若缺隙垂直距离或近远中径较小时，可连同殆支托一起先制作金属殆面，将其连接体部分与卡环的连接体用焊接法固定。用滴蜡法封闭金属殆面下的牙冠部分，然后雕刻出颊舌面和颈缘线的外形。

（2）单颌多数后牙缺失。若缺牙间隙正常，对颌天然牙排列正常，可选用适合型号的成品塑料牙排列。为了获得与相对天然牙有良好的咬合接触，在排牙过程中，应适当磨改塑料牙的殆面，使其与对颌天然牙殆面获得良好的尖窝接触关系。

若对颌天然牙伸长（殆上错位）或排列不整齐，可选用预成蜡牙排列或雕刻蜡牙。

预成蜡牙的制备方法：选择解剖型全口成品后牙，用蜡将其固定在粘牙板上，修去多余的蜡，显露出牙冠殆面、颊舌面，避免蜡板形成倒凹，然后在蜡板及牙面上涂上一薄层液体石蜡油。调拌适量石膏，放于玻璃板上形成比蜡板稍大的长方形，然后将固定有人工后牙的蜡板轻轻反扣于未凝固的石膏条上，待石膏凝固后，将蜡板从石膏条上取下，即形成人工牙阴模，再将石膏阴模放入冷水中浸湿，用熔金器熔化基托蜡，倒入石膏阴模内。待蜡凝固后，再将石膏板放入冷水中，蜡牙即可从阴模中分离出来。用这种方法可制备各种型号的预成蜡牙，排牙时可节省雕刻蜡牙外形的时间。

无论排列成品牙或雕刻蜡牙，均应使人工牙与对颌天然牙保持日常的尖凹锁结关系，若缺隙的近远中向距离与对颌天然牙有差异，可增减牙数或改变人工牙冠大小以建立良好的𬌗接触。切勿形成尖对尖的咬合关系，否则影响咀嚼功能。

（3）上、下颌多数后牙缺失。同侧上、下颌后牙缺失时，可排列成品塑料牙。

三、可摘局部义齿基托熔模的制作修复

排列好人工牙后，应按模型设计决定基托的伸展范围，并完成熔模。

（一）基托熔模制作要求与注意事项

（1）基托熔模的大小。基托熔模的大小及伸展范围视缺牙情况和义齿的支持形式、基牙健康情况而定。缺牙数目多，基牙健康情况差，义齿主要靠黏膜支持，基托熔模可适当加大些；缺牙数目少，义齿为牙支持式，基托熔模可制作小些。基托近远中的伸展以缺牙间隙近远中天然牙为界。若为远中游离端缺失，上颌远端应伸至翼上颌切迹，下颌后缘应覆盖至磨牙后垫的1/3~1/2处。基托颊舌侧的伸展范围要求：上颌的颊侧应达黏膜转折处，若为远中游离缺失，基托熔模应包括上颌结节达黏膜转折处，腭侧视失牙情况而定，若为双侧后牙缺失，可做成马蹄形或全上颌覆盖；下颌颊舌侧应尽可能延伸，以不妨碍颊、舌肌运动为限。这样既可获得良好的边缘封闭，增加义齿的固位和稳定，又不会造成食物嵌塞和滞留。

（2）基托熔模的厚度。基托熔模一般以1.5~2mm厚为宜。过薄的塑料基托易发生折断，过厚则可影响发音和舌的活动。在骨隆突区可适当加厚，以便戴义齿时可在基托组织面进行缓冲。基托颊、舌侧边缘可适当加厚，以保持义齿的边缘封闭作用，但上颌腭侧基托边缘应稍薄些，以免增加患者的不适感。

（3）基托熔模与天然牙舌面的接触关系。基托熔模的舌侧边缘应止于余

留牙冠的非倒凹区。这样，戴入义齿后，基托与天然牙舌面才能保持接触，才能防止食物嵌塞，而且对颊侧有卡环的基牙才具有对抗臂作用。若基托熔模止于天然牙舌面倒凹区，义齿戴入后，基托与牙面间就会出现间隙，不但会嵌塞食物，也会失去对颊侧卡环臂的对抗作用。若在正中𬌗位时，受下前牙的影响，上额前牙区舌侧基托边缘不能止于舌隆突上，则应远离龈缘4~6mm，以免损伤龈组织。

（4）基托熔模的外形。基托熔模的唇、颊、舌面应做成凹面，以利于唇、颊、舌的功能活动，并有助于义齿的固位和稳定。唇、颊侧还应做成类似天然牙牙根突起状，达到"仿生"效果。

（5）基托熔模的表面处理。完成熔模雕塑后，用酒精吹灯火焰使熔模表面蜡熔化，使之形成光滑的表面。但注意火焰不能正对成品塑料牙面和蜡牙𬌗面，以免烧坏人工牙和破坏蜡牙𬌗面外形。使用吹灯时，应使火焰快速移动，不能固定于一处，以免熔模被熔化。同时还应除尽成品人工牙上的残留蜡。

（6）用蜡封闭基托熔模边缘。基托熔模边缘与模型之间用蜡封闭，以免装盒时，石膏流入蜡基托与模型间影响完成的塑料基托与口腔黏膜的密合度。

（7）其他。在制作熔模过程中，不能移动义齿支架和人工牙的位置。在𬌗架上完成的熔模，当从𬌗架上取下模型时应细心，不能损坏模型和熔模。

（二）基托熔模制作技术

个别牙缺失，基托面积小，可采用滴蜡法完成熔模的制作。若缺牙数目多，基托面积大，可用基托蜡片烤软后铺压在模型上，再根据基托熔模的要求修整其伸展范围，并用滴蜡法调整熔模的厚薄，直至熔模达到要求为止。

四、可摘局部义齿的修复完成

当完成义齿熔模后，需将义齿熔模经装盒、去蜡、填塞塑胶，从型盒取出义齿，再经过打磨抛光后，才将完成的义齿送往临床。

（一）装盒技术

装盒的目的是在型盒内形成熔模的阴模，以便填塞塑料和进行热处理，用塑料替换熔模。

1.装盒的具体要求

（1）在修整模型和装盒过程中，不能损坏模型、熔模、支架和改变人工牙的位置。

（2）卡环、支托一定要用石膏包埋固定，以免填塞塑料时移位。

（3）熔模的基托部分应充分暴露，便于填塞塑料。

（4）底层型盒的石膏表面应光滑而无倒凹。

（5）用来装盒的石膏应按正确的水、粉比例和正确的调拌方法操作，以保证石膏的强度。

（6）上、下层型盒边缘应密合，人工牙的𬌗面与上层型盒顶部之间，至少应保持10mm的间隙。以免顶部石膏过薄，填塞塑料时易被压坏。石膏灌入上层型盒时，要防止气泡形成。

2.装盒前的准备工作

（1）用模型修整机和小刀修去模型上与熔模无关的部分，将模型修整成适当大小和厚度，使之与所选择型盒大小及高度相适应。

（2）要求型盒的上、下层及顶盖间应紧密对合。

（3）用小刀将模型上的石膏牙牙尖修平，特别是放有支托和卡环的石膏牙，以便覆盖于其上的石膏具有一定厚度。若采用反装盒法，则应将放有支托和卡环的石膏牙全部修去，使支架游离出来，去蜡以后，支架即可翻至上层型盒内。

（4）将准备好的模型用水浸泡以备装盒。

3.装盒的技术方法

（1）正装法。正装法是将模型、人工牙和支架全部固定在下层型盒的石膏内，只将舌、腭侧蜡基托和人工牙的舌面暴露在外，以后只在下层型盒内填塞塑料。此法的优点是卡环和人工牙不易移位，适用于前牙缺失而无唇基托的可摘局部义齿熔模。

第一，将调拌好的石膏倒入型盒至下层1/2~2/3处，振动型盒边缘，使石膏内的空气排除。将模型平放于型盒中部的石膏内，使蜡基托边缘与型盒边缘平齐。用石膏将模型、支架及石膏牙全部包埋，人工牙的唇侧用石膏包埋至切缘。在石膏未凝固前，用手指将石膏表面抹光，使其成一光滑而无倒凹的斜面。

并将人工牙舌面及蜡基托上的石膏洗净，除尽下层型盒边缘上的石膏。

第二，待型盒下层内的石膏凝固后，用毛笔在下层型盒的石膏表面涂肥皂水作为分离剂，或将下层型盒放入水中浸泡一下也可。

第三，将上层型盒置于下层型盒上，使上、下层型盒的边缘紧密接触，由型盒边缘慢慢倒入调拌好的石膏。倒入石膏时，应不断振动型盒（或将型盒放在震动器上），以排除气泡，待石膏灌满上层型盒后，将型盒顶盖上，并适当加压，然后擦净型盒周围溢出的石膏，即完成装盒。

（2）反装法。反装法是用石膏将模型包埋固定在下层型盒内，但要求蜡基托、人工牙和支架均暴露在下层型盒石膏之外。上层型盒装好去蜡以后，人工牙和支架即被翻至上层型盒内，在上层型盒内填塞塑料。此法多适用于全口义齿的装盒，或缺牙较多的可摘局部义齿。

反装法与正装法的不同点是：在准备模型时，支架应游离出来，在装下层型盒时，石膏只包埋模型部分，蜡基托、人工牙、支架均不要被石膏包埋。

（3）混装盒法。混装法是将模型和支架包埋固定在下层型盒内，人工牙和蜡基托暴露在外，以后人工牙即翻置于上层型盒内。若后牙为雕刻的蜡牙，则在上层型盒内填塞人工牙塑料，在下层型盒内填塞基托塑料。若前后均有缺牙，前牙鞍基无唇侧基托时，亦可将人工前牙包埋于下层型盒内。大多数可摘局部义齿均采用这种装盒方法。混装盒法的优点包括：支架和模型包埋在一起，填塞塑料时支架不易移位；人工后牙和基托分别在上、下型盒内填塞塑料，便于修整人工牙的颈缘。

混装法的具体操作与正装法相似，只是在装下层型盒时，应将人工牙和颊、舌侧基托尽量暴露。

（二）去蜡技术

待型盒内的石膏完全凝固变硬后，将型盒浸于热水（80℃以上）中浸泡10~15分钟，使熔模受热变软。用小刀在上、下型盒间轻轻撬动，将上、下型盒慢慢分开，取出已软化的蜡，然后分别将上、下型盒置于漏瓢内，用沸水冲尽型盒内的余留蜡质。注意在热水中浸泡时间不宜过长，否则熔化的蜡质可浸入石膏模型，影响分离剂涂布于石膏表面。但若在热水中浸泡的时间过短，熔模被软化不够，分离型盒时，易损坏石膏或使支架移位。在用沸水冲洗余留蜡质时，应仔细检查型盒内的支架和成品人工牙有无移位和脱落。如果发现人工牙或支架缺失，应将其洗净后复位，有移位，亦应仔细将其复位。因此，冲蜡的水应流于一容器内，而不能直接冲于水槽内，以免脱落的成品人工牙或支架冲丢失，也避免水中蜡质冷凝后堵塞下水管道。

（三）填塞塑料技术

1.填塞塑料前的型腔准备工作

（1）修整石膏型腔。用小刀修整石膏型腔的尖锐边缘，并用气枪吹去石膏碎屑，以免填塞塑料时石膏碎屑掉入塑料内。

（2）涂分离剂。用气枪吹净型盒内的石膏碎屑及水分后，趁型盒尚未冷却时，在石膏表面涂布藻酸钠分离剂，防止石膏吸收塑料中的单体，以保证经热处理后的塑料与石膏分离，获得一个光滑清晰的义齿组织面。要求分离剂涂布均匀，不要涂在支架及人工牙上。

若开盒时发现有石膏破损，其原因可能是：①下层型盒石膏表面粗糙或有倒凹存在；②分离剂未涂布好；③覆盖在牙上的石膏厚度不够；④人工牙太靠近型盒边缘，致使该处石膏过薄；⑤石膏尚未完全凝固即开盒。

2.调配塑料技术

根据基托的大小和人工牙的数目，分别调配适量的塑料。调配塑料的聚合体和单体的重量比为3：1。但实际操作的方法是：取适量的聚合体放于清洁的调拌杯中，再从杯的边缘慢慢滴入单体，直至将聚合体全部浸湿，用不锈钢小调拌刀搅拌均匀后加盖，以免单体挥发。

单体与聚合体调和后的变化经过以下几个时期：

（1）湿沙期：此期单体尚未渗入聚合体内，调拌时无阻力及黏性，有调拌湿沙之感。

（2）糜粥期：聚合体分子表面被单体逐渐溶胀，在调和物的表面有液体渗出，此期调和时无黏性感，呈稀糊状，故又称稀糊期或糊状期。

（3）黏丝期：聚合体已被单体完全溶胀，此时有黏性、易起丝，易粘于手指和器械上。故此时应少调拌，可避免将气泡混入其内。

（4）面团期：此期聚合体已被单体完全溶胀，互相结合在一起，无游离单体存在，黏性消失，呈面团状，可塑性强。为填塞型盒的最佳时期。在填塞型盒前应再搅拌一次，使其颜色达到一致。

（5）橡皮期：调和物表面单体挥发有痂形成，其可塑性消失，弹性大，已不宜填塞。

（6）硬化期：单体继续挥发，调和物变硬变脆。

调拌塑料应在室温20℃左右进行，一般调拌后15~20分钟达到面团期，此期可延续约5分钟，故填塞塑料应在此时间内完成。调拌后塑料的反应快慢与室温的高低有密切关系。因此，在操作中，应注意掌握好填塞的时间。

3.填塞塑料的技术方法

当调拌的塑料到达面团期时，即可开始填塞。若需填塞人工牙冠，则应先调拌造牙材料，而后调拌基托材料。

（1）操作者洗手后，取适量面团期牙冠塑料，放于清洁湿润的玻璃纸上，捏塑成条状，压入上层型盒的牙冠阴模内，使塑料充满整个牙冠阴模腔，并压紧，塑料量加至与冠颈缘线平齐。若超过颈缘线，完成的义齿基托上可出现白色塑料，有损美观。

（2）取适量面团期的红色基托塑料，同法压入下层型盒基托的阴模腔内。

（3）在上、下层型盒间，放一湿玻璃纸盖好上、下层型盒，并放在压榨器下缓缓加压，使上、下层型盒完全密合。型盒内的塑料在压力之下填满整个腔隙。

（4）加压后，分开型盒，揭去玻璃纸，检查塑料填塞的量是否合适。若边缘无塑料挤出，塑料表面不光滑，出现皱纹，表明填入塑料的量不足，应适量添加塑料，再隔湿玻璃纸后，将上、下型盒合拢加压。若边缘有多余塑料挤出，塑料表面光滑无皱褶，表示塑料的量已足够。打开型盒揭去玻璃纸，用小刀修去挤出的塑料薄边。隔以湿玻璃纸再压一次。

（5）再次分开型盒，揭去玻璃纸，修去边缘挤出的塑料薄边，并在牙冠与基托接触面滴少许单体，将上、下型盒合拢，放于压榨器上压紧固定或用固定钉固定型盒，准备进行热处理。

4.填塞塑料的注意事项

（1）填塞塑料前，用单体擦洗支架和人工牙上可能沾染的分离剂，以保证塑料与支架和人工牙的结合。

（2）应在面团期填塞塑料。若填塞过早，塑料聚合后易成孔；若填塞过迟，塑料变硬，可塑性差，易压坏模型或造成人工牙和支架移位。

（3）在填塞塑料过程中，要求工作台、器械及操作者双手应保持清洁，以免污染塑料。

（4）填塞塑料的量不宜过多，否则可导致咬合升高。若填塞塑料不足，又易形成气泡。

（5）加压型盒时，应缓缓加力。若用力过猛，可压坏模型，使人工牙或支架移位变形。

（6）固定型盒时，上、下层型盒边缘应密合，否则可使义齿的咬合升高。

（7）若采用混装法，在最后关闭固定上、下层型盒之前，勿再放玻璃纸于上、下层型盒之间，否则人工牙不能与基托结合在一起。

（四）热处理技术

热处理的目的是使塑料在一定的压力和温度下完成聚合反应，变为坚硬的固体，使义齿成形。热处理的技术方法如下：

（1）将型盒置于室温水中，慢慢加热，使水温在1~2小时内升至沸点，维持15分钟，让其自然冷却。

（2）将型盒置于70℃恒温水中，维持1.5小时，然后升至沸点，再维持30分钟，自然冷却。

（3）将型盒置于温水中，30分钟内加热至沸点，维持30分钟自然冷却。

（4）将型盒置于冷水中，慢慢加热至65℃，维持1小时，再加温至沸点，维持30分钟，自然冷却。

不论采用上述何种方法进行热处理，切忌加温过快过高，以免塑料内形成气泡。热处理后的型盒，应让其继续浸泡在热水中，使其慢慢冷却后再开盒。不可使其骤然变冷，以防基托内部发生应变。也不要在型盒冷却前就开盒，否则义齿会出现变形。

（五）开盒与磨光技术

1.开盒技术

（1）分开型盒脱出石膏。将完全冷却的型盒，从压榨器上取出或去除固定型盒的螺丝钉，用小刀插入上、下层型盒间轻轻撬动，使之分开。如不易分开，可用木槌轻击型盒，即可将上、下层型盒分开。再用木槌敲打型盒底部的活动板，整块石膏即可从型盒内脱出。在分开型盒及脱出石膏时，均不可用力过大，以免基托折断或支架变形。

（2）剪去模型石膏。用石膏剪剪去模型周围的石膏，再剪去基托唇、颊侧模型的石膏，义齿即可从模型上脱下。剪模型石膏时切忌在模型舌侧剪石膏，特别是下颌义齿，否则易发生基托折断或支架变形。

（3）去除基托组织面石膏。义齿从模型上脱下后，用小刀刮除基托组织面的石膏，并用水冲洗干净。如果填塞塑料时，模型表面分离剂未涂布好，常出现基托组织面黏附的石膏不易除尽。这时可将义齿放入饱和的枸橼酸钠溶液中浸泡数小时，残留在基托组织面的石膏就易被除去。

2.磨光技术

可摘局部义齿必须高度磨光，才可使患者戴义齿后感觉舒适，也易于保持义齿清洁、美观，并有利于口腔组织的健康。

（1）磨平。

第一，用大石轮磨去基托边缘多余塑料及过长过厚部分。

第二，用花蕾钻或柱形石磨去基托组织面妨碍义齿就位的倒凹区塑料和小结节。

第三，用小倒锥石或裂钻修去人工牙颈缘的多余塑料。

第四，用砂纸卷从粗到细磨平基托磨光面。

（2）抛光。

在打磨抛光机上用布轮、绒锥、毛刷蘸上石英砂糊剂和白粉抛光义齿磨光面。

第一，用布轮蘸石英砂糊剂磨光基托磨光面及边缘。布轮不易打磨到的部分，可换用绒锥。

第二，用黑毛刷蘸石英砂糊剂打磨牙冠的颊面、舌面、颈缘、𬌗面及牙间隙区。

第三，用白毛刷蘸白粉，最后抛光整个义齿表面。

（3）义齿打磨抛光时的注意事项。

第一，在用石轮及钢钻打磨时不能伤及卡环，否则在使用中卡环很容易折断。

第二，打磨后基托的厚度应均匀，边缘应磨圆钝。

第三，磨光时所用布轮应先用水浸湿，摩擦时用力不能过大，并随时加石英砂糊剂，以保持义齿表面有一定湿度，以免因摩擦产热而烧焦塑料或导致基托变形。

第四，在磨光过程中所使用的器材，一定要由粗到细，才能获得一个满意的义齿磨光面。

第五，在打磨机上抛光时，应握稳义齿，并注意打磨抛光的方向，以免义齿被布轮挂住或弹飞而被折断。

第五节　种植义齿修复技术

种植义齿是由种植体和种植体上部组成的修复体，与传统的固定修复相比，种植义齿不是利用缺失牙两端或一端的天然牙作为基牙进行修复，而是将种植体置入缺失牙的牙槽骨内，利用种植体和骨组织融合后，在其上部结构上制作修复体，种植义齿如图4-2所示[1]。

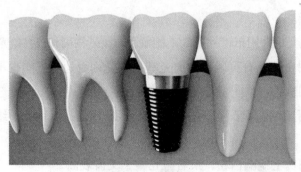

图4-2　种植牙

---

[1]　图片引自：网易号，http://dy.163.com/v2/article/detail/ESDG14TV05385OXI.html.

一、单个牙缺失的种植义齿修复

（一）螺栓固位单个牙种植义齿的修复

螺栓固位的单个牙种植义齿修复是一种传统的种植修复方法，当基桩松动或金属烤瓷修复体出现问题，此类义齿可以取下。

1.螺栓固位单个牙种植义齿取印模

将种植体在口腔内的位置、形态、方向准确地反映到模型上，是修复成功的关键。

（1）初印模。一般在第二次手术后7~10天，伤口愈合以后，开始修复程序。选择合适的成品托盘，用聚醚或硅橡胶类印模材料取含有种植愈合盖的印模，印模要求完整、准确、清晰而无缺损，印模应清楚地反映出愈合盖的位置以及与邻牙的关系，用普通石膏灌注模型。

（2）印模桩。印模桩的主要作用是取模时在托盘内和印模材料一起取出，准确地反映种植体和口腔内周围组织的关系。随着种植体系的不断发展，印模桩的变化和改进也越来越多，但总的来说分为两大类，一种是含有引导杆的正方形印模桩；另一种是梯形印模桩。含有引导杆的正方形印模桩的优点是准确，正方形的印模桩在印模材料中的位置稳定，可以防止印模桩在印模材料中旋转，其缺点是操作比较烦琐，而且由于其含有引导杆，要求患者大张口。现在也设计出不同长度的引导杆适应不同位置的种植修复需要，张口度可适当减小。梯形印模桩的优点是简单方便，取模时不需要做个别托盘，患者不需要大张口，但缺点是精度没有前者好，位置不稳定，易发生旋转移位等。

（3）个别托盘的制作。单个牙缺失的种植修复的时候，制作个别托盘的主要目的是在托盘上开窗口以便让印模桩和引导杆穿过。将藻酸盐的初印模灌注成石膏模型以后，用基托蜡来缓冲种植体所在间隙，将所有硬组织倒凹都用蜡填塞，并留有容纳印模材料的间隙，一般颊舌侧留有2~3mm的空间，然后用光固化树脂基托材料或自凝树脂基托材料在缓冲过的初印模型上制成个别托盘，并在相对种植体间隙处开窗，以便让印模桩和引导杆穿过。如果是利用梯形印模桩取印模时，由于其高度的原因可以不做个别托盘。

（4）取终印模。具体如下：

第一，用正方形印模桩取终印模：①将愈合盖取出，在种植体上拧上相应的印模桩，并使印模桩完全就位；②在口内试个别托盘，注意个别托盘中窗口的位置相对印模桩是否合适，如果不合适，应在相对印模桩的位置修改窗口，以便印模桩能顺利地通过而不受影响；③选择硅橡胶作为印模材料；④由牙科助手将硅橡胶印模材料粘结液涂布在个别托盘上，然后将高黏稠度硅橡胶印模材料放入托盘内备用，口腔修复医师将低黏稠度的硅橡胶印模材料注射在印模桩周围，然后将托盘放入口内；⑤待硅橡胶印模材料凝固以后，将印模桩上引导杆松开取出，然后再将托盘连同印模桩一起取出。

第二，用梯形印模桩取终印模：①取出愈合盖，在种植体上拧上梯形印模桩，并确定印模桩完全就位；②选择合适的成品托盘，由牙科助手将硅橡胶印模材料粘结液涂布在托盘上，然后将高黏稠度硅橡胶印模材料放入托盘内，将低黏稠度的硅橡胶印模材料注射在印模桩周围，然后将托盘放入口内；③待硅橡胶印模材料凝固以后，将托盘取出，然后将印模桩取出，放入凝固后硅橡胶印模材料相应位置，应注意其是否完全复位。

为了保证在制取印模和模型的过程中不改变基桩的位置，可以采取以下措施：①种植基桩代型的龈上段应有倒凹，以便固定于工作模内；②固定螺丝在口内固定基桩和基桩代型时，应当与在口外固定基桩代型采用相同的紧固度，紧固过程不应导致任何基桩代型的偏移；③选用的硅橡胶印模材料应该有足够的强度，避免因为制取印模而松动或紧固固位螺丝等操作而引起基桩代型位置的轻微变化；④若缺牙区为多个基桩代型时，可用自凝树脂将基桩代型固定在一起后取模。

2.螺栓固位单个牙种植义齿的模型制作

（1）固定基桩代型。将基桩代型与印模桩拧紧，使基桩代型、印模桩、印模材料成为一个整体，以保持其间相对位置稳定。

（2）灌制模型。灌制模型有两种方法：①在灌注石膏以前，在印模桩周围涂布分离剂，之后，将模仿牙龈的软材料挤在基桩代型和印模桩连接处及其周围，使其产生有弹性的形态逼真的牙龈样组织；②分离剂涂布在印模桩及其周围印模材料以后，将铸造蜡滴在印模桩的牙龈区域，以防止印模和代型石膏粘连在一起，这一步骤可消除在除去印模材料时部分石膏材料的折裂。

（3）基桩复位。石膏凝固以后，松开引导杆，去除印模材料，就可以获得一个含有基桩代型的模型，基桩代型和口腔内种植体的形状大小、位置和方向完全一致，将基桩固定在基底代型上，基桩在模型上复位时应注意的是，其方向、角度应和口内完全一致。根据基桩与邻牙的关系、在缺牙间隙中的唇颊侧位置以及和对颌牙的关系，可以对其进行磨切调整，但在磨切过程中注意防止损坏螺丝进入道。基桩在调整中应注意的问题如下：

第一，基桩顶部与对颌牙间距应保持在1.5~2.0mm，唇侧应保持有1.5mm的空间，以保证烤瓷冠或全瓷冠制作所需要的厚度。

第二，基桩的𬌗龈距应该不少于4~5mm，以确保上部结构有良好的外形及固位力。

第三，基桩偏小或者略偏离牙弓，可采用先制作内层冠矫正轴向，然后再取模制作烤瓷冠修复。

第四，应该适当减少基桩的聚合度，以增加固位力。

第五，单个种植义齿最重要的是基桩或者核桩能对抗唇舌（颊腭）侧移位，有对抗旋转移位的形态，同时也为人造冠提供固位形。

3.螺栓固位单个牙种植义齿的金属底层冠制作

将工作模和对颌模型按照咬合关系上于半可调式𬌗架上，此工作模型用于制作金属底层冠，将种植基桩固定在基桩代型上，并将引导杆也固定在一起，注意引导杆的长度，如果引导杆长度影响咬合，可适当调整。底层冠的制作方法有如下三种：

（1）滴蜡法。将熔化的蜡滴在代型上制作帽状冠熔模，均匀厚度在0.3~0.5mm，唇面应圆滑，无倒凹，无尖角，根据塑瓷设计的不同决定其完成线的位置，应注意防止完成线在咬合力点上。

（2）按蜡法。蜡烘软后，放在基桩上使之贴合，然后修整外形。

（3）树脂法。将铸造专用树脂（可焙烧的）均匀薄薄地涂在代型上，然后轻轻取下，复位后，根据树脂底层冠的厚度再加上铸造蜡，使其厚度保持在0.3~0.5mm。

选择以上任何一种方法制作底层冠时，都应注意保持固位螺丝道的通畅，以确保上瓷后螺丝起固位作用。

4.螺栓固位单个牙种植义齿的铸造上瓷

种植义齿的上部修复体常常用贵金属作为底层冠的金属材料，在插完铸道以后，将带有铸造的熔模称重，然后根据熔模的重量和蜡与贵金属的比重比，决定所需要使用贵金属的重量。对于螺栓固位的种植体上部修复结构，需要注意固位孔的预留，上瓷时应预防瓷粉进入孔内，义齿就位后，应封闭固位孔，防止影响咬合和引起食物嵌塞。

制作上部修复体时需要注意，天然牙周膜具有应力缓冲的作用，而种植体与颌骨之间为骨性结合，没有类似牙周膜的应力缓冲功能，因此，合理的上部结构是种植修复获得长期成功的重要因素。设计时应该尽可能使𬌗力沿种植体长轴传递至种植体周围组织，减少种植体承受的侧向力和扭力，因此需要降低牙尖高度和斜度，减少颊舌径和悬臂梁的长度，避免任何早接触和𬌗干扰，建立稳定协调的咬合关系。此外，应加大外展隙，便于清洁和自洁，组织面或龈面高度光滑，避免菌斑附着和食物嵌塞，以保护种植体周围组织的健康。

（二）粘固固位的单个牙种植义齿修复

1.粘固固位单个牙种植义齿的Cera One修复技术

Cera One种植系统是单个牙种植修复技术为了达到更加美观而进行的一种改良，基桩、螺丝和冠，在以前设计和材料的基础上有了很大的改进，一种特制的金合金螺丝取代了传统的钛合金螺丝，电子扭力控制仪用于使螺丝达到理想的32N/cm扭力，这一程序有效地使螺丝体将基桩和种植体"永久"地结合在一起，将承担全瓷或金瓷修复体的𬌗力。

（1）取模。在基桩外科手术2周以后，周围组织愈合完成，就可根据黏膜的厚度决定基桩颈环的长度，用手动螺丝起将暂时性愈合盖从口内取出，为了防止周围组织塌陷，用棉卷放入愈合口直至完成基桩颈环长度的测量，用牙周探针测定种植体和牙龈表面之间的距离，基桩颈环的长度为种植体和牙龈表面之间的距离减去2~3mm，使得完成后的修复体能够位于龈下约2~3mm。

根据不同长度颈环选择适合的基桩，将基桩根据内外六角相配的位置放入口内种植体上面，然后用金合金的螺丝将基桩和种植体拧在一起，待手感基桩完全就位后，再通过X线片证实，运用扭力控制仪施加32N/cm的扭力将种植体和基桩"永久"结合在一起。

Cera One种植系统有专用的取模桩，该取模桩是由注模塑料制成的，可以根据取模时不同空间大小调整其长度，取模桩的内六角和基桩的外六角是相互吻合的，将取模桩完全就位后，用开窗式个别托盘取模，取模前应将个别托盘放入口内，检查开窗口是否与取模桩相对应，如果存在问题，可对窗口位置进行修改调整。采用硅橡胶印模材料取模，在个别托盘上涂布粘结液使硅橡胶印模材料和托盘有良好的结合，将硅橡胶印模材料重体盛入个别托盘中，同时将硅橡胶印模材料轻体用针管注射在印模桩周围。用适当的力使托盘就位，此过程应注意防止印模桩移位，待印模材料凝固以后，将托盘从口内取出，注意检查印模桩在托盘内的位置是否稳定准确。

（2）模型制作。种植体代型是用于模型上模拟种植体在口内的位置，将其根据内外六角相配原则完全就位于印模桩上。

（3）暂时冠的制作。暂时性修复可以利用已有的暂时性修复体或者用Cera One专用树脂暂时冠，暂时冠制作的具体方法如下：

第一，如果患者在种植体愈合过程中已使用可摘局部义齿或粘结修复体来维持缺牙间隙时，仍然可以使用这类修复体，直至修复完成，但需要在戴入修复体时，对相应基桩处的组织进行缓冲，并可垫以软衬材料。

第二，专用的硅橡胶愈合帽用于Cera One基桩，起着保护和维持组织的功能。在后牙种植修复时，可以只用这种愈合帽保护种植体的基桩而不用暂时性修复体。

第三，Cera One可提供椅旁暂时性修复技术，将聚合树脂暂时帽完全就位，并根据在口内的咬合情况对其长度进行调整，使其切端长度短于邻牙切缘1.5~2.0mm，然后将聚碳冠罩在暂时帽上，并进行切缘和近远中修整，咬合关系也可在此时进行调整。自凝树脂用于将暂时帽和聚碳冠结合在一起，待自凝树脂凝固以后，对其外形和咬合进行修整，抛光后用氧化锌丁香油暂时粘结。

（4）全瓷冠或金瓷冠的制作。在Cera One种植桩上可有两种修复体选择，一种是制成全瓷修复体，另一种是在金属底层冠上塑瓷后制成金瓷修复体。

2.粘固固位单个牙种植义齿的UCLA种植修复技术

UCLA种植修复体系没有穿黏膜柱状体，通过金螺丝直接将柱状基桩和种植体固定在一起。可以直接在柱状基桩上做熔模，然后铸造成贵金属底层冠。

尽管标准的柱状基桩的高度是恒定的（7mm或8mm），但是其高度可以根据需要进行调整，最低高度可以减少到2.8mm以适应颌间距离不足者，UCLA基桩适应范围广泛，在临床上，柱状基桩可以根据不同需要对其高度、近远中径、颊舌径以及牙龈下的位置进行调整以适应不同的临床需要。

（1）基桩预备。在基桩外科手术约2周后，周围组织愈合完成则可行修复，在口内将UCLA基桩拧在种植体上。由于成品基桩是标准的，在临床上就必须根据口内种植体所在部位、方向、船龈距离和船间距离等对基桩进行调整，使其在切端、唇侧具有1.5~2.0mm的间隙，近远中具有1.5mm的间隙，满足金瓷修复体所需要的足够间隙。

（2）取印模。①印模桩取模。柱状基桩预备完成后，记录其方向，然后将其取下，换上印模桩，使印模桩和种植体固定在一起，然后用硅橡胶印模材料取含有印模桩的阴模。②直接取模。与其他种植系统不同的是，UCLA还可基桩上直接取模。在柱状基桩预备完成后，将基桩和种植体按照生产厂商要求的扭力固定在一起，然后直接用硅橡胶印模材料取模，基桩保留在口内。

（3）灌制模型。将印模桩从口内取出，放入印模中，采用前面所述方法对牙龈区域进行处理，然后灌注工作模型。待石膏凝固后，将取模桩从模型上取下，再将UCLA基桩复位，复位时应注意基桩在模型上的位置和口内完全吻合。

（4）全瓷冠和金瓷冠的制作。无论是印模桩取模还是直接取模，其全瓷冠或金瓷冠的制作均与常规方法相同。

（5）试戴、粘结。在全瓷冠或金瓷冠试戴完成后，上釉。将UCLA基桩螺丝入口用75%酒精棉球封口后，用磷酸锌粘结剂粘结，也可用聚羧酸粘结剂、聚碳酸酯粘结剂或玻璃离子粘结剂粘结。

二、牙列缺损的种植义齿修复

(一) 牙列缺损种植义齿的传统基桩修复

传统基桩修复体系主要有种植体、穿黏膜柱状体、基桩、基桩固定螺丝、金固定螺丝。这种基桩的选择主要是要求具有适宜的颌间距离、理想的种植部位和角度，而且在应用时还要考虑到穿黏膜柱状体和基桩的金属部分能显露出来，所以一般仅用于上、下颌后牙桥或下颌前牙桥，如果患者在微笑时易显露出金属部分，就应选择其他的基桩，传统基桩有五方面的优点：①相互交界处均是钛金属；②义齿与牙槽嵴黏膜间有通道，易于清洁；③相互交界处在龈上，便于检查；④有长期临床应用经验；⑤金螺丝固定不易失败。

交界面是相同的金属，排除在口腔唾液环境中产生微电流的可能性；桥体设计类似于固定桥中卫生桥桥体，桥体与黏膜之间有通道，易于清洁；基桩、穿黏膜柱状体均为机械加工，更加精确；当检查修复体支架是否被动就位时，其交界处位于龈上，便于观察。完全被动就位是减小支架在种植体上产生扭力的必要条件，就位不良会造成基桩固定螺丝和金螺丝的折断。传统基桩种植系统应用时间长，成功率较高，具有长期应用的成功率。

1.传统基桩修复的取印模及模型制作

用藻酸盐印模材料为患者取初印模，印模应包括全部余留牙，并且要求边缘伸展适度。印模灌制石膏后获得初模型，在初模型上用光固化基托树脂或自凝树脂制成全牙列的个别托盘，托盘的牙合方与种植体基桩相对应的部位开窗，并在开窗部位盖上一层蜡片。

在颌间间隙允许的条件下可用长引导杆印模桩，如果颌间间隙较小或者在后牙区域，也可以用短引导杆印模桩。如果种植体间靠得太近，正方形印模桩就无法应用，需要改为梯形印模桩取模。

取模前应将专用的取模桩固定于种植体上，粘合剂涂布在个别托盘上，高黏稠度的硅橡胶印模材料放入，然后将低黏稠度的硅橡胶轻体注射在种植体基桩周围，将托盘放入口内就位，去除多余的印模材料，待印模材料凝固后松开引导杆螺丝，取出托盘。梯形印模桩取模同前面所述，不需要准备个别托盘，只需要选择合适托盘即可。印模完成后，灌注成石膏模型。

2.传统基桩修复的颌位记录

模型灌注完成后，两个印模桩和黄铜基桩代型通过已缩短的引导杆螺丝固定，黄铜代型周围用蜡做成一个围堤，然后将自凝树脂倒入围堤内，去除多余的树脂，待树脂凝固后，拆除蜡围堤，并对已形成的树脂板进行修整，此树脂板将两个黄铜基桩代型固定在一起。

完成以上步骤后，将树脂板连同黄铜代型放入口内验证其相互之间的关系，用已经缩短的引导杆螺丝将其固定在口内，将颌位记录的蜡堤烤软，引导患者在正中关系闭合，将记录的𬌗堤取出，放入冷水中以防变形，然后将黄铜代型、树脂板和蜡堤重新放回到工作模型上，以备上𬌗架和制作金属支架使用。

3.传统基桩修复的金属支架制作

工作模型和对颌模型根据咬合记录上于半可调式𬌗架上，准备金属支架的制作。穿黏膜柱状体放在代型上，然后用引导杆螺丝固定，引导杆螺丝根据需要缩短其高度，且不影响正中咬合关系，根据功能和美观要求进行熔模制作，在舌侧表面做完成线的时候，注意种植义齿的桥体和常规固定义齿的桥体相同，也需要减径，达到正常牙的1/2~2/3，其颊面完成线应位于柱状体交界处2mm上，并和桥体相延续，颊侧需保留足够的空间以容纳烤瓷材料或树脂材料。

根据设计需要，固定种植义齿的桥体可以制成烤瓷桥体或树脂桥体，在制作支架时就应考虑到这一问题，如果是烤瓷桥体，在制作熔模时，就应注意完成线的位置，颊侧留出瓷层所需要的厚度，边缘应圆钝，无倒凹，无锐角；如果是树脂桥体，应考虑到合适的固位形，常用的结合树脂的固位形有3种：倒凹固位形、塑料球固位形、硅喷涂通过偶联固位。熔模用间接法插铸道，根据熔模的重量决定其所需要的合金重量，包埋、铸造。铸造完成后，将支架放在工作模型上就位，然后再进行临床试戴。

4.传统基桩修复的试戴支架

支架在口内试戴需完全被动就位，如果与邻近接点是金属支架，会影响完全就位，应进行调整，基桩和金属支架所有交界处均应仔细检查是否密合，如果基桩和金属支架不密合，就应将金属支架切断，使其完全被动就位，然后用专用树脂将分割两部分粘合在一起，进行焊接，或者重新制作支架。

5.传统基桩修复的树脂桥体制作

固定种植义齿的桥体部分可用烤瓷材料或树脂材料制作。以树脂桥体为例，树脂桥体的制作方法，即当金属支架完成试戴后，进行清洗、表面喷涂，并上偶联剂，选择合适颜色的树脂，将金属支架用遮色层涂布，光固化复合树脂堆积塑形，光照，咬合关系在半可调式𬌗架上调整，修整外形，抛光，完成。

6.传统基桩修复的试戴、固定

修复体完成后，在患者口内试戴，仔细检查修复体是否完全被动就位，修复体、种植体基桩、穿黏膜柱状体三者之间是否完全密合，用牙线检查邻接关系，咬合纸检查正中𬌗和侧方𬌗，各项检查后，上釉或抛光，将固定螺丝拧紧，用棉花和光固化树脂封口。

（二）牙列缺损种植义齿的UCLA基桩修复

当种植体位置和角度不良时，常常运用UCLA基桩进行种植义齿修复，前面提到UCLA基桩进行固定桥修复时，其边缘也可以在龈下，且其角度、长度均可以通过磨切进行调整。当种植体位置不良，其螺丝进入道在唇颊侧时，如果采用其他基桩种植系统将会造成开口在唇颊侧，严重影响美观，而UCLA基桩，可用粘固法将固定桥固定在基桩上，克服了这一问题。UCLA标准基桩的长度可从7mm减到2.8mm，以适应不同𬌗龈距离的患者。

UCLA作为固定桥的基桩，其适应证广泛，尤其适应五种情况：①在颌间距离严重局限（小于4.5mm）；②种植体之间靠得很近，以至于传统基桩和Esthetic Cone基桩无法就位；③个别基桩（custom abutment）的颈环根据临床需要可以增长或缩短；④可以通过个别基桩角度的调整改善种植体的不良角度；⑤在种植体偏唇侧时，可设计成螺丝由唇颊侧入口而不影响美观。

UCLA种植体系对其基桩调整有两种方法，一种是通过磨切标准的种植基桩而适应患者需要；另一种是将反映种植体在口内情况的有关数据输入电脑，远程通过计算机辅助设计和制造（CAD/CAM），根据患者种植体的位置、角度和方向制作个别种植基桩。

种植基桩固定在种植体上后，可利用印模桩取模，也可直接取模。人造石灌制模型，在基托上制作树脂平台，利用树脂平台验证模型的准确性，并取咬合关系，上半可调式𬌗架，如果基桩倾斜严重时，也可先做套筒冠，以求得基牙之间的共同就位道。同时应注意尽量减小修复休牙尖斜度，消除侧向𬌗接触；桥体材料和结构应该有足够的机械强度，𬌗面应采取减轻载荷的措施，如降低牙尖斜度，可减少侧向力对种植基牙的影响，防止过载创伤。

第五章 口腔咬合病与额面部缺损医学修复技术

第一节 咬合病修复治疗

咬合病是指因𬌗的形态和功能异常而导致的口颌系统功能异常的一类疾病的总称。

一、咬合病的疾病特征

（1）颌位异常，表现为牙位和肌位不一致。牙位改变。

（2）牙体牙髓及牙周组织可能出现异常，如隐裂、牙折、牙髓炎、牙周创伤等。

（3）咀嚼肌异常，咬合病造成牙位异常，颌位也随之变化，进而影响到咀嚼肌张力。另外,加上牙位变化对中枢神经系统作用,可能出现咀嚼肌痉挛。

（4）咀嚼、吞咽异常。

（5）颞下颌关节异常，表现为髁突和关节盘的位置关系异常。

（6）身体其他部位的异常，可能出现头晕、耳鸣、恶心，面颈部、肩部肌肉平衡失调，进而影响到身体姿势。

二、咬合病的诊断要点

（1）颌位异常。通过咬合检查，能够发现牙位和肌位不一致。存在早接触、𬌗干扰。

（2）有咀嚼肌异常、颞下颌关节异常表现。可能出现牙体牙髓、牙周病变。可能出现咀嚼、吞咽异常，头晕、耳鸣、恶心、面颈部、肩部肌肉平衡失调等症状。

三、咬合病的鉴别诊断与治疗原则

颞下颌关节紊乱病：主要表现为颞下颌关节区疼痛，异常关节音，以及下颌运动功能障碍。颞下颌关节紊乱病的病因复杂，全身因素较多，局部因素，如磨牙症、咬紧牙、偏侧咀嚼等可加重颞下颌关节紊乱病的临床表现。咬合病的治疗原则主要有以下方面：

（1）调𬌗。消除牙尖交错广泛接触位（intercuspal position，ICP）、后退接触位（retrudedcontact position，RCP）的早接触。消除下颌前伸、侧颌运动时的胎干扰。去除自RCP至ICP运动过程中的𬌗干扰。形成正确的正中𬌗接触区。改善牙体形态咬合接触关系、覆𬌗和覆盖关系。

（2）咬合重建。采用修复手段改造和新建咬合状态，使之与颞下颌关节、咀嚼肌功能协调一致。

第二节　腭部缺损修复技术

腭部由于先天性或后天性原因造成缺损，可用外科手术关闭间隙，但若缺损过大或暂时不能手术治疗者，则需用修复方法封闭间隙。根据缺损程度的不同可分为：单纯性软腭缺损和硬软腭同时缺损，单纯性软腭缺损吮吸影响小，婴儿期可以不做修复，但对发音有影响，5岁以后可做外科手术治疗。硬腭或硬软腭同时缺损，口腔与鼻腔相通，破坏了口腔的封闭，对婴儿来说影响吮吸，而且乳汁易进入鼻腔刺激呼吸道，应尽早为婴儿制作修复体，一般婴儿出生2~3天即可制作，越早戴用，婴儿越易适应；对成年人来说，硬软腭同时缺损会影响发音和吞咽，也应及时修复。

将口腔与鼻腔隔开，封闭腭部缺损的修复体称为腭裂阻塞器。腭裂阻塞器的制作可采用间接法和直接法完成。

一、间接法制作腭裂阻塞器的修复技术

间接法制作腭裂阻塞器即在患者口腔内制取印模，灌注成模型。在模型上制作修复体，放入患者口腔内调整合适后即可使用。修复体可分为：婴儿腭裂修复体和成人腭裂修复体两种。

（一）间接法制作婴儿腭裂阻塞器技术

（1）制取印模。用手指将软化的印模膏送入婴儿口内，使与腭部贴合。用一只手固定印模膏，另一只手的手指将印模膏的前部压入婴儿唇、颊沟内，印模后缘向后延伸，覆盖整个裂隙。加压不可过大，以免组织变形。印模膏变硬后，取出灌注成模型。如有特制托盘，也可用水胶体印模材料制取。取模时婴儿头部前倾，取适量印模材料加于托盘上，材料不可太稀，放入患儿口内取模，在材料未凝固前作适当肌功能修整，凝固后取出印模。

（2）灌注模型。常规完成模型，模型脱出后，在其上用石膏填平腭部裂隙，恢复腭部的自然高度和外形。

（3）制作熔模。在模型上制作熔模，将一层基托蜡片烤软后覆盖于模型上，伸展范围与全口义齿基托相似。在熔模前部口角处加蜡翼伸向口外固位；或在前端埋入不锈钢丝圈作为柄，以后与奶瓶头部用胶布固定；伴有唇裂者可在蜡型前部加上蜡翼，伸向上唇两侧获得固位。

（4）完成修复体。装盒、填塞、热处理等与可摘局部义齿相同，完成塑料腭裂阻塞器，最后打磨抛光。

（5）注意事项。第一，在患儿口内操作要轻柔，勿损伤黏膜或引起呕吐；第二，完成的阻塞器要高度抛光，边缘长度适宜，不能刺激黏膜；第三，定期复诊，随颌骨的发育需要更换新的阻塞器。

（二）间接法制作成人腭裂阻塞器技术

1.硬腭缺损分析

（1）上颌有天然牙存在。牙列完整者可在两侧后牙上各制作2个卡环固位；若同时有牙齿缺损，可设计可摘局部义齿。通过基托封闭缺隙。①制取

印模：用油纱布在口内覆盖缺隙，选择较适合的托盘，放在口内取模，印模材料不可堆放过多，取模时嘱患者头部前倾，以免印模材料流入患者咽喉部，造成呛咳，使印模失败；②灌注模型：按常规灌模，在模型上用石膏填平缺隙，使与腭部平齐；③完成修复体：塑料阻塞器的制作方法与可摘局部义齿相同。

（2）上颌为无牙颌。按常规制作上半口可摘义齿封闭缺隙。若固位不良，可在修复体组织面用硅橡胶制作衬垫，将其伸入腭部缺隙倒凹内，以增强固位。

2.硬、软腭同时缺损分析

阻塞器的制作分为以下两部分：

（1）硬腭部分的制作。与前述硬腭缺损的修复方法相同，基托的后缘尽可能向软腭部分延伸。

（2）软腭部分的制作。理想的软腭阻塞器应能随着功能的需要而做上下活动。阻塞器用硅橡胶或软性塑料制作，与硬腭部分固定连接。

第一，制作个别托盘：将硬腭部分戴入口内，选择合适的托盘，远中用印模膏加长，烤软后放入患者口内，嘱发"啊""依"等音，将头向上、向下及左右转动，并做吞咽动作。取出托盘，将印模膏表面修去0.5mm，制成个别托盘。

第二，取模灌模：用个别托盘取印模时，患者同样做上述动作。灌注模型，用石膏填补部分缺隙，留出1.5mm阻塞器的厚度。

第三，制作熔模：在模型上制作修复体熔模，后缘伸展至正常软腭的后界。口内试戴，检查是否贴合，患者有无不适感。

第四，完成修复体：装盒，填塞硅橡胶。

第五，与硬腭部分通过打孔机械连接或通过偶联剂相接。

二、直接法制作腭裂阻塞器的修复技术

直接法制作腭裂阻塞器即在患者口腔内完成修复体的熔模制作，其余制作同间接法。

（1）直接法制作婴儿腭裂阻塞器。若婴儿不配合，最好不取印模，直接在口内制作蜡型。将与腭部大小适当的基托蜡片烤软后放入婴儿口内，轻压蜡片使与腭部贴合，利用婴儿吮吸使之成形。取出熔模，修整边缘，在口内

反复校正，直至婴儿无不适，能自然吮吸。

（2）直接法制作成人腭裂阻塞器。当患者不易取模时，可用蜡片在口内直接成形。方法是先戴硬腭部分，在修复体后缘加软蜡，使其与软腭缺损两侧边缘贴合，趁软时嘱患者发"啊""依"等音，将头向上、向下及左右转动，并做吞咽动作，修整熔模至患者无不适感，取出，装盒，完成修复。

第三节　上颌骨缺损修复技术

上颌骨缺损是口腔颌面部缺损中最常见、发生率最高的缺损。绝大多数上颌骨缺损由肿瘤、外伤引起，缺损的范围可为局部骨缺损，也可为单侧或双侧上颌骨缺失。由于上颌骨位于面中部，是咀嚼、语言、呼吸器官的组成部分，缺损不但会引起颜面畸形，还会引起患者严重的语言、咀嚼和吞咽功能障碍等。

上颌骨的功能性修复总体上分为外科方法和赝复治疗两种方式，赝复体修复具有早期、快速、简便易行、可清洁、易修理、形态与颜色匹配、修复过程受放疗影响较小以及有利于观察创面等优点，目前上颌骨缺损大多依靠赝复体修复，能够较理想地重建上颌骨缺损和恢复术后功能。

上颌骨缺损患者造成口鼻腔相通，且多有张口受限、咬合错乱、余留牙松动、瘢痕挛缩等特点，缺损情况复杂，缺损程度不同，修复体的设计最为重要的是固位问题，固位力的设计是赝复体修复中的关键步骤之一。修复时根据具体情况采取不同的方法，如卡环固位、黏膜固位、附着体固位、磁性固位等。赝复体一般较大，结构也较复杂，这就增加了赝复体的重量，对基牙健康和固位都不利。故赝复体必须设计得轻巧牢固。上颌缺损的大小决定了赝复体修复的难度与效果，缺损区越大，则修复的效果越差。

上颌骨的重建应考虑引起缺损的原因、缺损的大小及类型，对功能和外形进行重建。理想的修复和重建必须满足的要求：关闭口腔、鼻腔通道，恢复缺损和功能，特别是语音和咀嚼功能；能为面中部器官，如眼部、鼻部、颊部及上唇提供支持；修复重建面中部特征。

一、上颌骨部分缺损：口腔内有余留牙修复

这类缺损临床最常见。缺损腔较大，口腔与鼻腔相通。修复体的制作可采用整体修复和分段修复，一般制作成中空式修复体。主要论述以下内容：

（一）整体修复技术

将颌骨缺损部分与义齿联合修复，缺损部分制作成中空基托，即中空式上颌赝复体，这是上颌骨缺损修复中应用最多的修复方式。修复体体积较大，易受张口度及戴入角度的影响，修复困难。根据固位方式的不同可分为以下几种制作方法：

1.卡环固位修复体技术

充分利用余留牙，剩余基牙条件允许的情况下，尽可能用作基牙，设置隙卡沟、卡环及远中𬌗支托，是赝复体所受𬌗力有效传递到健侧基牙和余留牙，对抗其受𬌗力作用时出现的下沉。多个后牙缺失，缺损区大都用全上颌基板，利用健侧余留牙，以对抗赝复体远中扭力，尽可能使固位体呈三角形分布，缩短游离距。缺牙数目少者，基托设计为前后侧腭杆的基托形式。对赝复体上人工牙减数减径。甲基丙烯酸树脂材料充填缺损区，对于空腔较大者采用中空式充填，赝复体均采用卡环固位方式，加以组织的倒凹固位。具体如下：

（1）口腔预备。张口受限患者要进行张口度训练；在余留牙上设计卡环及支托以增强支持和固位；修整余留骨骨尖、骨嵴；余留牙的牙体、牙周治疗；对颌牙𬌗曲线的调整和重建等。

（2）制取印模。颌骨缺损患者口腔内取模不同于一般口腔修复者，患者口腔内缺损区组织与健康区组织有较大差别，缺损区位置较高、较深，取模时印模材料不易充满缺损腔，印模难以取完整；患者由于瘢痕组织的收缩，颞颌关节活动度降低，常有张口受限，托盘不易放入口腔；患者心理恐惧等造成取模困难，如图5-1所示❶。

---

❶ 图片引自：搜狐网，https://www.sohu.com/a/278663444_756363.

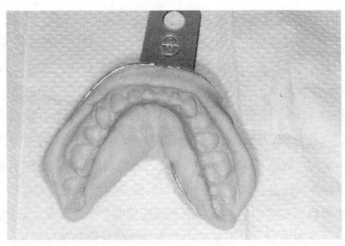

图 5-1　制取印模

取印模前，应与患者沟通，取得患者的理解与配合；检查患者口腔缺损范围及深度，根据设计，确定取模的范围和边界；对过深的缺损，需用纱布填塞一些区域，以免印模材料流入鼻腔、咽道。根据患者的不同情况采用不同的取模方法。颌骨缺损的形态不同，制取印模方法有差异，临床上要根据患者的缺损情况和个体差异选择合适的取模方法，有时要几种方法联合使用才能取得精确的印模。

1）张口度正常：选用合适的托盘，在缺损对应处用蜡适当加高，再用弹性印模材料取印模；若缺损处未取完整，可修整印模，再取二次印模。灌注成形。

2）张口稍受限者：可用个别托盘印模法。个别托盘可用直接法完成，即用蜡片于口内压制成个别托盘，放入患者口腔一次性取出印模；也可用间接法制作个别托盘，即先用一般托盘如前法取模，灌注成模型，用自凝塑料或光固化树脂制作个别托盘，再次取模。

3）张口严重受限者：可采用分段印模法、裂隙托盘取模法、分区二次印模法或注射取模法等。①分段印模法：先用一个部分托盘取健侧印模，其腭侧边缘应超过腭中缝约5mm，再用另一个部分托盘取缺损侧印模，两托盘间有重叠。分别取出，口外拼对复位；②裂缝托盘取模法：裂缝托盘左右两侧部分并不固定而可适当地加以合拢或分开。取模时，先将托盘两侧稍合拢，加以印模材料放入口内，然后迅速地把托盘两侧向外分开，轻轻加压取模。待印模材料凝固后小心取出；③分区二次印模法：先以部分托盘取健侧印模（过中线），灌模,制作卡环及基托,口内试戴,再以部分托盘取缺损侧印模(覆盖整个基托),取出印模后,口外拼接基托,灌模后制作缺损侧修复体,与前基托连接成完整的修复体;④注射取模法:托盘上放一部分印模材料后放入口内,另一部分材料灌入特制的注射器内,从缺损侧口角推动其注入缺损区,加压取模。

4)缺损腔较深、较大者:鼻腔、咽部、副鼻窦多会累及,取模不易完整,从口内不能一次全部取出,尤其有倒凹需利用时,倒凹区的完整性很重要,采用分层印模法。取一块烤软的印模膏塞入缺损腔最深处,冷却后修整表面,形成缺损区的个别托盘,调拌少量印模材料涂于印模膏组织面再放入缺损内,凝固后同法再取第二次印模,最后用全颌托盘取全上颌印模,依次取出,口外逐层拼接,灌制模型。也可采用中等流动性的硅橡胶分层取模,可先注入部分缺损腔,硬化后取出,取出修整,涂分离剂,放入,再注入硅橡胶取缺损腔另外部分的印模,缺损腔可2~3次取完,放入缺损腔,再选取完整托盘,在口腔内取缺损区及余留牙列区或无牙颌区印模,分别将印模取出,口外拼接,灌注模型,如图5-2所示❶。

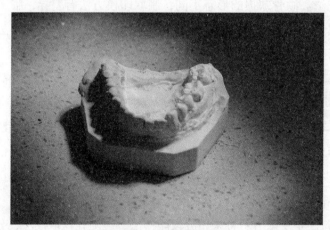

图 5-2　灌制石膏模型

(3)灌注模型。上颌骨缺损的印模比较高大,灌注可采用围模灌注法,保证模型有一定的底座厚度。模型经过修整及填倒凹,即可成为工作模。

(4)制作恒基托。恒基托不仅可用来作颌位关系记录的转移,也是最终修复体的组成部分。

---

❶　图片引自:搜狐网,https://www.sohu.com/a/278663444_756363.

①弯制卡环，焊接支架同可摘局部义齿。

②制作基托熔模：健侧基托同可摘局部义齿。缺损侧制作塑料阻塞器底壁及边缘基托熔模。阻塞器常规的修复方式为中空而全封闭，底壁与缺损腔顶距0.5~1mm，与鼻中隔离开2mm以形成人工鼻腔，底壁厚1.5~2mm，边缘与健侧平齐，唇、颊侧及腭侧适当外展。若患者张口度小，可适当降低阻塞器高度。阻塞器顶部还可制作成开放式，即具有一定的高度，无顶盖，易于清洁，但影响发音；阻塞器也可仅封闭缺损腔的边缘，不进入缺损腔内，但发音、支持作用均较差。后两种方式较少应用。

（5）试戴恒基托。使其在口内完全就位，检查是否封闭完全；伸展是否合适；固位力是否足够，有无翘动、摆动等不稳定现象，若固位力差，需考虑是否要增加其他固位方法，调改咬合。

（6）记录正中𬌗关系及排牙。在恒基托上缺损区制作蜡堤，在口内记录正中𬌗关系。对颌骨缺损的患者最好采用口内直接排牙，即选择合适的成品牙在口内排列，以便直接参照唇颊部软组织的外形，达到最佳美观效果。排牙时应注意前牙超𬌗、覆𬌗不能过大，可排成浅覆𬌗、对刃𬌗或小开𬌗；后牙广泛密切接触；上颌严重反𬌗者可采用双牙列修复。若只排前牙者保留后牙咬合记录。

（7）再次取模。戴入恒基托，再次取上颌模型，按咬合记录上𬌗架。

（8）制作缺损侧熔模。唇、颊侧基托可适当加厚，远中边缘应盖过缺损腔边缘约3mm，腭侧基托应恢复原有的腭部形态，硬腭边缘可适当缓冲。后牙按咬合关系排列成品牙或雕刻后牙熔模。

（9）完成中空义齿。可用两种方式。在相当于阻塞器的中空位置灌注石膏，腭部略低于健侧1.5mm，用蜡恢复腭侧外形。①取下蜡片制作塑料顶盖，修复体常规装盒完成，口内试戴后，将顶盖用自凝塑料粘结在恒基托的正确位置上；②常规装盒，恒基托及支架埋入下层型盒，人工牙翻置于上层型盒。填塞塑料时，先填入上层型盒，隔以玻璃纸，去除石膏块，常规热处理完成修复体。

2.附着体固位修复体技术

当患者口腔内缺损区较大，口内预留牙较少，有残根、残冠时，可设计附着体固位。对于颌骨缺损患者，口腔内每一个预留牙都很重要，应尽可能将其利用起来，并在设计时要考虑基牙的长期保留，不要因受力过大在使用过程中过早松动脱落，影响修复体的使用。

根据不同的基牙条件和缺损区大小可选择不同类型的附着体，主要通过机械制锁、摩擦或磁性作用获得良好的固位。

（1）根内附着体。可保留的残根通过完善的根管治疗后可制作根帽覆盖，在其上安置磁性附着体的衔铁部分或太极扣、球帽等附着体的阴性部分。同前常规制作中空修复体，在修复体组织面相对应位置用室温固化塑料固定磁性附着体或其他附着体的阳性部分，通过磁性或机械作用获得固位力。

（2）套筒冠。可保留的残冠通过核桩冠恢复部分外形或经过根管治疗后的牙体可设计套筒冠，既可以保护脆弱的牙体，也可增强修复体的固位。

（3）冠外附着体。当缺损为游离端缺损时，常规义齿设计，游离端的负荷对基牙的扭力较大，容易造成基牙的松动。通过设计多基牙的冠外附着体可增强基牙对抗扭力的能力，使基牙和基牙支持组织上的应力分布更均匀。

附着体设计，避免了卡环的金属显露，固位体隐蔽，美观效果较好。颌骨缺损的患者，对固位力要求高，可适当增加附着体数目，以2~4个为宜，但要注意一定要有共同就位道。

3.种植体固位修复体技术

由于种植技术的发展，过大的颌骨缺损的赝复体可通过种植的方法固位，使得颌骨缺损修复后咬合功能获得良好的恢复。

（1）选择位置。按照种植体设计要求在缺损临近的骨组织上选择骨密度中度、颌骨有足够高度、厚度的部位作为种植体的植入部位。在一侧上颌骨缺损的患者通常应植入3~4枚种植体，位置在中切牙、尖牙、第二前磨牙和第二磨牙区为宜。具体位置应以测量为准，但种植体不宜过于集中。

（2）种植手术。按照安装要求将种植体植入骨内，观察半年。

（3）选择种植体。根据骨量、位置、设计要求选择种植系统，确定型号，取模制作定位导板。

（4）选择固位体。①磁性固位；将磁性衔铁粘于种植体内或杆上；在修复体基托组织面相应处用自凝胶在口内粘结磁性固位体，利用磁力固位；

②杆卡式附着体固位：制作种植体杆式支架，通过将其固定于模型上种植体替代体顶端，将杆卡附着体的尼龙卡卡在杆式支架上，常规制作恒基托蜡型，装盒，热处理，形成嵌有尼龙卡的恒基托。按照前述卡环固位上颌骨缺损中空修复体的制作方法制作修复体，其基托组织面即带有尼龙卡。将杆式支架固定于种植体的顶端，将修复体与支架对位后，轻施压力，尼龙卡的弹性臂张开，使修复体就位，弹性臂恢复原状，修复体即卡抱在固位支架上，修复体获得固位。杆卡式附着体通过尼龙卡的卡臂卡抱于金属杆上获得固位。

（二）分段修复技术

阻塞器与义齿分段制作，两者间通过机械或磁性固位连接。阻塞器部分可用弹性材料制作，利用弹性进入腔倒凹内，从而达到固位。

1.机械固位

（1）取模。方法同前。

（2）制作阻塞器。用硅橡胶制作阻塞器。在缺损腔四周及底部铺1.5~2mm厚的蜡，用石膏填蜡腔，石膏低于健侧1.5mm。在模型上标记石膏块的位置。去蜡，取出石膏块，填塞硅橡胶，将石膏块压入至标记位置，表面也铺以硅橡胶，硅橡胶稍超出缺损腔边缘3~4mm，中央留一个孔，硅橡胶凝固后从孔中取出石膏块，完成阻塞器。

（3）口内试戴阻塞器。调整合适后在中央钻一个圆孔，直径约有1cm。将阻塞器戴入口内，重新取上颌模型。

（4）制作义齿。按照可摘局部义齿制作方法制作，在相对圆孔位置基托进入阻塞器取得固位。

（5）口内戴修复体时，先将阻塞器放入缺损腔，再戴入义齿。

2.磁性固位

阻塞器与义齿分别制作，方法同机械固位，分别在阻塞器和义齿组织面相对应处安装磁性衔铁，利用磁性获得固位。

3.组合式修复体

将颌骨切除后的缺损腔和牙槽突连成一体，使其中空，然后在人工牙槽嵴上制作义齿。制作采用分段印模，第一次只取缺损腔部分,植入阻塞器内壁,戴入口内；再取牙槽嵴的外层，与内壁相连组成中空体；再次取模，制作义齿，阻塞器与义齿结合。

二、上颌骨部分缺损：口腔内无余留牙的修复

修复方法基本同前，可采用整体修复或分段修复。

（1）整体修复。常规修复设计由于无预留牙设计卡环以获得固位，仅靠黏膜吸附力，而缺损区边缘不易达到良好封闭，修复体黏膜吸附力弱，固位困难，修复效果较差。在设计时可适当降低阻塞器的高度，或采用软衬来利用组织倒凹增强固位。种植体固位是这一缺损类型较为良好的固位方式，可分别在缺损区临近骨组织上和无牙牙槽嵴上选择适宜位置植入种植体，同前采用磁性固位或杆卡式固位方式，将修复体与种植体连接，使修复体能获得较为理想的固位力。

（2）分段修复。分段修复是这一缺损形式较多采用的修复方式。制作方法同前。

三、预成上颌骨缺损的修复

因肿瘤需切除部分上颌骨的患者，多数术后口鼻相通，咬合错乱，影响发音，生活上极不方便，对患者的精神也造成很大压力。如等到术后半年再做修复，由于手术损伤、瘢痕挛缩，加上放射治疗等，造成患者张口受限，给取印模制作修复体造成很多困难。预制上颌缺损修复体，即在手术前缺损处制作修复体，手术后戴入，可保持颌面部基本外形和正常面容，有利于尽早恢复和改善颌面部的生理功能；缩短患者接受和习惯修复体的时间；保护创面、防止或减少软组织的萎缩，以免影响发音；术前取印模较术后简单方便，患者易配合，有利于获得正确的咬合关系。具体制作方法如下：

（1）术前与外科医师会诊，共同确定手术范围。

（2）口腔制备：按照可摘义齿的设计原则进行修复设计，选择固位体，进行口腔预备。

（3）取模灌模：取上下颌全口印模，健侧的牙齿应完整、清晰、准确，常规灌模。

（4）制作健侧卡环支架及基托，放入口内试戴合适，制取口腔内上下牙

咬合记录。再取上颌印模，灌注模型，模型底部要有足够的厚度，根据手术范围确定。一般上颌骨全切的石膏模型的厚度不得小于5cm。根据咬合记录上颌架。

（5）模型处理：按手术范围修整模型，修去患侧石膏牙，将上颌骨切除部分适当挖深1~2cm，形成缺损腔，可为椭圆形；上颌次全切除或全切除者挖去的最深处可为3~4cm，空腔与上颌骨的外形相似。

（6）按上颌骨缺损整体修复法完成中空修复体。

（7）术后5~7天可试戴修复体，有阻碍部分应进行必要的调磨，要求修复体表面特别是组织面边缘应打磨光滑。检查义齿固位力、稳定性。如修复体与组织面不贴合，可立即采用软衬材料或自凝塑料加衬处理。定期复查，嘱患者3个月以后复诊，制作恒久修复体。

四、双侧上颌骨缺损的修复

双侧上颌骨缺损后，面中部失去骨支撑，造成面部畸形，缺损腔大，无有利组织倒凹可以利用，且因周围解剖结构复杂，口鼻腔相通，不能在修复体与黏膜间获得吸附力，因此制作修复体难以获得良好固位。

（一）整体修复技术

修复方法与一侧上颌骨缺损修复相似，主要是增加固位。要尽量利用组织倒凹，如前鼻庭、鼻底、颊侧瘢痕及软腭等，必要时可采用鼻插管固位或颌间弹簧固位。鼻插管固位方法如下：

1.不锈钢丝插桩固位

（1）完成上颌中空义齿。

（2）用塑料制成中空的鼻插管，伸入鼻孔内至少1cm。

（3）在长约1~1.5cm、宽1.5~2mm半圆形不锈钢丝外涂以石蜡油，用3mm的自凝塑料包裹，凝固后拔出钢丝，制成插桩。将钢丝的一端固定于鼻孔插管的顶端。

（4）在修复体基托组织面相应处钻与插桩大小一致的小孔，在小孔周围涂自凝塑料，修复体戴入口内，把鼻孔插管连同包裹于塑料套内的插桩一起从鼻孔外插入小孔，至塑料凝固后取出鼻孔插管及插桩，插桩外面的塑料套已粘结于修复体上，通过插桩固位。

2.磁性固位

在鼻孔插管末端用自凝塑料粘固磁体，另外在修复体的相应组织面钻一小孔，安置一个相应的磁体，利用磁体固位。

整体修复固位差，修复体易松动，患者感觉不舒适，且由于无骨支持，咀嚼功能恢复小。

（二）分段修复技术

用塑料或硅橡胶制作中空阻塞器，塑料制作义齿，方法同一侧上颌骨缺损修复。两者间用三对磁性固位体，前牙区安放一对，两侧第二磨牙区各放一对，用自凝塑料分别粘合在阻塞器与义齿相对应的部位。

由于无可用组织倒凹，阻塞器固位差，这种修复效果不理想。

（三）种植体修复技术

邻近缺损区的颧骨骨质较为致密，是上颌骨缺失后唯一可以利用为上颌修复体提供支持和固位的组织结构。在颧弓根部植入种植体，一侧2个，尽可能增大两个种植体间的距离，在其上安置装有4个磁性衔铁的环形支架，取模，制作上颌修复体的恒基托。采用上颌骨部分缺损修复方法完成修复体。在恒基托与衔铁相对应处用自凝塑料固定4个闭路磁体，通过磁力使修复体固位。

这种方法将种植体与磁性固位体相结合，可获得良好的固位和支持，修复效果较好。注意在植入种植体时，尽可能增加种植体间的距离，采用较长的种植体，支架的前后径不宜设计过大，修复体的咬合力要控制，尽量减轻。

第四节 下颌骨缺损修复技术

下颌骨是颜面部最大的骨骼，支撑着颜面部下1/3外形，同时也是头部唯一可以活动的骨骼。下颌骨缺损可由多种疾病引起，缺损后，一般缺牙较多，系带附着低，支持组织少，常伴有不同程度的颌间关系异常、下颌骨移位、口裂缩小等，导致张口受限和咬合紊乱。因而下颌骨缺损修复较为困难，修复比上颌骨难度大，修复效果差。

下颌骨修复目的是要恢复下颌牙列的完整性，恢复咬合关系，最大可能阻止颌骨的移位，改善患者的面形，恢复患者的咀嚼功能与语言功能。

一、下颌骨缺损修复前的准备

（一）预防下颌骨移位

下颌骨缺损导致下颌骨的连续性遭到破坏，余留骨段由于肌肉等的牵拉会发生一定的移位，导致𬌗关系错乱，给后期修复带来很大困难，不易恢复良好的咬合关系。因而需采用一定的方法尽量减轻这一影响，修复常用的方法是在手术前制作上颌带翼导板或斜面导板，在患者口腔内调整合适，手术后尽快戴入患者口腔，以维持同术前一样的咬合关系，阻止下颌骨余留断端的移位。

（二）下颌骨缺损部分的骨重建

临床常采用的方法有自体骨移植，同种异体骨移植，牵引成骨技术及骨组织工程等，修复下颌骨缺损，不仅修复了下颌骨的连续性和完整性，还为义齿承力和固位创造条件，以最大恢复下颌骨的功能。但植骨区域不能承受过大咬合力，特别是在手术早期，否则会加速植骨的骨吸收，因而在修复体的设计上要尽量减轻咬合力。

（三）下颌骨牙槽嵴的修整

下颌骨缺损，口内唇颊沟较浅或消失，即使植骨后，仅是恢复颌骨的连续性，并不能修复牙槽嵴，有些植骨区还会出现骨尖、骨嵴，这些给修复带来不利，因而可考虑采用外科手术加深唇颊沟、修整骨尖及骨嵴，为修复体的制作创造条件。

以上这些准备工作完成后，修复体的设计和制作与普通牙列缺损、缺失相似，制作难度减小，修复效果会有很大提高。但这些并不是所有患者都能做到的，因而修复体的制作也要考虑更为复杂的情况。

下颌骨的缺损可考虑采用可摘修复、固定修复和种植修复。

二、下颌骨缺损的可摘修复技术

（一）下颌骨部分缺损：口腔有余留牙

（1）口腔预备。在余留牙上设计卡环和支托以固位、支持。为了获得固位，卡环应多于可摘局部义齿。

（2）取印模、灌模型。主要包含以下内容：

①个别托盘法：先用一般托盘取印模，灌注模型，在其上制作个别托盘取二次印模。此法用于张口受限不严重，口腔及颌骨无严重畸形者。②分瓣印模法：先用半边个别托盘从舌侧取牙列𬌗面及舌侧印模，再用另一半个别托盘从颊侧取牙列颊侧印模，并在𬌗面覆盖前一托盘，依次取出后，在口外进行拼接。此法用于余留牙舌向倾斜较大的患者。取出印模后，灌制模型。③分段印模：下颌骨缺损未植骨者，断骨易移位。断骨可用手指推动复位者，下颌取分段印模，即分别制取缺损区两侧的印模，在𬌗架上按正常𬌗关系固定模型。

（3）制作恒基托。完成支架及基托的制作，缺牙区的基托应稍厚。断骨发生移位不能复位者，按现咬合关系制作修复体。

（4）试戴恒基托，求颌关系。在口内试戴恒基托，调改后在缺损侧放置蜡堤，获得上下颌骨的咬合关系。再取下颌印模，灌注模型，上𬌗架。

（5）排牙。按照咬合关系排牙。前牙覆盖、覆𬌗应小。若上下颌无正常咬合关系，可在下颌余留牙的唇颊侧排牙或雕蜡牙形成双牙列，以恢复咬合接触。

（6）按照常规完成修复体。缺损区可考虑进行软衬。

（二）下颌骨部分骨质缺损：口腔无余留牙

（1）口腔预备。患者条件许可者做唇、颊沟加深术，以增强基托边缘组织倒凹固位，还可利用磨牙后垫下的舌侧翼缘区固位。

（2）取印模灌注模型。先制作初印模，在模型上制作个别托盘，采用个别托盘取终印模，灌注超硬石膏模型，尽量保证印模的精准。

（3）制作恒基托。方法同全口义齿，扩大基托面积，尽可能利用组织倒凹固位，注意减轻缺损区负荷，排牙时应减径。

（4）同前完成修复体。

（三）双侧下颌骨缺损的修复技术

制作方法同下颌骨部分骨质缺损，无余留牙，但应考虑修复体的固位，可采用以下几种方法：

（1）重建下颌骨。下颌骨重建完成后可在上按常规制作全口义齿；也可植入种植体来增强修复体的固位。

（2）软衬。在制作修复体时对缺损区组织面用软衬材料进行缓冲，增强吸附力，充分利用下颌组织倒凹的固位作用，并可减少基托组织面进入组织倒凹所产生的疼痛。最好是在修复体完成，口内试戴调改完毕后，在口内进行组织面软衬。

（3）组织倒凹。无义颌植入者，可利用组织倒凹固位，如舌侧翼缘区、唇颊侧倒凹等，也可利用手术方法形成倒凹。

（4）颌间弹簧固位。若上颌为修复体，可利用不锈钢丝弹簧的弹性，使上、下修复体彼此分开而得到固位。弹簧长约7mm，一端以铰链的形式连于上颌修复体第一、第二前磨牙的颊侧基托上，另一端放于下颌修复体第一、第二前磨牙颊侧近远中向的深沟内。患者可自行取出，戴入时先戴下颌，再戴上颌，将弹簧放入下颌修复体的沟内。

这种修复体长期使用可引起黏膜红肿，一般很少采用。

三、下颌骨缺损的固定修复技术

（1）下颌骨植骨者。当缺损区较小，缺失牙数少，缺失牙前后均有基牙时，可考虑固定义齿修复，咬合力全部由基牙承担，固定义齿的设计和制作与常规固定义齿基本相同。

（2）下颌骨未植骨者。当缺损区位于下颌骨前部，缺损较小，骨断端有移位但可手法复位时，通过制作固定义齿将缺损区两端骨保持相对稳定的位置关系，通过余留骨端间骨再生自行修复骨缺损。制作方法如下：

第一，牙体制备。一般在缺损区两侧各选择3个基牙，按照固定义齿固位体的要求进行基牙牙体预备，在预备中，保证两侧基牙有共同就位道。

第二，取模。采用分段取模法，分段灌制模型。

第三，确定咬合关系。在患者口内分段作𬌗记录，按照后牙广泛的𬌗接触关系将两段模型与上颌模型对位，确定咬合关系，固定在𬌗架上。

第四，制作修复体。按常规制作修复体。

四、下颌骨缺损的种植修复技术

下颌骨缺损植骨后，使种植体的应用成为可能。现今的种植材料和种植技术为游离移植修复的颌骨进行种植提供可靠的条件，种植体与移植骨能够完全整合，且能为义齿修复提供支持和固位。

下颌修复体的制作包括两部分，种植体的植入和修复体的制作，修复体可选择可摘修复或固定修复。

（一）下颌骨部分缺损：口腔有余留牙的修复

可在缺损区植骨上安放种植体，与健侧余留牙共同支持修复体，根据需要可以制作固定义齿或可摘义齿，制作方法同前。

可摘义齿通过加入种植体，设计时可减少义齿的基托面积，增强义齿舒适感，减轻义齿对黏膜产生的压痛和受力后产生的骨组织的吸收，应用较多的是种植体—杆卡式附着体固位或种植磁性附着体固位。

固定义齿通过加入种植体，增加了基牙数量，扩大了适应证，给不可能制作固定义齿的患者带来了希望。

（二）下颌骨部分骨质缺损：口腔无余留牙及双侧下颌骨缺损的修复

植骨加种植体，对这一类患者益处是最为明显的，效果也是最好的。在植骨区和健侧牙槽嵴上均可设计种植体。一般多采用可摘义齿修复。

可摘义齿通过加入种植体，利用磁性或杆卡式获得良好的固位，修复体的舒适感、咬合功能都得到很大提高。

下颌骨缺损首先通过植骨等方法恢复下颌骨的连续形态，再采用种植体＋附着体义齿的方式，可以实现功能的良好重建。

第五节 颜面部缺损修复技术

颜面部缺损包括眼、耳、鼻及面颊部的缺损，严重影响患者的容貌，当前随着外科学的发展，许多颜面部缺损已能用自体组织移植的方法进行很好的修复，由于基因工程和组织工程的发展将使体外重建人体器官成为可能，实现人体缺损的真正仿生修复。但目前仍有一些缺损不能用外科手术整复者，需要采用赝复体来恢复缺损区正常外形。

一、颜面部缺损修复技术

颜面部缺损修复主要要考虑修复体的固位、颜色和形态，达到固位良好，颜色、形态与其他部位协调。修复体应有良好的固位，简单轻巧，使用方便。

（一）修复体常采用的固位方法

修复体放置在颜面部，首先要有足够的固位力，面部受到外力的可能性较大，经常松动脱落会给患者带来不便。但固位也不能过强或固位装置过于复杂，影响患者取戴，造成使用不易。固位装置还应尽可能隐蔽，减少对美观的影响。常采用的固位方法如下：

（1）倒凹固位。利用缺损区周围的组织倒凹，修复体可进入这些倒凹内固位。如眼球缺损时可利用眼窝倒凹固位，耳缺损可利用耳残留部分或外耳道固位，鼻缺损可利用鼻腔倒凹或上唇内侧边缘固位。

（2）眼镜架固位。用眼镜架来帮助固定义鼻、义眼或义耳。将修复体与眼镜架通过固定或活动方式连接，使修复体获得固位，活动连接是眼镜架与修复体并不固定，只是将修复体压在颜面部；固定连接则是将眼镜架与修复体通过钢丝或塑料固定，使用时只需将眼镜架与修复体同时带上即可。一般来说，缺损较大者多采用活动连接，缺损较小者可用固定连接。

（3）发夹固位。主要用于女性义耳的固位。用发夹连接义耳，将发夹戴在头上固定修复体。

（4）卡环固位。主要用于面颊部缺损的患者。在上、下颌选择几个牙齿作为基牙，制作间隙卡环将修复体固定在牙齿上。

（5）粘结剂固位。使用特殊的生物粘结剂将修复体粘结在缺损区内，外观自然，美观性好。一般可以早晨粘上，晚上睡觉前取下。使用较为麻烦，可能会有皮肤过敏现象。

（6）种植固位。种植体进入颜面部缺损修复，为修复方式带来重大变革，是面部缺损修复的一大进步。通过在缺损区邻近的骨组织内植入种植体，在种植体顶端可设置杆卡式附着体或磁性附着体，使修复体通过机械或磁性获得很好的固位和稳定，而且取戴也很方便，这是目前非常理想的修复体固位方式。

（7）磁力固位。将磁铁与种植体相结合，可为修复体提供良好的固位；或将磁铁用于分段式的修复体上，衔铁在缺损区的阻塞器上，闭路磁体部分在赝复体上，利用磁性使两部分连接在一起，取戴方便，在颜面部缺损修复中应用较广。

（二）修复体配色

面部缺损修复体应有适当的柔软度，表面颜色、形态要自然，有一定的透明度。配色要按患者的肤色进行，以使修复体的颜色尽量与患者面部皮肤颜色接近。一般都要采用软性材料制作修复体。颜色的呈现一种是在制作修复体时，在使用的材料中加入一定的成分，使做出的修复体具有一定的色泽，而且保持长久，这种方法对制作者要求较高，对颜色配料的比例要掌握得当；另一种方法是先制作出修复体，再通过表面涂色来达到患者要求，这种方法简单，颜色易调改修整，可使修复体不同部位有不同的颜色，层次感较强，但是颜色不易长久保持，易变色或褪色。现在有专门的计算机配色来辅助修复体的制作，使修复体的颜色更好、更易接近患者皮肤，与面部协调。

（三）修复体的形态

面部外形重要的是对称性，应根据患者健侧的自然外形模仿修复。面部缺损修复体应与整个面部和谐一致。正常情况下，面部各器官间在形态、位置上有一定的比例和协调关系。从正面视三庭五眼，即自发际到鼻根的距离等于鼻根到鼻底的距离，也等于鼻底到颏底的距离。这是成年人的比例，儿童下部稍短。面部宽五等份，每份一眼宽，即两侧鼻翼之间的距离约等于两侧眼内眦之间的距离，等于眼内外眦之间的距离，也等于眼外眦到面部外侧之间的距离。

颜面缺损修复重在恢复患者容貌，修复的目标是实现修复缺损区的形态、颜色、质感、功能。

传统方法单纯依靠纯手工雕刻制作赝复体，最新研究是应用CAD/CAM技术完成赝复体的设计和制作。首先采用计算机技术进行赝复体外形的仿真设计和局部形态修改，恢复患者缺损前的个性化面容；其次通过快速成型技术在一个小时内制作出赝复体熔模，从而实现修复体的快速制作，新方法极大地提高了颜面赝复体的制作质量和效率。

二、眼缺损的修复技术

（一）眼球缺损的修复技术

（1）成品义眼。选择适宜的成品义眼，在背面粘上软化的印模膏或蜡，放入眼窝内试戴调整。合适后装盒，填塞白色塑料制成义眼修复体。

（2）自制义眼。主要包含以下内容：

第一，取印模灌制模型：可采用特制的适合于眼窝轮廓的有孔带柄塑料托盘制取印模，眼窝内放置少量印模材料，翻开眼睑，将托盘放入眼窝，轻轻加压，患者自然闭合眼睑，获得眼窝周围的印模；也可用软化的印模膏放入眼窝内直接取印模。常规灌制模型。

第二，制作熔模：在模型上制作眼窝熔模，试戴，使患者感觉舒适、自然。

第三，制作塑料义眼：先装盒，稍加热，开盒后完整取出熔模。再另装一型盒，常规完成塑料义眼。

第四，修整义眼：试戴，定出瞳孔位置，钻一个2mm深的小孔，根据健侧眼虹膜形态绘制一纸制虹膜。义眼表面磨去1mm，根据健侧眼虹膜形态在义眼上着色修饰。

第五，完成修复体：将修整后的义眼放入第一个型盒内填塞透明塑料，加热完成修复体。

（二）眼球和眼睑同时缺损的修复技术

1.常规修复

（1）取印模灌制模型。采用围堤法取模。在缺损区及邻近2cm以内的皮肤涂凡士林或石蜡油，使眉毛贴附在皮肤上，在离开缺损区2cm处，用捏成薄片的已软化的印模膏或油泥将需要取模处围住，调拌水胶体印模材料取印模。调拌石膏灌入印模内，待有足够厚度时，用玻璃板平放在石膏表面，以获得底部较平的模型。

（2）制作基底板。在模型上制作基底板熔模，边缘小于缺损区，翻制成白塑料基底板。眼眶较深者可制作中空基底板。

（3）定义眼位置。将成品义眼或自制义眼暂时用蜡固定于基底板，试戴，调整义眼位置，使之与健侧眼对称协调。用塑料固定义眼。

（4）制作眼睑。将义眼放入眼窝，取适量基底蜡或油泥堆放在义眼窝周围，根据健侧眼雕刻上、下眼睑及周围组织，边缘与缺损区周围贴合。装盒，调配硅橡胶颜色，使之与皮肤相近，常规完成修复体。

（5）眼镜固位。通过眼镜固定义眼。在鼻梁处眼镜与义眼修复体贴合，将其固定；在眼睛外侧，将不锈钢丝一端用塑料固定于眼镜架内；另一端与义眼外侧轻轻接触，达到二点或三点固位。

2.种植体修复

在眶上嵴植入种植体（2个），如前制作缺损处修复体，修复体与种植体间采用磁性或机械固位。

3.烤瓷修复

曾报道采用烤瓷修复眼部缺损，在模型上制作底层金属蜡型，铸造成底层，外层上瓷。瓷表面染色修饰，使之与面部协调，将义眼固定于修复体内，最终修复体完成后粘固。

三、耳缺损的修复技术

（一）部分耳缺损修复技术

修复方法与部分鼻缺损修复法相似，但修复体固位不良，效果差。

（1）取印模。采用分段印模。先调石膏于残留耳郭的后部，与耳郭平起，待其凝固。然后采用围堤法取整个耳部印模，于上、下层石膏重叠处做标记（可作沟、嵴嵌合）。在取出印模时，先取耳前部，再取耳后部印模。

（2）灌模。按记号对合准确，边缘用蜡封闭，涂肥皂水作为分离剂，灌模。

（3）制作熔模。参考健侧耳用蜡恢复缺损部分，尽量利用倒凹。

（4）完成修复体。用硅橡胶常规完成修复体。

（二）全耳缺损修复技术

1.全耳缺损的常规修复

（1）取印模灌模型。①取患侧印模，患者平卧，外耳道内塞以棉花，皮肤涂以石蜡油或凡士林，保护好头发，制作围堤，同面部取模相似。然后灌模。②取健侧印模，分层取模，先用印模材料取耳背部分印模，再取耳前部分印模，两印模有重叠，拼接好后固定。

（2）制作熔模。方法同鼻缺损，可参考健侧耳雕刻熔模或在健侧耳印模灌注熔蜡即可翻制完整的蜡耳。

（3）试戴。检查位置、大小是否合适，底部是否与皮肤紧密贴合。在耳后做出眼镜架固位装置，可在外耳道内形成一定深度的插管。

（4）完成修复体。选择颜色适当的硅橡胶制作修复体。

（5）固位。①眼镜架固位，采用眼镜与修复体机械固位，通过健侧和鼻梁支持；②发夹固位，将发夹一端与义耳相连，借发夹弹性贴附于缺损处；③组织倒凹，利用缺损处组织倒凹及在外耳道插管固位，但一般效果不佳，多与其他方法结合使用。

2.全耳缺损的种植修复

（1）在颞骨下方和乳突前部植入3个种植体，种植体间成杆形连接。

（2）灌制模型后，制作义耳基板，将义耳固定于基板上。

（3）在基板下方固定尼龙卡或磁体，与种植体形成杆卡式附着体固位或磁性固位。

四、鼻缺损的修复技术

（一）部分鼻缺损的修复技术

（1）取印模、灌制模型。方法同前，采用围堤法取整个鼻部的印模，灌模。

（2）制作熔模。用蜡恢复缺损部分，在面部试戴，检查是否协调。连同模型一起装盒。

（3）完成修复体。选择适当颜色的硅橡胶，常规完成修复体。

（4）修复体固位。①眼镜固位：用眼镜固定修复体；②粘结：通过粘结剂将修复体粘于鼻上。

（二）全鼻缺损的修复技术

1.常规修复

（1）取印模灌制模型。方法同面颊部缺损，取全面部的印模。

（2）制作熔模。采用两种方法制作熔模：①可参考患者以前照片用蜡雕刻成鼻型；②制作蜡鼻：选择与患者面部外形近似的正常人制作蜡鼻，采用围堤法取其全鼻印模，将熔化的蜡注入印模即成。

（3）试戴熔模。检查在面部的位置是否合适，边缘是否止于鼻沟凹内，是否贴合，及时修整。利用眼镜固位者，在蜡型上印下眼镜架的凹沟。

（4）完成修复体。选择颜色适当的硅橡胶完成修复体。

（5）固位。①眼镜架固位，眼镜与修复体间机械固位；②组织倒凹，利用缺损处的组织倒凹固定修复体。

2.种植修复

可在前鼻棘或鼻底植入种植体，若骨厚度不足，可考虑在额窦的前壁植入。制作修复体方法同全鼻缺损，与种植体间通过磁体或机械装置获得固位。

五、面颊部缺损的修复技术

（一）取印模、灌制模型技术

1.取模

面颊部缺损的修复技术采用围堤法取模。

（1）患者平卧，面部应与地面平行。用治疗巾包裹患者头发，双侧鼻孔内插入蜡管或橡皮管，保证取印模时呼吸通畅，整个面部皮肤涂布石蜡油或凡士林，有毛发处应多涂。缺损区与口鼻腔相通处用油纱布填塞，以免印模材料流入。

（2）用印模膏或蜡片按印模范围的大小做成围堤。高约3~4cm，要求患者双眼闭合。

（3）调拌流动性较大的弹性印模材料，先涂于不易流到的地方（眼睑、眉等），再由面部最高处（额部、鼻尖等）慢慢注入印模材料，避免产生气泡，厚度达到1.5~2mm为止。在印模材料凝固前，从各个方向插入小木桩，调拌石膏均匀涂在印模材料上，厚度约1mm。

也可采用石膏取印模，不必插固位桩，在刚发热时立即取出印模，防止灼伤皮肤。取印模时要连同围堤一起取出。

2.灌模

同眼缺损。石膏印模应先涂肥皂水后再灌模。

（二）制作修复体技术

在模型上标出修复体的范围，制作熔模。缺损较大者制作中空塑料修复体，调配适当颜色，使与面部皮肤接近，外形与健侧对称协调；缺损较小者可全部用硅橡胶制作。

（三）修复体固位技术

（1）眼镜架固位。面颊部缺损接近眶下缘者多用眼镜固位。眼镜固定于修复体边缘构成活动连接，缺损小者可用固定连接。

（2）缺损接近唇部时，多用口内上颌的修复体卡环固位。

六、颌面部联合缺损的修复技术

这类缺损多涉及上颌骨、颧骨、面颊部及眼眶等部分，缺损范围大。修复时一般先完成口腔内颌骨缺损修复体，然后再做面部缺损修复体。两个修复体间可采用插管、磁性固位，使相互得到固定。

（一）上颌骨、颧骨和眼眶联合缺损修复技术

（1）制作上颌骨修复体。顶部呈平面或微凹，戴入口内。

（2）制作颧骨修复体。将印模膏或蜡块从眼眶推入颧骨缺损部分，下部与上颌阻塞器顶部接触，上部稍低于眶下缘。装盒完成中空修复体。

（3）制作插管或安放磁体，连接上述两个修复体成为一体。

（4）制作义眼。

（二）上颌骨、颊部联合缺损修复技术

（1）制作上颌骨修复体。

（2）制作颊部修复体。

（3）采用插管或安放磁体，连接两个修复体。

（三）上颌骨与鼻部联合缺损修复技术

（1）制作上颌骨修复体。

（2）制作义鼻：分两层制作，即塑料和外层硅橡胶。

（3）基底板内埋入磁体或插管，与上颌修复体相连。

（四）颊部、眼部同时缺损修复技术

（1）制作颊部修复体基底板，选择合适的义眼粘于基底板上。

（2）用蜡恢复面颊部和眼部外形。

（3）完成修复体。

（五）下颌骨与颊部联合缺损修复技术

（1）制作下颌骨修复体，戴入口内。

（2）制作颊部修复体。

（3）用插管固位或将颊部修复体贴于下颌骨缺损区的周围。

第六节　配合外科治疗修复体的制作技术

当上、下颌骨或腭部由于先天性缺陷、外伤、肿瘤等原因，需做整复手

术或截除手术时，常需在手术前或外科治疗一段时间后，配合使用夹板或护板辅助治疗。可保护创面，防止感染和出血，支持组织不过度塌陷。可以防止瘢痕的挛缩和颌骨的移位，为以后的永久性修复创造条件。腭护板、上颌护板、龈上夹板、斜面导板及上颌带翼夹板等在临床上使用较多。

一、腭护板的制作技术

用于腭裂术后，保护创面。在手术前制作，口内试戴合适，术后立即戴入。一般以塑料制成。制作方法如下：

（1）口腔预备。固位设计同腭裂阻塞器。

（2）取印模。用油纱布填于裂隙内，取模时腭部中份材料不能堆放过多，以免进入鼻咽部引起不适。

（3）常规灌注模型。在模型上用石膏填平裂隙，并将腭部加高5~8mm，为术后放置敷料留出空隙，距牙齿腭侧颈缘约5mm以内不填石膏，以免影响修复体的固位。

（4）制作熔模，完成修复体。其方法同腭裂阻塞器。

二、上颌护板的制作技术

上颌护板用于上颌骨切除术后，其作用与腭护板相同。根据颌骨切除范围的不同分为以下两种：

（一）上颌骨部分切除的护板

（1）确定手术范围，在余留牙上设计卡环，牙体预备，常规完成取印模灌模型。

（2）制作非手术区支架及恒基托，口内试戴，调改咬合。

（3）再取上颌印模，使恒基托翻至印模内，灌注模型。按照咬合关系上𬪯架。

（4）根据手术范围修整模型，刮除手术区的牙齿和牙槽嵴，使呈无牙颌的牙槽嵴形状，其高度略高于口盖部，在唇、颊侧刮除牙槽嵴以减窄宽度，减窄的程度从前到后逐渐增加，即牙槽嵴为前宽后窄。

（5）制作手术区基托熔模，与非手术区基托相连。在𬪯架上制作手术区人工牙熔模或排牙。

（6）常规热处理完成塑料修复体。

（二）上颌骨全切除的护板

（1）取下颌印模并灌注模型。

（2）在下颌模型上制作拱形夹板熔模：将高约1cm的蜡堤放于模型双侧后牙𬌗面。用手指将其压贴于牙冠颊舌侧的非倒凹区，用蜡片形成正常腭部的高度和形状，与蜡堤相连。

（3）常规热处理完成塑料修复体。

这种护板以下颌牙固位，因而术后戴入时，口外应用绷带将下颌固定于头部。

三、龈上夹板的制作技术

龈上夹板适用于颌骨骨折在牙列范围内，无骨质缺损，两侧断骨易于复位或已用外科方法复位者。制作方法有以下方面：

（1）口腔预备：在后牙区设计隙卡，一般安置在前磨牙上。

（2）常规取印模，在模型上画出夹板伸展范围。

（3）制作熔模，弯制支架，蜡片铺于模型所有牙冠的唇、颊和舌（腭）侧及部分牙龈组织，不能影响咬合，厚约1.5~2mm，钢丝末端在颊舌面伸出熔模表面约1mm，以便装盒时能包埋于石膏内固定支架，也可用自凝塑料固定支架。

（4）完成修复体，打磨抛光。

四、斜面导板的制作技术

斜面导板适用于下颌骨部分切除，可防止健侧下颌骨偏斜移位。它是位于一侧下颌后牙上的龈上夹板，夹板颊侧向上伸出一翼与上颌后牙颊面接触。一般于手术前制作，试戴合适，术后立即戴入。制作方法：

（1）口腔预备：健侧下颌后牙间制备隙卡位置，夹板至少包含4个基牙。

（2）常规取印模，在下颌模型上制作夹板熔模。

（3）在上、下颌咬合位，将蜡片加于夹板熔模的颊侧，使之与上颌后牙颊面贴合。

（4）完成修复体。

五、上颌带翼夹板的制作技术

上颌带翼夹板后牙区腭侧基托的一侧或双侧有向下伸出的翼，与下颌后牙的舌面相接触，即称带翼夹板。此夹板可阻止下颌骨断骨或余留的下颌骨向舌侧移位。适用于下颌骨折并有骨缺损者；下颌骨部分切除后仅有少数牙存在，牙松动者，不宜制作斜面导板。制作方法：

（1）先完成龈上夹板的熔模。

（2）上、下颌模型按咬合关系上𬌗架。

（3）将蜡片加于夹板后牙区腭侧基托上，趁软时在上、下咬合位将其压贴于下颌后牙的舌面,适当向龈组织伸展。若下颌无余留牙,可做成𬌗垫式翼,位于下颌无牙槽嵴上。

（4）完成修复体。

第六章　现代口腔临床修复体材料制作技术

第一节　口腔印模修复体的制作技术

印模是物体的阴模，口腔印模是使用口腔印模材料制取口腔软硬组织形态及关系的阴模。医生使用半流动的印模材料及载体托盘制取患者的口腔印模（阴模），灌注模型材料，得到与患者口腔内组织形态一致的模型（阳模）。绝大多数口腔修复体的制作是采用间接法制作的，即在模型上完成修复体的制作，再于患者口腔内试戴。因此，印模的准确性关系到模型的精确度，从而影响最终修复体的精度。要制取一个精确的印模，必须注意以下事项：首先要了解印模材料的分类和各类印模材料的性能特点及操作要求，然后选取适合于患者口腔的托盘，最后采用正确的操作方法进行印模制取。

一、印模分类

（1）按照制取印模的步骤分为以下两类：

一次印模法：使用成品托盘承载印模材料一步制取印模的方法。一般用于固定义齿和大部分可摘局部义齿的印模制取，要求成品托盘必须适合患者牙弓形态。此方法简单方便，节省时间。

二次印模法：印模制取需要两个步骤。先使用成品托盘取得患者口腔初印模，灌注石膏模型，在石膏模型上面使用自凝基托树脂或光固化义齿基托树脂制作个别托盘，再使用个别托盘承载印模材料制取终印模。也可以使用成品托盘承载非弹性印模材料（例如打样膏）制取初印模，将初印模均匀刮除0.5~1mm，以此作为个别托盘，盛在流动性和弹性较好的印模材料制取终印模。二次印模法适用于全口义齿和某些可摘局部义齿及固定义齿印模的制取。

（2）按照制取印模时是否对黏膜造成压力，分为压力式印模和非压力式印模。

（3）根据印模制取，分为解剖性印模和功能性印模。

二、托盘及印模材料的分类与选择

（一）托盘的分类与选择

（1）托盘分类。主要有以下方面：

按照制作托盘的材料不同可分为金属托盘、塑料托盘和金属支架外部涂塑托盘。

按托盘制取印模的部位分为全牙列托盘、部分牙列托盘及无牙颌托盘。

金属托盘还可分为有孔托盘和无孔托盘两种。

（2）选择托盘。选择托盘的基本要求：托盘应该与牙弓的大小、形态一致，一般来说，托盘的内面与牙槽嵴及牙列应有大约3~4mm的间隙容纳印模材料。

托盘的边缘止于距黏膜皱襞2mm处，且不能妨碍系带、唇、舌及口底软组织的功能活动。上颌托盘的后缘应盖过最后磨牙（或上颌结节）和腭小凹，下颌托盘的后缘应盖过最后磨牙（或磨牙后垫）。

若托盘边缘和长度伸展不够，可用蜡片加长。若托盘形状稍不合适，可用技工钳略做修改。

（二）印模材料的分类和选择

1.口腔印模材料分类

按照口腔印模材料的性能可分为：弹性印模材料和非弹性印模材料，可逆性印模材料和非可逆性印模材料。常用印模材料分类见表6-1❶。

---

❶ 艾红军.口腔修复[M].沈阳：辽宁科学技术出版社，2009.

表 6-1　印模材料分类

弹性印模材料		非弹性印模材料	
可逆性	不可逆性	可逆性	不可逆性
琼脂	藻酸盐	印模膏	氧化锌
	合成橡胶	印模蜡	印模石膏

2.口腔印模材料的特点及应用

（1）非弹性印模材料。常用的有以下材料：

①氧化锌丁香油糊膏：主要成分为氧化锌和丁香油，其中加入增塑剂和反应性调节剂。凝固时间与催化剂的用量有关，一般为3~6分钟。凝固后机械强度大，无弹性。不能用于取有倒凹的印模，多用于二次印模法的衬层或总义齿的重衬印模。

②印模石膏：主要成分是半水石膏粉末、可溶性淀粉、少量碳酸钾。用水调拌后具有良好的流动性及可塑性，凝固后有较高的机械强度，可分段从口腔内取出，并完整拼对在一起，不失模型原来的形态及准确性。常用于取无牙颌模型的衬层及固定义齿的集合印模。

③印模膏：主要成分是树脂和硬树脂，填料为滑石粉、巴西棕榈蜡和色素。印模膏加热变软，冷却变硬，具有热塑性，属于可逆性印模材料。流动性较差，主要用于制取无牙颌的初印模。

非弹性印模材料不适合倒凹区印模的制取，除印模膏外在临床已极少使用。

（2）弹性印模材料。常用的有以下材料：

①藻酸盐类印模材料：属于弹性不可逆性水胶体印模材料。主要成分是藻酸盐、胶结剂、缓凝剂、改良剂、填料及矫味剂等。具有良好的流动性、弹性和可塑性、精确性、短期内能够保持体积稳定、不与石膏模型材料发生反应。操作时间通常为2~3分钟。用于制取一般的工作印模和研究模型的印模；②琼脂印模材料：属于弹性可逆性水胶体印模材料。主要成分为琼脂、硫酸钾、硼砂、苯甲酸钠、水及填料。加热到100℃左右就成为溶胶，具有良好的流动性和可塑性，温度下降到36℃以下时，又成为具有弹性的凝胶。常用于技工室翻制耐火材料模型，可以反复使用多次。临床上

多与藻酸盐联合制取印模，能够获得较为精确的印模，用于固定修复体的印模制取。

以上两类印模材料属于水胶体印模材料，长时间浸泡于水中会导致吸水膨胀，长时间暴露于干燥的空气中会脱水产生收缩裂隙，因此，制取完印模，应立即灌注模型。如不能立即完成模型的灌注，需将印模保存在潮湿的环境中，如使用湿毛巾包裹，尽量在半小时之内完成模型灌注。③琼脂与藻酸盐联合制取印模法：使用的琼脂印模材料（寒天印棋材，日本日进齿科）为单质塑料包装，材料颜色一般为绿色或紫色，需要专用加热器及注射器，加热后材料具有良好的流动性，恒温保存，使用时放入钝头注射器中，注射到预备的牙体周围，再使用托盘承载藻酸盐印模材料在口腔内就位。④橡胶印模材料：可分为聚硫橡胶印模材料、硅橡胶印模材料和聚醚橡胶印模材料。该类印模材料具有良好的流动性、弹性和可塑性，凝固后即有较高的强度，长时间保持尺寸稳定。可以灌注一个或多个工作模型。是理想的印模材料，缺点是价格昂贵，不宜普及使用。

临床应用较多的是硅橡胶印模材料，分为Ⅰ型（室温硫化型、缩合型）硅橡胶和Ⅱ型（加成型）硅橡胶。是一种有弹性的精密印模材料，稳定性好。加成型硅橡胶在聚合过程中没有乙醇的生成，其精确程度更好。调和时，基质和催化剂应按照厂家规定的比例精确进行，凝固时间一般为3~6分钟。主要用于制作固定修复体、精密附着体等的精密印模。

3M-ESPE的自动混合型聚醚橡胶精细印模材料在临床也得到了广泛的使用。这类聚醚橡胶印模材料具有良好的流动性和亲水性，能够制取精确的口腔组织印模。有足够的工作时间，并能在口腔温度下快速地凝固。良好的弹性使印模更容易从口内和模型上取下，不需要填补倒凹。自动混合式使基质和催化剂的配比不受人为因素的影响，更加精确。配合专用的注射器，单步法制取印模，使操作更加简便。适用范围：冠桥印模、嵌体和高嵌体印模、功能印模以及种植体印模等。

三、口腔印模操作方法及注意事项

在材料性能相对一定的条件下，医师的临床操作技术成为影响印模准确性的关键因素。要制取一个精确的印模，必须注意以下事项：了解口腔印模材料的性能及操作要求，选择适合于患者口腔的托盘，采用正确的操作方法。操作步骤：

（1）调节患者体位。取上颌印模时，调节椅位，使患者上颌的高度与医生的肘部平齐或稍高，上颌牙弓的始平面与水平面平行，避免患者头后仰造成印模材料压向后方，刺激软腭引起恶心、呕吐。取下颌印模时，使患者下颌的高度与医生上臂中部平齐，张口时，下颌牙弓的始平面应与水平面平齐。

（2）选择合适的托盘（见托盘的分类与选择）。

（3）印模制取助手按照合适的比例调拌印模材料，放于托盘上。医生左手持口镜牵拉患者左侧口角，右手将托盘从另一侧口角旋转进入口腔，双手将托盘颤动就位（某些橡胶印模材料按厂家说明不能颤动就位），在印模材料凝固前，牵引唇颊组织进行肌功能整塑，也可由患者进行主动的肌功能修整。下颌印模时，让患者舌头抬起，并向前伸和左右摆动，以确保舌侧、口底部印模边缘准确。医生将食指和中指置于患者双尖牙区固定托盘直到印模材凝固后取下。一般先使后部脱离，再沿前牙长轴方向取下印模。

（4）检查印模。对照口腔情况检查印模是否完整、清晰、边缘伸展适度，印模材料不得与托盘分离。如符合要求，即可用清水轻轻冲去唾液、血液和碎屑，用干棉球将水吸干或用气枪轻轻吹干，准备灌注模型。藻酸盐印模材料应立即灌注模型，如不能立即灌注，需用湿毛巾包裹印模，尽量在半小时之内完成灌注。

四、口腔印模的消毒及模型技术

（一）口腔印模的消毒

对口腔印模进行消毒，这在过去是被大家忽视的一个步骤，为避免由印模带来的艾滋病、乙型肝炎、结核等传染性疾病所导致的医患交叉感染，必须对这一步骤重视起来。在灌制模型前，应对印模进行可靠的消毒。可使用化学试剂如1%次氯酸钠溶液、2%戊二醛、碘剂等消毒剂进行印模消毒。印模（尤其是水胶体类印模材料）较长时间浸泡于消毒液中可能会引起变形，喷雾法作为一种改良的消毒方法，被多数学者推荐使用。应按照厂商推荐方法进行印模的消毒处理。

（二）口腔模型技术

医生在完成印模制取后，需要将调制好的石膏灌注到口腔印模内形成阳模，与口腔软硬组织的形态一致。用于修复体制作的模型称为工作模型，是制作口腔修复体的依据和基础。用于研究、制订治疗方案和记录口腔情况的模型称为研究模型和记录模型。

口腔绝大部分的修复体需要在工作模型上制作，模型要能够准确反映口腔组织解剖的精细结构，即要求尺寸稳定，精确度高，模型清晰、无表面缺陷，因此，对口腔模型材料的性能有一定要求。

（1）有良好的流动性、可塑性。

（2）有适当的凝固时间。

（3）精确度高。

（4）压缩强度大、表面硬度高。

（5）与印模材料不发生化学反应。

（6）操作简便，材料来源丰富，价格低廉，有利推广使用。

五、口腔模型材料的选择与应用

口腔模型材料主要包括普通熟石膏、硬质石膏（人造石）和超硬石膏（超硬人造石）。

（1）熟石膏。也称锻石膏、烧石膏。为 $\beta-CaSO_4 \cdot 1/2H_2O$，主要用于灌注普通义齿和全口义齿的初模，也可用于灌注胶连可摘局部义齿的终模。

（2）硬质石膏。是 $\alpha-$半水硫酸钙，凝固反应与普通石膏相同，物理性能比普通石膏优越。硬质石膏的混水率为0.25~0.35，孔隙减少，更加致密。硬质石膏主要用于可摘局部义齿、全口义齿和固定义齿工作模型的灌注。

（3）超硬石膏。是 $\alpha-$半水硫酸钙，比人造石纯度高，晶体不变形，表面积小，混水率更低，水粉比达22mL∶100g。硬度和强度更大。主要用来灌注复杂的可摘局部义齿工作模型的工作区或精密铸造模型，更适宜固定桥、嵌体、冠的模型制作。

六、口腔模型的灌注方法及操作要求

(一)口腔模型的灌注方法

(1)一般灌注法。制取完印模后直接灌注模型。按照合适的水分比例调拌模型材料,用调拌刀均匀搅拌,在振荡状态下注入印模内。首先从印模较高处用调拌刀慢慢将石膏注入,使石膏流入工作侧,振荡灌注,排除气泡,注满各细微部分,不断添加石膏,直至所需要的厚度,并且不能加压。注意不要将大量模型材料直接倾注到印模的低凹部分,以致空气不能逸出而形成气泡。

(2)围模灌注法。先在印模下缘约2mm处用直径5mm的软性粘结蜡条将印模包绕,如果是下颌印模则需在下颌舌侧口底部用蜡片封闭间隙。然后用蜡片沿蜡条外缘围绕1周,并使蜡片高于印模最高点以上10mm。用蜡封闭蜡片与软性蜡条间的间隙,然后置于振荡器上,用调和好的模型材料灌注于印模内。此方法灌注的模型外观整齐,厚度一致,但操作较复杂。

(3)分段灌注法。若是形状复杂的印模,可采用分段灌模,即在印模组织面灌注超硬石膏,其他部分用普通石膏,以保证模型的强度,在取出时不被折断。如果采用分步灌模,需在超硬石膏未完全凝固前灌注普通石膏,以免两种模型材料分离。

(二)口腔模型的分离与修整

(1)分离模型。灌注模型约30分钟后,石膏模型材料基本硬固,即可脱模。由于此时的弹性印模材料仍有一定弹性,分离模型比较容易。一手拿住模型底部,另一手拿托盘,顺着牙体长轴方向轻轻用力,使印模和模型分离。若基牙倒凹较大或存在孤立基牙时,为防止基牙折断,可适当延长脱模时间,脱模时,可先将托盘与印模分开后再逐块剥去印模材料,脱出模型。

(2)修整模型。模型刚脱出时,石膏内含有水分,且尚未达到最大强度,比较松软,便于修整。因此,脱模后应及时地利用模型修整机磨去或用直剪刀剪去模型多余部分,用石膏切刀修去咬合障碍和黏膜转折处的边缘,使模型整齐、美观,便于义齿的制作。

（三）口腔模型灌注时的注意事项

（1）若调拌时发现水粉比例不合适，应重新取量调和。因为此时再加入石膏粉或水，会造成结晶，中心反应的时间和数量不一致，形成不均匀块状物，使凝固时间不同步，导致石膏强度降低。

（2）搅拌的速度不宜过快，以免人为带入气泡，时间不超过1分钟，过长时间调拌会形成过多的结晶中心，导致石膏膨胀增大，强度降低。

（3）灌注模型时，应使模型材料从印模的高点处开始灌注，并振荡使其流入牙列印模内。

（4）待模型完全硬固后从印模上分离模型。

（5）模型材料应注意密闭贮存，避免产品吸潮而影响性能。

第二节　口腔排龈修复体的制作技术

牙周解剖生理：健康的牙齿是由牙槽骨支持并通过牙周膜及上端的牙龈组织所构成的一个整体，从牙槽嵴顶到牙龈边缘依次为附着龈，附着上皮及游离龈，其中附着龈与附着上皮构成牙的生物学宽度，其切端的游离龈并不直接与牙齿相连，其间有平均1mm深的龈沟。健康的游离龈边缘可被移动，离开牙少许距离，并在外力去除后又反弹回原有位置，紧密地与牙冠部靠在一起。基于此生理特征，人们可以通过使用排龈线将游离龈推开，以便顺利完成临床操作。

一、口腔排龈的目的与类别

（一）口腔排龈的目的

（1）扩大龈沟体积，保证有一定体积的印模材料到达颈缘线，凝固后，取下印模时不被撕裂或变形。

（2）控制龈沟内的液体，保证颈缘线处印模材料的完整。

（二）口腔排龈的种类

（1）机械法。纯棉线可用来进行排龈，扩大龈沟，也可采用个别铜圈或树脂冠进行排龈，但不能很好地控制牙龈出血、渗出。

（2）化学机械法。利用含有止血收敛药物的牙龈收缩排龈线，能有效减少出血及龈沟内液体量，保持龈沟干燥，获得清晰的颈缘轮廓线。常用的止血收敛药物有8%肾上腺素，还有硫酸铝、明矾、氯化铝等收敛药物。对于患有心血管疾病、高血压、甲亢或已知对肾上腺素高度敏感的患者，禁用含肾上腺素的排龈线。排龈线需要配合使用专用的排龈器。法国碧兰公司生产的Expasyl排龈膏，使用含高岭土和氯化铝的膏体，用特殊注射器将膏体注入龈沟内，将龈缘推开并起到止血作用。

（3）外科手术法。包括使用车针、外科手术刀或微波热频、激光、高频电刀等手段，去除游离龈组织或使其与牙体表面分离。最常使用的是高频电刀，在手术同时能够凝固牙龈血管，有效止血。

二、口腔排龈临床常用方法

以化学机械法较常用，必要时可配合外科手术法。

（1）排龈线排龈。吹干，隔湿基牙。选用适当粗细的排龈线，用专用排龈器将其按顺时针或逆时针顺序压入基牙与游离龈间，使牙龈向侧方及根尖向移动。排龈器相对于牙面呈45°角，以旋转的手法将排龈线压入龈沟内。若遇牙龈出血，可在排龈线安置就位后蘸少量止血剂。

注意事项：放置排龈线时应使用钝器械，在干燥环境中将干的排龈线压入龈沟内，因为湿龈线不易安放。安放的方向要一致，逆时针或顺时针向。轻轻推开游离龈，避免损伤沟底上皮及附着龈。如遇龈沟较深，可采用两层排龈的方法，即先在沟底放置一较细排龈线，使其完全位于预备体肩台根端，再在其上放置一稍粗排龈线排龈。

（2）排龈膏排龈。常用Expasyl排龈膏。干燥隔湿基牙，使用专用注射器将膏体缓慢地注入龈沟，不要用注射头按压牙龈，待膏体从龈沟内溢出时，缓慢直立注射头至与牙体长轴平行。不要倾斜注射头，使它偏离牙长轴。注入的膏体外观应干燥而紧密，否则需二次注入适量的排龈膏，填满龈沟，以获得理想的龈沟宽度。停留平均1分钟，用三用喷枪彻底去除Expasyl。排龈膏停留时间长短由两个因素决定：①牙龈缘的强弱程度；②牙龈缘的完整程度。

三、口腔排龈的临床应用

（一）印模前排龈

预备肩台前进行排龈可以减少对牙周软组织的损伤及出血，使龈下牙体预备有一个良好空间和清晰的操作视野。临床操作：备牙时按常规完成牙体预备，但不预备至龈下，放置排龈线。可以根据情况选择表面麻醉剂麻醉牙龈。由于牙体周边的软组织被推离，减少了车针对游离龈内侧上皮的损伤机会，同时因在龈沟底部放有排龈线，对保护沟底附着上皮极为有利，从而预防了因备牙不当而引发的龈萎缩及出血。当有炎症时，牙龈极易出血，排龈后可加用止血药物。依常规完成龈下边缘牙体预备，如采用二次排龈法，将后放置的排龈线拿掉后进行龈下牙体预备。

此时，将牙体预备到平齐龈缘位置或龈下0.5mm处即可，使用专用肩台车针进行肩台预备。排龈10~15分钟后，于取模前去除排龈线。如果因龈沟有一定深度，渗出物过多而影响取模，采用二次排龈的方法，取模前保留沟底排龈线，保持龈沟干燥，可使印模清晰准确，取模后应立刻取出下层龈线，以防发生不必要的龈损伤。取模前在去除排龈线时，应适当湿润排龈线以防止干排龈线与龈组织发生粘连，在去除时撕裂牙龈再发生出血。

（二）粘结前排龈

在正式修复体粘结时排龈有利于提高粘结效果，暴露肩台位置，便于检查修复体边缘的密合性。并且可以防止多余粘结剂进入龈沟，使其更易被清除，从而预防边缘微漏的发生及牙龈炎症。

综上所述，在备牙过程中排龈，可以有效减少龈下牙体预备时对牙龈的创伤，避免牙龈出血，干燥龈沟，获取精确牙体边缘线，使印模及模型准确，在技工分离模型时，能够清楚分辨出牙龈及牙体的界限，提高修复体的精确度。

第三节　口腔粘结修复体的制作技术

一、口腔粘结的基础理论

两个同种或异种的固体物质，通过介于两者表面的第三种物质作用而产生牢固结合的现象，称为粘结或粘合（bonding，adhesion）。能够将一种或数种固体物质粘合连接起来的材料，称为粘结剂或粘合剂（bonding agent，adhesive）。被粘结的固体物质称为粘结体、被粘物或被粘体（adherend）。粘结修复体或修复材料到口腔软硬组织表面的物质，称为口腔粘结剂（dental adhesive，dental bonging agent）。口腔粘结剂与其他辅助试剂，如表面处理剂、酸蚀剂、表面保护剂等，统称为口腔粘结材料（dental adhesive materials）。

粘结剂与被粘物表面之间通过界面相互吸引并产生连续作用的力，称为粘结力。粘结剂与被粘物以及二者之间的界面组成一个粘结接头，粘结力就是在界面内形成的。粘结力通常包括以下四种：

（1）化学键力（主价键力）。包括共价键和离子键，存在于原子或离子之间。化学键键能高，因此，破坏化学键所需能量也高。如果粘结力主要来源于化学键力，则粘结强度高，粘结效果好。

（2）分子间作用力（次价键力）。包括范德华力和氢键力，主要存在于分子之间，这种力较小，粘结强度低，并且随着分子间距力的增大而迅速减小。

（3）静电吸引力。是由于正负电荷相互吸引产生，作用力较小。

（4）机械作用力。本质是摩擦力，在被粘物表面存在凹凸不平时，粘结剂渗入其中固化后产生机械锁合作用。

二、口腔粘结剂的性能

（1）良好的生物学性能，不会对口腔组织产生危害。

（2）在操作时间内，具有良好的流动性及适当的压膜厚度，不会妨碍修复体的就位。

（3）固化后在口腔环境中具有抗溶解能力，避免微渗漏的产生。

（4）牙体组织及修复体均能产生通过机械锁结及化学吸附所形成的粘接力。

（5）固化后具有较强的抗张强度、抗剪切强度及抗压强度，能够耐受殆力的作用。

（6）具有良好的操作性能，适宜的工作与凝固时间。

（7）美学修复的粘结剂颜色美观自然，不易老化变色。

（8）在修复体与牙体间具有较好的韧性，能够增加修复体的机械性能。

（9）价格合理，有足够的储存期。

三、口腔粘结材料分类

目前，粘结剂的种类繁多，市场上可供临床选择的产品数不胜数。遗憾的是，还没有任何一种粘结材料能完全满足临床要求。

（一）磷酸锌水门汀

组成及凝固反应：

传统的磷酸锌水门汀由粉剂和液剂组成，粉剂主要成分是氧化锌、氧化镁及少量色素。液剂主要成分是正磷酸和水，同时含有少量的铝和锌作为缓冲。

凝固反应原理：氧化锌＋磷酸→非晶体的磷酸锌＋热量。

性能：

调拌时的粉液比决定了材料的基本性能。

在粘结稠度下，粉液比越高，材料的机械强度增高，溶解性降低，游离酸减少。在室温条件下，大多数品牌在粘结稠度下的工作时间为3~6分钟，凝固时间为5~14分钟，可以通过降低调拌板的温度来延长工作时间。刚刚调拌完成的磷酸锌pH在1~2，较强的酸性造成牙髓刺激症状，24小时后pH达到6~7。

磷酸锌水门汀的优缺点见表6-2❶。

---

❶ 艾红军.口腔修复[M].沈阳：辽宁科学技术出版社，2009.

表 6-2 磷酸锌水门汀的优点及缺点

优点	缺点
容易调拌	牙髓刺激
凝固迅速	无抗菌性及防龋性
流动性好	脆性，抗拉强度低
凝固后抗压强度大	无化学性粘结（机械嵌合）
能够满足临床粘结的基本要求，调拌技术要求不高	唾液中溶解，产生微渗漏

（二）氧化锌丁香酚水门汀

氧化锌为粉剂主要成分，液剂为丁香酚或其改性产物。氧化锌丁香酚类水门汀对牙髓刺激很小，对发炎牙髓具有一定的镇痛和安抚作用。但其粘结性能主要是机械嵌合力，强度较低，一般用作暂时性粘结材料或垫底材料。含丁香酚的水门汀对树脂有阻聚作用，并会减弱牙本质粘结剂的粘结效果，改良性的无丁香酚的材料则没有这些不利影响。

（三）聚羧酸锌水门汀

20世纪60年代晚期发明的聚羧酸锌粘结材料，结合了磷酸盐的强度特征和氧化锌-丁香油酚的生物学特性。

组成：粉剂中主要成分为氧化锌，某些品牌含有1%~5%的氧化锡、氧化镁，10%~40%的氧化铝或其他增强填料，少量的氟化亚锡或其他含氟物质的添加改善了材料的机械性能和预防继发龋的能力。液体为40%的聚丙烯酸水溶液或丙烯酸与其他有机酸的共聚体，如衣康酸，也有的品牌是直接用水调拌。

性能：该材料主要优点是强度、溶解性、压膜厚度等性能类似于磷酸锌；牙髓刺激性小，聚羧酸锌粘结材料对牙髓的刺激性小于或相当于氧化锌-丁香酚水门汀；与牙体和合金具有粘着作用；释放氟元素，可能具有抗龋作用；容易操作。缺点是调拌时严格的粉液比，凝固后的抗压强度低于磷酸锌水门汀，粘结时需要高度洁净的粘结面。

（四）玻璃离子水门汀

出现于20世纪70年代，使用酸性玻璃粉与丙烯酸溶液反应，生成透明的、粘结力较强的材料，可作为粘结、垫底和充填材料使用。

组成：粉剂成分为研磨精细的硅酸铝氟钙玻璃粉，充填用的粒径为40μm，粘结用的粒径为25μm。液体为50%的丙烯酸与衣康酸的水溶液或其他聚羧酸盐的共聚体，添加5%的酒石酸。某些粉剂含有10%~20%的银、银合金或不锈钢；某些材料内加入固体的聚合物于粉剂中，有的品牌所有的成分都在粉剂中，用水调拌使用。

性能：该水门汀在粉液调和后5分钟左右凝固，在凝固早期，生成聚羧酸钙凝胶，此材料易吸收水分，可被侵蚀和溶解。进一步反应生成聚羧酸铝后，水门汀才变得坚硬，这一过程至少需要30分钟。严格按照粉液比调拌。牙齿表面应清洁、无唾液，修复体表面应无杂质和污染。应注意固化过程的失水和水污染都是禁止的。修复体的边缘或者充填体的边缘应用清漆或光固化封闭剂保护。优点主要是易于调拌，凝固后具有高强度和刚性，释放氟元素防止继发龋，抗酸性溶解，和牙釉质、牙本质及合金发生化学性粘结，具有半透明性。缺点是凝固慢，凝固早期生成聚羧酸钙凝胶易吸水，进一步反应生成聚羧酸铝后，水门汀才变得坚硬，这一过程至少需要30分钟；粘结性能并不确切；X线透射；凝固初期的牙髓酸性刺激。

（五）树脂水门汀

随着美学修复的发展，具有高粘结强度及美观性能的树脂类粘结材料的应用越来越广泛。这类粘结材料以Bis-GMA等树脂基质及不同用量瓷填料为主要成分，基本成分类似于牙体缺损修复用复合树脂。根据引发体系不同可分为以下方面：

（1）化学（或自凝）固化型。通常为糊剂、糊剂型，用于粘结金属和不透明的瓷修复体。

（2）双重固化型。开始为光固化，尔后继续进行化学固化，适合粘结透明修复体如全瓷冠，间接法完成的树脂类修复体及纤维桩核等。

（3）光固化型。单组分，使用光固化灯照射即可固化。适合于透光性能良好的修复体如铸瓷贴面的粘结。

树脂粘结材料的优点主要是高强度，低溶解性，与牙釉质、牙本质、合金及瓷修复体表面较高的粘结性能（机械或化学结合）。缺点主要是操作技术敏感性，压膜厚度较高，牙髓刺激，聚合收缩可能造成微漏，需要配合粘结剂使用，操作步骤较为烦琐，表面暴露于空气的部分固化不全，清除已经固化的多余粘结材料较困难。

在粘着瓷贴面、复合树脂嵌体、全瓷冠等透光性能良好的修复体时，使用不同颜色，透明、半透明或不透明，颜色与修复体协调一致的树脂粘结材料是达到美观所必需的。在这类修复体的暂时冠桥粘结时使用不含丁香酚的暂时粘结材料。而对于有良好固位力的常规修复体则不需要使用这类粘结材料。

粘结材料的正确选择及使用是修复成功的必要保证，合理选用粘结材料的前提是熟悉各类粘结材料的特点。常见修复体的粘结材料选择见表6-3❶。粘结材料的调拌应严格按照厂商推荐的比例和时间进行，才能够保证粘结的效果。

表6-3 齿科粘结材料的选择

应用	粘结材料的类型
嵌体、冠、多单位固位体固定桥等	玻璃离子、树脂强化玻璃离子、树脂
粘结死髓牙，需中等固位力	磷酸锌水门汀
粘结活髓基牙，剩余牙本质较薄，需中等固位力	聚羧酸锌水门汀
多单位固定桥，牙本质过敏需较小的固位力粘结临时修复体	氧化锌丁香酚水门汀
粘结透光性较好的全瓷修复体，脱落义齿的重新粘固	树脂粘结材料
垫底、洞衬、充填	玻璃离子、树脂强化玻璃离子、聚羧酸锌水门汀、磷酸锌水门汀
盖髓	氢氧化钙氧化锌

四、口腔粘结修复技术的具体应用

（1）牙体缺损修复。在牙体缺损的修复治疗中，粘结性复合树脂充填、嵌体修复，水门汀充填粘结材料可获得较稳固的固位及边缘封闭效果。

---

❶ 艾红军.口腔修复[M].沈阳：辽宁科学技术出版社，2009.

（2）牙列缺损修复。在牙列缺损的固定修复中，粘结性金属翼板桥可以减少牙体磨除量，尤其适用于前牙缺损的修复。

（3）牙颌畸形矫正。正畸附件依靠粘结剂固定于牙面达到矫正牙齿的目的。

（4）龋病预防。在口腔预防医学中使用窝沟封闭剂（又称防龋涂料）与牙釉质粘结，起到封闭牙齿点隙窝沟、防止龋病发生的作用。

（5）美齿修复。四环素牙、氟斑牙及牙釉质发育不全、过小牙等影响美观时，使用复合树脂贴面、瓷全冠或瓷贴面等修复，恢复美观。

（6）骨缺损的修复。采用骨粘结剂固定骨缺损或骨折。

（7）软组织粘结修复。用于创口的粘结替代缝合并促进组织愈合，还可用于人工假体与颌面软组织的粘结固位。

五、临时牙冠的制作技术

临时牙冠或临时固定桥是在固定修复时的一个重要环节。在固定修复牙体预备后至正式戴牙期间，需要给患者制作临时冠桥，其作用是保护牙髓、保证牙龈正常位置、恢复美观、保持正确的咬合关系及恢复部分咀嚼功能。为此，临时冠表面要光滑，边缘要准确，便于清洁，不会对患者的牙周组织造成伤害，还要有一定的强度和固位力。

制作方法大致有两种：直接法，即在口内预备后的基牙上制作；间接法，即在基牙预备完成后制取印模，灌注快凝石膏模型，在模型上制作。

（一）直接法制作技术

该法简便，不需要灌注模型，节省时间。过去曾经使用自凝树脂在口内制作临时冠桥，因其固化产热及单体的刺激性往往造成患者牙髓及软组织的损伤，材料一旦在口腔内完全固化，强度高不易取下，已不提倡使用。自固化复合树脂聚合产热小，无异味，刺激性小，是用直接法制作临时冠的首选材料。目前，临床使用较多的是 Protemp Ⅱ 复合树脂（3MESPE）和 Swift-Temp "速宁" 复合树脂（松风公司）。这类材料为双糊剂型，由基质和催化剂组成，分别置于塑料管内，颜色可选择。具体步骤：

（1）印模制取。需修复的牙体完整，在备牙前先取好印模。小的缺损可在印模上用刀修整；如牙体缺损较大，缺损部位可用蜡恢复形态再制取印模；

如牙体缺损过大或有牙列缺损、牙列不齐，需要通过临时冠模拟修复后的效果时，也可以制取诊断模型，在模型上用蜡恢复缺牙形态，将模型在水中浸泡5分钟，再获取诊断模型的印模。印模至少需包括修复部位两侧各1颗邻牙。有条件的最好使用硅橡胶印模材料。

（2）印模修整。去除多余的印模材料及印模倒凹区，去除龈沟处的印模材料的锐边，使印模能够顺利就位。藻酸盐印模需要使用湿毛巾包裹或使用塑料袋包裹避免脱水收缩变形。

（3）口内完成临时冠的制作。牙体制备完成制取工作模型后，选择所需颜色的自凝固化树脂材料，按比例挤出所需量的基质和催化剂在调拌纸上，在要求时间内混合均匀，将混合好的树脂材料导入注射器内注入印模所需要修复的牙位处，放入患者口腔中就位。使用注射器可以有效地避免产生气泡但是会造成材料的浪费，如牙数较少且能够熟练操作时，可以直接将材料放入印模内，能够节约材料。

（4）取出临时冠，修形。2~3分钟后材料达到稳定的弹性体时取下印模，将临时修复体从口内或印模内取出。口外剩余的树脂材料可以作为医生取下印模的时间参考，应该注意的是，口腔内温度较室温高，材料固化快，要避免固化过度不宜取下。去除多余的树脂，摘戴数次，以保证能够顺利就位。完全固化后临时修复体方可打磨成形，抛光、粘结。

（二）间接法制作技术

此法避免了树脂材料对口腔组织的刺激，在口腔外操作，适合于各种类型的修复，缺点是需要灌注模型，延长了患者的等待时间。根据制作方法不同又可分为以下两类：

（1）采用印模成形法制作临时冠，备牙前取印模，同直接法。牙体基本制备完成后取需制作临时冠的局部印模，灌注模型。灌注模型时使用快凝石膏，也可以使用盐水调拌石膏，加速模型的固化。此时可以修整牙体，制取工作模型。临时冠模型固化后涂分离剂，混合自凝造牙树脂，灌注到印模内，在模型上加压成型。待树脂初步固化后取下修复体，调磨后在患者口内试戴，进行咬合调整，抛光、粘结。

（2）采用自凝造牙树脂在模型上直接制作临时冠。这种方法不需要在备牙前取印模，备牙后取印模灌注模型，同上法。模型涂分离剂，调拌自凝造牙树脂，在糊状期后期于模型上直接堆塑成牙齿外形，凝固后取下，进行外形修整。前牙区涉及美观要求，可以配合成品塑料牙面制作临时修复体，成品塑料牙面按照需要打磨后，需要用自凝牙托水溶胀保证其与自凝树脂的粘结。

临时冠一般使用氧化锌丁香油糊剂进行临时粘固，正式的修复体需要使用树脂水门汀粘结，需要使用不含丁香酚的改良氧化锌粘结材料。

第四节　现代口腔材料及新型技术

一、现代口腔材料

（一）金属类口腔材料

1.贵金属材料

口腔修复铸造用的金合金是以纯金为主，金含量一般在60%以上。这是我国过去以及目前国外广泛应用于修复的金属材料。铸造金合金具有一定的优点，如耐腐蚀性能好，熔点适中便于操作，含铂族元素的金合金的机械性能很好，可以通过热处理调节性能。铸造金合金是口腔医学较早采用的铸造金属材料，一系列铸造工艺均系围绕它发展起来，高金合金具有熔点低、铸造性能好、延伸率高、耐腐蚀、不变色、生物相容性好、对人体无害、灿烂的金色泽等优点，是应用历史悠久的传统铸造合金。

（1）铸造金合金。口腔修复用铸造金合金一般以合金的硬度来反映并划分合金的种类及其组成，这样的分类有利于具体应用。根据临床应用要求，嵌体、牙冠、牙桥、卡环、整体假牙床基托、局部假牙床基托等铸造用金合金大致分为四型，即软铸金、中等度铸金、硬铸金及超硬铸金。

四类铸造用金合金的应用：

第一，软铸金（Ⅰ型），布氏硬度在40~75。适用于不直接承受很大咀嚼压力的前牙Ⅲ、Ⅳ、Ⅴ类洞型及双尖牙、磨牙邻面洞，单咬合面的连体修复。

第二，中等度铸金（Ⅱ型），布氏硬度在80~90。此类合金含铜量较高或含有少量铂族元素。适用于一切单个固定修复体。

第三，硬铸金（Ⅲ型），布氏硬度在80~90（热处理后可达到115~165），铂族元素含量稍高于中等度铸金。适用于固定修复中冠、桥基固位体及咀嚼压力负荷较大的嵌体修复。

第四，超硬铸金（Ⅳ型），布氏硬度130~160（热处理后可达225），含更高量的铜及铂族元素。适用于特殊的固定修复以及活动修复的支架工件如金属基托、卡环、舌腭杆等。

概括来说，Ⅰ类和Ⅱ类铸金主要应用于一般嵌体修复，Ⅰ型适用于无咬合力负荷的小型纯嵌体，Ⅱ型用于担心有稍大咬合力变形的嵌体、牙冠。Ⅲ型、Ⅳ型具有热处理硬化性，Ⅲ型用于Ⅲ类铸金，可应用于MOD嵌体和冠修复，咬合力大的臼齿部的凸面、牙桥等。Ⅳ型在4种合金中白金含量最高，是典型的时效硬化型合金，其强度、硬度、弹性系数等机械性能值大，Ⅳ型还分出了a、b两类，其中Ⅳb类可应用于固定桥及活动修复支架，Ⅳa类则除了活动修复以外可广泛应用于嵌体、冠桥修复。

ISO 1562，AD No.5等标准规定高金合金的贵金属（指金+铈族元素，含量大于75%），以确保合金的耐腐蚀和抗晦暗性，并根据合金的硬度将其分为Ⅰ~Ⅳ四类，其硬度依次为软、中、硬和特硬，分别用于不同的修复体。同时，ISO 1562还对高金合金的性能及试验方法做出了规范，并规定如果合金的有害元素镍含量大于0.1%、镉或铍含量大于0.02%，应在产品包装上注明，并详细说明防护措施。高金合金的熔化温度在870~1050℃范围，属中熔合金，可利用固态相变改变其强度和硬度。一般固溶（软化）温度在750℃，时效硬化温度在300~400℃。国外已经有若干牌号的高金合金系列产品。

（2）铸造银合金。铸造银合金分为银-贵金属合金和银-非贵金属合金。商品化银贵金属合金有银、钯、金、铜四元合金，一般称为银钯金合金和银钯二元合金。用于牙科的银基合金主要有Ag-Pd-Cu合金与Ag-In合金，其中Ag-Pd合金使用较多。钯能防止Ag-Pd-Cu合金中的银被硫化，加入铜使合金具有时效特性，少量金的加入提高了合金的耐蚀性和抗硫化性，随着金含量的增加，合金的铸造性能也得到改善。

（3）铸造钯基合金。在牙科材料中，钯是几乎所有合金中的常用元素，在过去的20年中随着金价的上涨，应用不断增加。早在20世纪40年代，人们就发现金属钯在牙科合金中的许多作用，如它能减少银合金中金属离子的释放，增加银合金的耐腐蚀性；它可以降低合金的热膨胀系数，保证瓷与金属基底的收缩匹配。含钯合金被相继开发，但钯是作为一种添加元素，含量较少。直到20世纪80年代初，才开发出以钯为主的牙科高钯合金，并成为传统金合金的替代材料之一应用于牙科临床。钯合金在物理、机械性能、化学性能等方面与金合金相似，有些性能甚至优于金合金，而价格比金便宜，故被Asgar誉为"未来的贵金属合金"。

钯的硬度、强度较低，延伸率较高，弹性模量和变形抗力值较低，抗蠕变性能也较低。钯可以与金和铜形成连续固溶体，牙科合金就是基于此性质而开发的。钯可以提高合金的熔化温度，增加合金的机械强度而不降低其贵金属性。当钯在合金中的含量达到5%即可使合金变白。依据次含量元素的不同，现有的钯合金有：钯金合金（Pd–Au），钯锡合金（Pd–Sn），钯铟合金（Pd–In），钯银合金（Pd–Ag），钯镓合金（Pd–Ga），钯铜合金（Pd–Cu），钯钴合金（Pd–Co），但商品化的钯基合金不多。钯可以减少合金中金属离子的析出，增强合金的抗腐蚀性能，保护口腔软硬组织的健康。钯可以增加合金与复合树脂和烤瓷材料的结合力等，用X线衍射法（XDR）检测四种高钯合金的表面氧化层，发现氧化层对合金与瓷、复合树脂起到较大作用，而且可以阻止合金的继续腐蚀。钯在熔化和铸造中易吸气并与碳元素反应，而碳氧化中形成CO造成铸件微孔及碳杂质造成的合金变脆和金瓷结合力下降都直接影响到修复体的质量，所以一般推荐真空熔铸并使用无石墨包埋和陶瓷坩埚。

2.钛合金材料

能够不同程度地满足"医用级"标准，并在临床上得到应用的牙科材料主要有贵金属合金、Co–Cr合金、Ni–Cr合金、不锈钢和钛及其合金。在这些牙科材料中，只有钛及其合金能更大限度地适应作为牙科材料的极苛刻的应用条件，如纯钛的硬度及变形更接近于人的自然牙齿，让人有良好的咀嚼感，钛及其合金的耐腐蚀性更高于钴基合金和不锈钢，这些都表明了作为牙科材料的钛及其合金比其他牙科材料有着无可比拟的优势。

随着试验研究与临床的应用，钛及其合金在作为牙科材料方面越来越突出其优越性，被广泛应用于临床试验。它的优点主要体现在：没有银合金存在的腐蚀、变色问题；不出现镍合金的变态反应；纯钛的密度小（4.50g/cm^3），约为金合金（19.3g/cm^3）的1/4，接近于自然牙齿的比重，镶牙装着感好；纯钛的机械性能接近Ⅵ型金合金，纯钛是一种兼备贵金属和非贵金属性能的金属；纯钛的热传导率低，仅为金合金的1/17，对牙髓无刺激性。由此可看出，钛及其合金对于人体有很好的安全性，钛制牙床质量轻、临床应用效果最佳，尤其钛在酸性和碱性环境下溶化量少，与传统的牙床材料相比，具有咀嚼时不改变食物味道的特性。因此，钛及其合金是迄今为止最适合的牙科材料。表6-4[1]列出了钛及其合金在牙科中的用途。

表6-4 钛及其合金在牙科中的用途

合金种类	加工方法	制品及用途
纯钛	铸造件	牙冠、桥体、镶嵌物、假牙、假牙床、人工齿根、植入用埋片
纯钛	冷压件	假牙床
纯钛	粉末冶金件	人工齿根、植入用埋片
纯钛	丝	齿列矫正用丝
纯钛	异形体	手术工具
Ti-6A1-4V	铸造件	假牙、假牙床、人工齿根、植入用埋片
Ti-6A1-5V	超塑性加工件	假牙、假牙床
Ti-6A1-6V	粉末冶金件	人工齿根、植入用埋片
Ni-Ti、β型钛合金	丝	齿列矫正用丝

Ti存在两种同素异形结构，分别是低温相密排六方晶格α晶状体和高温相体心晶格β晶状体，转变温度为882.5℃。根据对Ti相变温度的影响，合金元素可以分为以下三种：

（1）α稳定元素。此类元素能够提高β相转变温度，包括O、C、N、A1

---

❶ 本节表格引自：杨华伟.口腔临床修复材料学[M].上海：同济大学出版社，2016.

和Ca。A1是最常用的α稳定元素，在室温和高温都起到强化作用，并能减小合金的比重。随着材料科学的发展，已发现Ti-Al系金属间化合物的密度小、高温强度高，抗氧化性强及刚性好，这些优点对航空航天工业具有极大的吸引力。

（2）中性元素。此类元素对钛的β相转变温度影响不明显，包括Zr、Sn、Hf、Ge、Ce、La和Mg。中性元素加入后主要对α相起固溶强化作用。

（3）β稳定元素。此类元素降低β转变温度，根据相图特点，又可以分为β同晶元素及β共析元素。β同晶元素包括V、Mo、Nb和Ta，具有与β钛相同的晶格类型，能与β钛无限互溶，而在α钛中具有有限溶解度。这类元素能够以置换方式大量溶入β钛中，产生较小的晶格畸变，因此在强化合金的同时能够保持合金的塑性。

β共析元素又分为：慢共析元素和快共析元素。慢共析元素包括Mn、Fe、Cr、CO和Pd，此类元素的加入使钛的β相具有很慢的共析反应，反应在一般冷却速度下来不及进行，因而可以对合金产生固溶强化作用。快共析元素包括Si、Cu、Ni、Ag、Au、Y、W和B，在β钛中形成的共析反应速度很快，在一般的冷却速度下就可以进行，β相很难保留到室温。共析分解产物都比较脆，但在一定条件下，一些元素的共析反应可以强化钛合金，尤其是提高其热强性。因为β快共析元素的这种特性，所以不适合在新型钛合金中添加。

3. 钴铬合金材料

钴铬合金强度高、硬度大，抛光后具有良好的光泽，由于其表面能形成氧化铬钝化膜，因而具有良好的耐腐蚀性。钴铬合金主要用于制作铸造冠、桥和活动义齿的金属支架、卡环、连接杆等。

钴铬合金最早应用于移植医学，作为制作人工髋关节的材料，其生物相容性良好。由于黄金价格的日益上涨，作为贵金属合金替代品的钴铬合金于1929年开始应用于口腔领域，价格仅为前者的二分之一。近些年来由于镍、铍、铝、钒的毒性逐渐为人们所重视，而不含镍、铝等元素的钴铬合金以其良好的生物相容性、金瓷结合性及耐腐蚀性成为目前临床应用最广泛的非贵金属烤瓷合金。

目前临床应用最广泛的钴铬合金加工方法为熔模精密铸造技术，即在石膏工作模型上用蜡制作所需修复体的蜡熔模，对熔模进行包埋、烘烤、焙烧，形成型壳，最后进行铸造。这种技术制作工艺烦琐，制作速度慢。此外，钴铬合金作为一种高熔合金，熔化时黏性大，流动性差，易出现铸造不全、铸件变形、粘砂等问题。

目前钴铬合金中应用较为广泛的为钴铬钼合金。Co-Cr-Mo合金最初是由美国铸造研究所研制的，由于其拥有良好的耐磨、耐腐蚀和耐高温等众多优良性能，起初主要应用于航天、深海潜水装置等严苛的环境下工作的机器零件。自1938年开始钴铬钼合金就已经作为植入物初步运用于临床，80年代末就已经正式广泛开始作为骨替代材料应用于临床，80年代中期积水潭医院和北京钢铁研究院共同设计制造了我国第一代钴铬钼合金人造股骨头并取得了良好的社会和经济效益，时至今日合金制备的人造股骨头仍然占据了我国很大一部分市场。对比现在较为热门的纯钛和镍钛合金植入材料，钴铬钼合金因其成本低廉且制造流程工艺要求相对简单，并且安全性和机械性能经受了多年临床研究的考验，因此与纯钛和镍钛相比起仍然拥有很大的竞争力。

钴铬钼医用合金的制作流程总体来讲可以分为铸造法和锻造法两种方法。而在医学个体化定制应用方面，由于所要求的最终成品形状的特殊性和不规则性，精密锻造模具成本过高，因而主要采用铸造法制备。

4.镍铬合金材料

镍铬合金是我国牙科最常用的合金之一。与钴铬合金相比，镍铬合金硬度、强度较低，用作铸造冠、桥时对颌牙磨损较少，但不宜用作义齿卡环、连接杆等，否则易于变形。与金合金比较，镍铬合金弹性模量大，在相同应力情况下，变形可能性小，金属内冠薄，可减少牙体制备量；其硬度大、相对密度小、抗压强度大，即使在高温下反复烧烤也很少发生挠曲变形，更适合于跨度大的长桥体修复，并且镍铬合金在价格方面占有明显优势。

镍铬合金在口腔修复领域广泛应用于义齿修复和正畸治疗。与钴铬合金相比，镍铬合金的强度、硬度较低，可用作牙冠、桥，减少对颌牙的磨损，但是不能用作支撑件。

5.不锈钢合金材料

不锈钢合金（Stainless Steel）是一种含铬质量分数超过10.5%的合金钢。

和普通钢相比，不锈钢不易腐蚀、生锈，也不易被溶液染色。由于含铬量的不同，不锈钢的性质和普通碳素钢有所差异，缺少保护层的碳钢容易在空气或湿润的环境下被腐蚀，活性的氧化铁层会促进腐蚀，达到一定体积后剥落。含铬量较高的不锈钢可以形成铬氧化膜作为保护层，阻挡表面氧的侵入和合金内部的晶间腐蚀，虽然该氧化膜很薄，肉眼下不可见，但其与合金表面结合能力非常强，不易剥落，合金表面仍有光泽。

不锈钢的保护层在水中和空气中都有较强的抗腐蚀能力，可以保护其下的金属，当表面氧化膜有少许缺损时保护层还能够重新形成，这种现象称为钝化。除了铬以外，不锈钢合金中还含有镍、钛、铌等金属。镍对不锈钢腐蚀的影响，只有与铬配合时才能充分显示，要使钢在某些介质中的耐腐蚀性能显著改变，含镍量需在27%以上。此外，镍还可以提高不锈钢对非氧化性介质的抗腐蚀性能，并能改善不锈钢的焊接和冷弯等的加工工艺性能。钛和铌的加入用于进一步提高不锈钢合金的抗晶间腐蚀能力。

不锈钢具有抗腐蚀能力和抗染色性能，它是许多领域理想的应用材料，该合金被加工成圈、片、板、棒和丝，成为家电、汽车、航空航天、手术器械和建筑的施工材料。在商业厨房、食品加工及医疗领域中，不锈钢由于其优良的表面光洁度和可蒸汽清洗消毒而被广泛应用，其中316L不锈钢还用于珠宝和首饰的加工。在医疗领域中，不锈钢由于其优良的机械性能和抗腐蚀能力，常作为整形外科的骨种植体、假体和血管支架的材料。但是未经表面处理和改性的原始不锈钢材料其生物相容性比较差，需要经过一系列的表面加工才能达到良好的生物相容性，并应用于临床。

由不锈钢合金制作成的不锈钢矫正弓丝是至今仍然在正畸临床中普遍应用的弓丝材料。不锈钢弓丝主要含17%~25%的铬和8%~25%的镍。当合金中含8%以上的镍时，可形成单一的奥氏体结构并增强合金抗腐蚀能力。不锈钢弓丝强度高，刚度是普通碳钢的93%~100%，其摩擦系数在所有弓丝中最低。

（二）高分子口腔材料

高分子化合物（又称高聚物）的分子比低分子有机化合物的分子大得多。一般有机化合物的相对分子质量不超过1000，而高分子化合物的相对分子质量可高达104~106。

高分子化合物分为天然高分子和合成高分子两大类。高分子化合物的相对分子质量虽然很大，但组成并不复杂，它们的分子往往都是由许多单体分子通过共价键连接而成。单体是指合成聚合物的起始原料，也就是简单化合物。在聚合物中，这种结构类似单体、并且具有两个或两个以上共价键的基团，又称为结构单元。当结构单元的原子组成和单体相同时，又称为单体单元，常用它来表达聚合物结构。

1.高分子材料分类

高分子材料按来源可分为天然高分子材料和合成高分子材料。

天然高分子是存在于动物、植物及生物体内的高分子物质，可分为天然纤维、天然树脂、天然橡胶、动物胶等。合成高分子材料主要是指塑料、合成橡胶和合成纤维三大合成材料，此外还包括胶黏剂、涂料及各种功能性高分子材料。合成高分子材料具有天然高分子材料所没有的或较为优越的性能，较小的密度、较高的力学、耐磨性、耐腐蚀性、电绝缘性等。

高分子材料按特性可分为橡胶、纤维、塑料、高分子胶粘剂、高分子涂料和高分子基复合材料等。

①橡胶是一类线型柔性高分子聚合物。其分子链间次价力小，分子链柔性好，在外力作用下可产生较大形变，除去外力后能迅速恢复原状。有天然橡胶和合成橡胶两种。②纤维分为天然纤维和化学纤维。前者指蚕丝、棉、麻、毛等。后者是以天然高分子或合成高分子为原料，经过纺丝和后处理制得。纤维的次价力大、形变能力小、模量高，一般为结晶聚合物。③塑料是以合成树脂或化学改性的天然高分子为主要成分，再加入填料、增塑剂和其他添加剂制得。其分子间次价力、模量和形变量等介于橡胶和纤维之间。通常按合成树脂的特性分为热固性塑料和热塑性塑料；按用途又分为通用塑料和工程塑料。④高分子胶粘剂是以合成天然高分子化合物为主体制成的胶粘材料。分为天然和合成胶粘剂两种。应用较多的是合成胶粘剂。⑤高分子涂料是以聚合物为主要成膜物质，添加溶剂和各种添加剂制得。根据成膜物质不同，分为油脂涂料、天然树脂涂料和合成树脂涂料。⑥高分子基复合材料是以高分子化合物为基体，添加各种增强材料制得的一种复合材料。它综合

了原有材料的性能特点，并可根据需要进行材料设计。高分子复合材料也称为高分子改性，改性分为分子改性和共混改性。⑦功能高分子材料。功能高分子材料除具有聚合物的一般力学性能、绝缘性能和热性能外，还具有物质、能量和信息的转换，磁性、传递和储存等特殊功能。已使用的有高分子信息转换材料、高分子透明材料、高分子模拟酶、生物降解高分子材料、高分子形状记忆材料和医用、药用高分子材料等。

高聚物根据其机械性能和使用状态可分为上述几类。但是各类高聚物之间并无严格的界限，同一高聚物，采用不同的合成方法和成型工艺，可以制成塑料，也可制成纤维，比如尼龙就是如此。而聚氨酯一类的高聚物，在室温下既有玻璃态性质，又有很好的弹性，所以很难分类它是橡胶还是塑料。

按照材料应用功能分类，高分子材料分为三类：

第一，通用高分子材料。通用高分子材料指能够大规模工业化生产，已普遍应用于建筑、交通运输、农业、电气电子工业等国民经济主要领域和人们日常生活的高分子材料。这其中又分为塑料、橡胶、纤维、粘合剂、涂料等不同类型。

第二，特种高分子材料。特种高分子材料主要是一类具有优良机械强度和耐热性能的高分子材料，如聚碳酸酯、聚酰亚胺等材料，已广泛应用于工程材料上。

第三，功能高分子材料。功能高分子材料是指具有特定的功能作用，可作功能材料使用的高分子化合物，包括功能性分离膜、导电材料、医用高分子材料、液晶高分子材料等。

2.临床应用的高分子材料分析

根据口腔临床的实际应用情况，对口腔高分子材料进行分析，目前应用于口腔医学的高分子材料主要有塑料、橡胶、纤维、粘结剂、涂料及高分子复合材料等。

（1）塑料。塑料是以单体为原料，通过加聚或缩聚反应聚合而成的高分子化合物，俗称塑料或树脂，可以自由改变成分及形体样式，由合成树脂及填料、增塑剂、稳定剂、润滑剂、色料等添加剂组成。根据受热后性能变化，可分为热塑性塑料和热固性塑料。热塑性塑料可溶、可熔，是以热塑性树脂为基本成分，一般具有线型或支链型结构，受热后可软化或流动，冷却则凝固成型，可反复加工成型。如聚苯乙烯、聚甲基丙烯酸甲酯（即有机玻璃）、丙烯酸酯类的塑料基托、塑料牙、塑料衬层材料和颌面缺损修复材料等。热固性材料是以热固性树脂为基本成分，在一定温度及压力下加工成型时会发生化学变化，受热时不软化，不能反复塑制，而且具有第一次加工成型时的固定形状，如酚醛树脂和环氧树脂等。

合成树脂中未成型加工前的原始聚合物，在工程技术上有时称作树脂。在合成树脂和塑料的基础上，又衍生出粘结剂、涂料等，用途虽然有别，但聚合物本身可能相似。

若按使用性能，又可分为通用塑料和工程塑料，前者有四烯（聚乙烯、聚丙烯、聚氯乙烯、聚苯乙烯）和聚甲基丙烯酸甲酯等；后者有聚碳酸酯和聚砜等，是具有优良机械强度的聚合物，现已广泛用于工程塑料上。

若按其能否降解，可分为可降解塑料和不可降解塑料。可降解塑料是在规定环境条件下，经过一段时间和包含一个或更多步骤，导致材料化学结构的显著变化而损失某些性能（如完整性、分子质量、结构或机械强度）和/或发生破碎的塑料。按降解方式可分为生物分解塑料、热氧降解塑料、光降解塑料和可堆肥塑料。

①塑料的成型。塑料的成型方式，有浇铸成型、模压成型、层压成型、注射成型、挤出成型、吹塑成型和压延成型。口腔高分子材料常用前两者，特别是浇铸成型。浇铸成型是直接把液态单体和预聚物等注入模型中，在常压或低压下加热固化的方法，适用于流动性大而收缩率较小的品种，可用于某些热塑性塑料（如甲基丙烯酸酯类）和部分热固性塑料（如环氧树脂类和不饱和聚酯类）。

②塑料的特性主要有以下方面：

第一，轻质。无填料的塑料的相对密度在0.82~22之间，是钢铁的1/8~1/4。有填料的塑料的相对密度也只有铝的1/2。因此，塑料的比强度反而比金属大。

第二，耐腐蚀性良好。塑料在水、水蒸气、酸、碱、盐、汽油等化学介质中，大多比较稳定，不起化学变化。在某些强腐蚀性介质中，有的塑料的耐蚀性甚至超过某些贵金属。因此，在工业生产中,许多设备是由塑料制造的。

所谓"塑料王"——聚四氟乙烯，在很宽的温度范围内，对许多强腐蚀性的化学介质，甚至王水都是很稳定的。

第三，加工和成型的工艺性能良好。塑料的加工成型方法很多，而且加工方法简单。热塑性的塑料在很短的时间内即可成型出制品，比金属加工成零件的车、铣、刨、钻、磨等工序简单得多。塑料也可以采用机器加工，大多数塑料便于焊接。

第四，优良的电绝缘性。大多数塑料有优良的电绝缘性，在高频电压下，可以作为电容器的介电材料和绝缘材料，也可以应用于电视、雷达等装置中。

第五，摩擦系数小，润滑性能好。因此塑料制成的机械传动部件，机械动力的损耗小，有的甚至可以不加润滑剂，或用水润滑即可。这是金属材料所无法相比的。

第六，热性能不好，耐热性差。大多数塑料的耐热性差，一般只可在100℃以下使用，有的使用温度不能超过60℃，少数可以在200℃左右的条件下使用。高于这些温度，塑料即软化、变形，甚至丧失使用性能。

第七，塑料较容易变形。大多数塑料比金属容易变形，这是作为工程材料的塑料的最大缺点。金属材料在较高温度下，才有显著的蠕变现象；而塑料即使在室温下，经过长时间受力也会缓慢变形，并随温度升高，蠕变加剧。热塑性塑料的蠕变更为严重。添加填料，或使用金属、玻璃纤维、碳纤维等增强材料的塑料，可使所受外力分布到较大的面积上，蠕变会减轻。

第八，塑料会逐步老化。塑料制品在使用中，由于大气中氧气、臭氧、光、热等及各类机械力的作用，又有树脂内部微量杂质的存在，塑料的性能变坏，甚至丧失使用价值，即为塑料的老化。当然，如果在塑料中加入一些防老剂，或者在塑料的表面喷涂防老剂以阻隔或减轻光和热的作用，可以减缓塑料的老化速度，延长使用寿命。

③常用口腔用塑料材料有以下几种：

第一，聚甲基丙烯酸甲酯。聚甲基丙烯酸甲酯（PMMA）俗称有机玻璃，具有透明性好、光泽度好、韧性好、成型容易、可现场固化、与牙托材料粘合性好等优点，是一种最常用的牙用材料。PMMA的质量轻，密度比玻璃小：PMMA的密度在 $1150\sim1190kg/m^3$，是玻璃（$2400\sim2800kg/m^3$）的一半。同样大小的材料，其质量只有普通玻璃的一半，金属铝（属于轻金属）的43%。为改善PMMA硬度及耐磨性，常用其他丙烯酸与MMA共聚或对PMMA进行交联处理。甲基丙烯酸甲酯（MMA）是合成PMMA的原料，称为单体，俗称牙托水。MMA在常温下是无色透明液体，易挥发、易燃、易溶于有机溶剂中，微溶于水。MMA在光、热、电离辐射和自由基的激发下，容易发生加成聚合，形成聚合物。

第二，工程塑料。与PMMA相比，工程塑料大都具有优异的强度、硬度，耐磨性也很好，缺点为吸水率高，与牙托材料粘合强度不高。

第三，改性树脂。改性树脂是为了进一步改善塑料牙科材料的强度、硬度及耐磨性等而加入的无机增强材料一类树脂。常用的添加材料为硅烷处理的细微或超微 SiO_2。改性树脂的光洁度、耐磨及硬度明显提高，色泽及半透明性接近天然牙体。改性树脂种类繁多，其中聚乙烯（PE）、聚氯乙烯（PVC）、聚苯乙烯（PS）、聚丙烯（PP）和ABS树脂为五大通用树脂，是应用最为广泛的改性树脂材料。

（2）橡胶。

①橡胶的种类。具有可逆形变的高弹性聚合物材料称为橡胶。橡胶分为天然橡胶和合成橡胶两类。合成橡胶按用途可分为通用合成橡胶和特种合成橡胶。通用合成橡胶的性能与天然橡胶类似，有丁苯橡胶、顺丁橡胶、异戊橡胶、乙丙橡胶、氯丁橡胶和丁基橡胶等主要品种。特种合成橡胶具有某些特殊性能，用于制造在特定条件下使用的橡胶制品，主要品种有丁腈橡胶、硅橡胶、氟橡胶、聚硫橡胶、聚氨酯橡胶、氯醇橡胶、丙烯酸酯橡胶等。通用橡胶和特种橡胶之间并没有严格的界限。特种合成橡胶在口腔中应用较多，如硅橡胶、聚硫橡胶、聚醚橡胶和丙烯酸酯橡胶等。

②橡胶的组成。橡胶以生胶或胶乳为主要成分，但是无论天然的还是合成的生胶或胶乳，都不能直接制成橡胶成品，而必须按使用要求有选择地加入配合剂，经一定加工程序，方能制成橡胶制品来加以应用。

配合剂主要包括硫化基、硫化促进剂、助促进剂、防老剂、增强剂、填充剂、着色剂、稳定剂、分散剂等。

凡能使橡胶由线型结构变为网状或体型结构，使之成为弹性体的物质（包括非硫物质），均称为硫化剂，如硫黄、金属氧化物、过氧化物和四乙氧基硅烷等。能活化硫化基并可缩短硫化时间的物质称为硫化促进剂。能提高橡胶力学性能的物质称为增强剂，最常用的是炭黑。主要起增容作用以降低成本的物质称为填充剂，常用的有碳酸钙、硫酸钡等。

③橡胶的加工。橡胶制品一般分为干胶制品和乳胶制品两大类。干胶制品的加工过程，包括塑炼、混炼、成行和硫化等四个步骤。乳胶制品的加工过程：首先转变成硫化乳胶或混合乳胶，然后采用不同的方法，加工为浸渍制品、压出制品、注模制品、海绵制品等。

④有机硅聚合物。有机硅聚合物即聚有机硅氧烷，属于元素有机聚合物，是一大类含无机主链 $-Si-O-Si-O$ 和有机侧链的聚合物，这些侧基可以是甲基、乙基、乙烯基、丙基、苯基和氯代苯基等。有机硅聚合物在口腔材料中的应用也较普遍，如可作精密印模材料、衬层材料、颌面缺损修复材料等。

第一，硅油的合成。有机硅油是由单官能团和双官能团的甲基（或乙基或苯基）氯硅烷等经水解缩聚而成，为线型结构的低分子量油状液体。常用的硅油是聚二甲基硅氧烷（甲基硅油）和聚甲基苯基硅氧烷（甲基苯基硅油）。

第二，硅树脂的合成。有机硅树脂是热固性树脂，由三官能团和双官能团单体以一定配比进行水解缩聚制得。先通过水解预缩聚生成线型聚合物，然后在加工成型过程中完成交联固化反应，得到热固性网状立体结构的硅树脂。

第三，硅橡胶的合成。线型硅橡胶只有在分子量很高的条件下才具有高弹性，这就要求单体有极高的纯度（≥99%）。为此，一般先将二甲基二氯硅烷变为易分馏提纯的二甲基二乙氧基硅烷（CH_3）$_2$Si（OC_2H_5）$_2$ 或八甲基环四硅氧烷，然后经水解缩聚或开环聚合而得到高分子量的聚有机硅氧烷。

聚二甲基硅氧烷线型大分子可通过加入过氧化物加温硫化，或用有机锡催化在室温下硫化，生成网状硅橡胶分子。

第四，聚有机硅氧烷的用途。由于聚有机硅氧烷含有无机主链 $-Si-O-Si-O-$ 和有机侧链，因而它既具有一般天然无机高聚物（如石英、石棉等）的耐热性，又具有一般有机聚合物的弹性和可塑性。无论是液体、固体还是弹性体的聚有机硅氧烷，都具有很高的耐热性、电绝缘性、耐候性、耐水性、耐寒性及生物惰性，因而在工业和医药卫生方面有着广泛的用途。

有机硅油：除工业用途外，还可作医药和食品工业中的消泡剂；在口腔材料中，可用作颌面缺损或整容修复的填充物，还可作脱模剂。

有机硅树脂：是优良的电绝缘漆，也是耐热、耐气候老化涂料和成型材料用的基础树脂。

有机硅橡胶：除工业用途外，还是较理想的医用高分子材料，可用作人工心脏瓣膜、人工胆管、整复外科材料，以及印模、衬层、颌面缺损修复和整容等口腔材料。

聚有机硅氧烷的缺点是机械强度较低，耐油性稍差，长期热稳定性需进一步提高，这些方面都需要加以改善。

（3）纤维。纤维是纤细而柔软的丝状聚合物，其长度至少为直径的100倍。根据原料来源可分为天然纤维（如棉、毛、丝、麻等）和化学纤维两大类。

化学纤维一般包括两部分：一部分是由天然高分子物质经化学处理而制得的人造纤维；另一部分是由合成聚合物制得的合成纤维。无论是天然高分子还是合成高分子，一般都是由不同相对分子质量的大分子混合而成，纤维高分子的分子链长度是不同的，其聚合度与相对分子质量可按不同的统计方法计算出来，因此是一个统计平均值。如要了解相对分子质量多分散性的特点，还需测定其相对分子质量分布。在化学纤维生产中，经常将相对分子质量及其分布作为控制生产和改进产品质量的重要手段，而成纤高聚物的相对分子质量及其分布也确实能对高聚物的加工性能及纤维性能产生明显的影响。

人造纤维中最主要的品种是粘胶纤维。合成纤维的主要品种是涤纶、锦纶、腈纶、维纶、丙纶和氯纶等。前三种是最主要的，其中涤纶尤居首位。

（4）粘结剂。能把两个物体通过紧密的接触结合在一起，并在其结合处有一定强度的物质，称为粘结剂，通常又称为胶粘剂或粘合剂。

粘结剂的分类方法较多，其分类原则包括：按粘结剂的来源、被粘结材料、使用目的、粘结剂的供应形态、粘结剂基料的性质和粘结剂的流变性质来分类。共中，按粘结剂的流变性质分类较普遍，即粘结剂可分为：热固性粘结剂、热塑性粘结剂、合成橡胶粘结剂和混合型粘结剂。

粘结剂通常是由基料（一般是一种或几种聚合物混合而成）和固化剂、填料、增塑剂或增韧剂、稀释剂、防老剂、促进剂、着色剂等组成的一种混合物。

在口腔临床的粘结上，都涉及聚合物与金属、非金属和牙体组织的粘结性能问题，所以，研究聚合物的粘结性是非常重要的。粘结是一个非常复杂的问题，只有综合界面科学、流变学、应力分析、断裂力学和口腔医学等诸学科，才能获得较满意的粘结理论和口腔高分子粘结材料。

（5）涂料。涂料是一种涂布于物体表面能结成坚韧保护膜的物质，可使被涂物体的表面与大气隔离，从而起到保护、装饰、标志和其他特殊作用。涂料虽有无机涂料和有机涂料之分，但一般均指有机高分子涂料，多为粘稠状液体。涂料一般由成膜物质、稀释剂及各种辅料和颜料所组成。如EM口腔窝沟封闭防龋涂料由环氧丙烯酸醋成膜剂、MMA稀释剂、BPO–DHET引发体系和264稳定剂等组成。

防龋涂料（窝沟封闭剂）是20世纪60年代发展起来的一种新型的口腔医用高分子材料。防龋涂料的防龋效果，目前仅局限于窝沟，许多研究者指出，当涂膜脱落后，虽然在短期内（2年内）并不增加对龋病的易感性，但长期的防龋效果尚待验证。

（6）高分子复合材料。单一的聚合物往往有这样或那样的缺点，不能满足实际使用的某些要求，特别是力学强度和硬度比金属低得多，因而更广泛的应用受到了限制。为了满足现代科学技术对材料性能越来越高的要求，人们以高分子材料、金属、陶瓷等作为基体，以粒子、纤维、片状形式的其他材料作为改性剂，依据实际使用要求，选择适当的基体与改性剂及相应的复合方式，制得了具有预定结构和所期望的综合性能的高分子复合材料。这种材料不仅大大改进了高聚物的力学强度和其他一些性能（如耐热性、耐腐蚀性等），而且具有相应的单一材料所没有的新性能，从而更能适应多样性应用的要求。对高分子复合材料的研究、生产与应用的综合发展，将推动整个材料科学和工程技术的发展。

尽管高分子复合材料在临床应用上已经取得了很大的成功，但是有一些重要的问题和难点一直困扰着牙科高分子复合材料。其中最重要的一个问题就是树脂单体分子在聚合时的体积收缩问题。体积收缩一方面会在牙齿和填充材料的界面及填充材料内部形成应力，从而导致填充物在界面脱落；另一方面会在牙齿和填充材料的界面形成空隙，从而导致细菌的侵入。这两方面均会影响到材料的使用寿命。因而，研发具备低体积收缩或者抗菌性能的牙科高分子复合材料一直是牙科材料领域的热点。目前高分子复合材料的品种繁多，但大致可分为以下两大类：

①聚合物基复合材料。一般在高聚物中采用机械混合或层压的方法，加入一些粉状、粒状、纤维状或片状无机填料，使得增强高聚物的力学强度有显著

提高。聚合物基复合材料的主要成分是增强材料和聚合物基体。其增强材料有碳纤维、有机纤维、玻璃纤维和硼纤维等。对于粉状填料的复合材料（即粒子增强复合材料），在承受载荷时，起主要作用的是基体材料；在纤维增强的复合材料中，起主要作用的是纤维。所以，两种复合材料的增强原理是不同的。粒状填料增强的材料，强度取决于分散的粒子阻止基体位错的能力。在纤维增强的复合材料中，基体几乎只是通过界面黏附强度和基体的剪切强度起传递载荷作用；②高分子合金。与金属合金相似，高分子合金是由两种聚合物结合或共混在一起的材料，可通过共聚或将两种聚合物共混的方法制得。

高分子合金技术使得高分子材料功能化和高性能化，相溶剂是高分子合金技术的关键。让热力学不相容的不同高分子材料各自优越的性能进行叠加，这是高分子材料合金化的目的。高分子材料完全不容将失去使用价值，完全互容，各项性能平均，同样降低材料的使用价值。

高分子在聚合过程中出现的聚合收缩是其固有特性之一。通常高分子的聚合收缩表现在产生收缩体积与收缩应力两个方面。在临床使用中，修复树脂与龋齿齿壁的粘结会导致其聚合收缩变形受到限制，最终导致收缩应力的产生，继而引发一系列的临床问题，如边缘适应性差、微渗漏、边缘污染和术后敏感疼痛、继发龋、修复体与牙齿间界面缺陷等问题，当收缩应力超过修复树脂—牙齿的界面粘结强度时，甚至有可能导致粘结脱落，修复失败。

目前，高分子复合材料已在许多方面成功地代替了很多传统材料，在口腔临床医学方面的应用也日益普遍，如复合牙冠材料、复合充填材料、复合种植材料、硅橡胶和金属烤瓷材料（如图6-1所示❶）等。

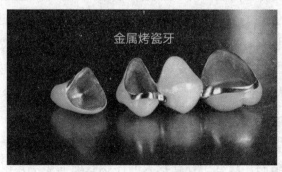

图6-1　金属烤瓷牙

---

❶　图片引自：豆瓣网，https://www.douban.com/group/topic/129477662/?from=mdouban.

（三）陶瓷口腔材料

陶瓷材料的结构一般指陶瓷材料的显微结构，往往决定着陶瓷的物理、化学性能，是陶瓷材料各种性能的基础。其显微结构通常由以下三种不同的相组成：

（1）结晶相。结晶相是陶瓷中原子、分子按周期、有规律的空间排列而成的固体相，是陶瓷材料中最主要的组成相，构成陶瓷体的骨架。结晶相决定陶瓷的物理、化学性能。结晶相不同，陶瓷的机械性能及光化学性能也不同。陶瓷材料的晶体结构比较复杂，结晶相的结构，与配料矿物质的成分和制作工艺有关。

（2）玻璃相。玻璃相是一种非晶态低熔点固态相，存在于各晶粒间，经常与晶界相联系，能够粘结陶瓷内分散的晶粒，提高陶瓷材料的致密程度，增加陶瓷的透明性。它是一个低熔点固体，可降低烧结温度，还可抑制晶粒长大。玻璃相的化学成分大多为 SiO_2，对于不同的陶瓷，玻璃相的含量不同。

（3）气相。气相即陶瓷材料中的气孔。大部分气孔是在加工过程中不可避免残存下来的，有些气孔可通过特殊工艺方法获得。陶瓷的许多性能随着气孔率、气孔尺寸及其分布的不同可在很大范围内变化。气孔的存在通常会使陶瓷机械性能、透光率显著下降。因此合理控制陶瓷中气孔的数量、形态和分布极为重要。

陶瓷材料的结合键有两个方面：①离子键：以正、负离子间的静电作用力为结合力，没有方向性。离子晶状体的键强度较高，组成的陶瓷强度高、硬度高，但脆性大，金属氧化物主要以离子键结合；②共价键：具有方向性和饱和性，因此共价晶状体中原子的堆积密度较小。共价晶状体键强度较高，且具有稳定的结构，故这类陶瓷熔点高、硬度高、脆性大、热胀系数小。口腔陶瓷材料多为混合键结合，既有离子键结合也有共价键结合。

陶瓷材料的性能主要包括以下方面：

第一，物理性能。口腔陶瓷材料是热的绝缘体，热胀系数与人牙较接近，但其在烧结制作过程中存在较大的体积收缩而影响修复体的精度，需采取必要的措施，如烧结前尽量去除水分、振荡、压缩成型、真空烧结等以减小其收缩。陶瓷材料色泽美观，有一定的透明度，是目前美学性能最好的修复材料。石英含量多，气孔多，陶瓷粉颗粒大，则透明性下降；反之，则透明性较好。

第二，机械性能。口腔陶瓷材料的机械性能是影响其应用的主要因素，口腔陶瓷材料的压缩强度、硬度较高，耐磨性好。而拉伸强度和弯曲强度及冲击强度较低。陶瓷是一种脆性材料，在常温时静拉伸载荷下不出现塑性变形阶段，弹性阶段过后立即发生脆性断裂。如何解决陶瓷材料质脆易折的问题是当今研究的重要课题。

第三，化学性能。口腔陶瓷材料的化学性能是口腔材料中最稳定的，长期在口腔环境中，能耐受唾液、微生物及各种食物的影响，不出现变质、变性。但氢氟酸可使陶瓷的溶解度增加。

第四，生物性能。口腔陶瓷材料具有较优良的生物性能，在口腔内使用安全、无毒，还可作为植入材料。

第五，美学性能。口腔陶瓷材料具有较好的审美性能。表面光洁度高，呈透明或半透明状，色泽与天然牙相似。

1.烧结全瓷材料

烧结全瓷材料即烤瓷材料。烧结是在口腔修复中，直接采用各种粉状瓷料经烧结制作陶瓷修复体的工艺过程，用于制作陶瓷修复体的瓷料称为烤瓷材料（Porcelain Materials），又称为烤瓷粉。

烧结全瓷材料自20世纪80年代开始在临床应用，最早的铝瓷强度很低，加工技术是简单的烤瓷技术，精确度较差。全瓷材料优秀的美观效果和良好的生物相容性使其一经出现便倍受口腔修复医师和广大患者的青睐，逐渐成为最受欢迎的美观修复材料，而其力学性能和加工工艺也得以不断改善以适应更广泛的应用。

现今的全瓷修复体已经具备良好的边缘适合性和较好的力学性能，能够满足大部分的美观修复要求。了解和认识各类全瓷材料的物理、化学性能有助于正确选择和使用全瓷材料制作既满足美观需求又满足长期生理功能的美观修复体。如图6-2所示❶。

---

❶　图片引自：豆瓣网，https://www.douban.com/group/topic/129477662/?from=mdouban.

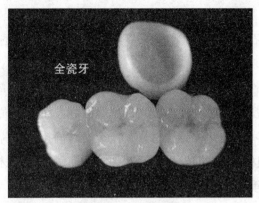

图6-2 全瓷牙

（1）烧结全瓷材料分类。具体包括：第一，烧结全瓷材料根据熔点分为三类：①高熔烧结全瓷材料，1200~1450℃；②中熔烧结全瓷材料，1050~1200℃；③低熔烧结全瓷材料，850~1050℃。第二，按材料的成分和性质分为长石质瓷、氧化铝质瓷、玻璃渗透氧化铝质瓷、氧化锆瓷等。

①长石质瓷。长石质瓷是以长石为主要原料，根据组成比例的变化，可构成不同熔点的陶瓷。

第一，高熔长石质瓷的原料组成：长石，61%；石英，29%；碳酸钾，2%；碳酸钠，2%；碳酸钙，5%；硼砂，1%。

第二，低熔长石质瓷的原料组成：长石，60%；石英，12%；碳酸钾，8%；碳酸钠，8%；碳酸钙，1%；硼砂，11%。

第三，中熔长石质瓷的原料组成：介于以上两者之间。

②氧化铝质瓷。氧化铝质瓷是在长石质烤瓷基础上发展起来的全瓷材料，一般将氧化铝的含量在45%以上的陶瓷材料称为氧化铝瓷。氧化铝瓷包括核心材料和外层材料两部分。核心材料：含45%~50%的氧化铝结晶体，是全瓷冠的核心部分，也是全瓷罩冠的内层核心材料。外层材料：包括体瓷料和釉瓷料两部分，同样含有氧化铝成分，但含量低于核心材料。由于氧化铝瓷的氧化铝结晶体能够提高强度，因此氧化铝瓷克服了过去因烧结全瓷材料强度不足的限制，达到了临床应用要求。

③玻璃渗透氧化铝质瓷。玻璃渗透氧化铝质瓷在疏松多孔的氧化铝中渗透了一定量的玻璃成分，玻璃渗透前的胚体是不完全烧结的多孔高纯度氧化铝，其孔隙率为30%左右，孔隙的大小为1~5μm，渗透后的陶瓷微观结构可

见氧化铝结构之间充满了玻璃成分。

多孔氧化铝胚体制作方法有两种：一种是将氧化铝粉末调和后，利用粉浆涂塑方法在耐火代型上成型，然后在1125℃高温下烧结2小时左右，在此温度下的氧化铝烧结是不完全烧结，烧结后形成疏松多孔结构，这种状态下的氧化铝质地较软，韧性较好；另一种是计算机辅助设计/计算机辅助制作（CAD/CAM）技术，不完全烧结的多孔氧化铝胚体制作成可切削的成品，通过数控车床切削成修复体形态。制作完成的氧化铝胚体在1100℃下进行玻璃渗透，渗透所用玻璃粉是镧系玻璃，融化后具有很好的流动性。氧化铝胚体的颜色是纯白色的，玻璃粉有不同颜色，可根据修复体所需的颜色进行选择。高温熔化的玻璃进入多孔氧化铝的间隙之中，冷却后通过喷砂去除表面多余的玻璃，玻璃渗透之后，多孔氧化铝成为致密结构，增加了强度，此时氧化铝晶状体的含量是85%。

氧化铝质瓷用于制作基底冠和前牙三单位固定桥的支架，也有报道用于制作全瓷粘结固定桥的支架。

④氧化锆瓷。氧化锆瓷是以氧化钇为稳定剂的二氧化锆，是目前产品种类最多的牙科陶瓷材料，大多产品含有质量比3%~5%的三氧化二钇作为稳定剂，显微结构是多晶像的氧化锆晶体结构。氧化锆陶瓷具有优良的力学性能，有高于氧化铝质陶瓷的断裂韧性和抗弯曲强度。一般用于制作后牙基底冠和长跨度的固定桥支架，也有用于制作全瓷粘结固定桥支架。

（2）原料组成。全瓷陶瓷材料的原料包括：长石、石英、白陶土、硼砂、硅石、氧化铝、着色剂、釉料、荧光剂和结合剂等。

①长石。长石是陶瓷的主要原料，为天然钠长石（硅铝酸钠）（$Na_2O \cdot Al_2O_3 \cdot 6SiO_2$）和钾长石（硅铝酸钾）（$K_2O \cdot Al_2O_3 \cdot 6SiO_2$）的混合物。具有助熔作用，在烧结过程中熔融而成乳白色黏稠玻璃，冷却后以透明玻璃状态存在于瓷体中，构成瓷的玻璃基质。

②石英。化学成分为SiO_2，是陶瓷的基本成分，在陶瓷中起骨架作用，可以提高陶瓷的强度，但透明度低。

③白陶土。化学成分为$Al_2O_3 \cdot SiO_2 \cdot 2H_2O$，是岩石风化分解后的一种黏土，是陶瓷的基本成分，具有独特的可塑性和结合性。调水后成为软泥，易于塑形，烧结后变硬而致密，其易与长石结合，增加陶瓷的韧性和不透明性。其缺点

是烧成脱水后体积收缩较大。

④硼砂。硼砂在口腔烧结全瓷材料的烧结中起助熔作用，主要成分为硼砂、碳酸钠、碳酸钾和碳酸钙，可降低长石的熔融温度。

⑤硅石。硅石能增加烧结全瓷材料的强度和透明性，但在常压下烧结时容易产生气孔，所以一般采用真空烧结。

⑥氧化铝。氧化铝能增加口腔烧结全瓷材料的强度，并可减小烧结收缩。

⑦着色剂。通常用金属氧化物作为陶瓷的着色剂，主要有氧化钛（白色）、氧化铯（黄色）、氧化镍（灰色）、氧化钴（蓝色）、氧化铁（褐色）、磷酸锰（红色），根据需要调配使用，可获得自然色感。

⑧釉料。釉料主要用于增加烧结全瓷光洁度，由石英和助熔剂组成，在全瓷表面形成薄层。

⑨荧光剂。荧光剂主要为稀土氧化物如氧化铈、氧化镨等。根据需要调配使用，可以增加烧结全瓷的自然色感。

⑩结合剂。结合剂是一种专用液体，其目的是使瓷粉形成糊状涂于代型或冠核表面，在烧结前塑成所需的形态。

（3）性能。

①物理机械性能。经烧结后的全瓷材料具有硬度高、耐磨性好的优点，其硬度接近牙釉质的硬度，耐磨性与牙釉质相当，具体值见表6-5。

表6-5　烧结全瓷材料的物理机械性能

性能	长石质瓷	氧化铝瓷	牙釉质
弯曲强度 /MPa	65	118	—
压缩强度 /MPa	172	1048	400
布氏硬度 /MPa	400	—	300
弹性模量 /GPa	83	123	84
热胀系数 / ($\times 10^{-6} \cdot K^{-1}$)	12	5.6	11.4

②化学性能。烧结全瓷材料化学性能稳定，能耐受多种化学物质及唾液的作用而不发生变化。

③生物性能。烤瓷材料具有良好的生物安全性、惰性，无毒，对口腔组织无刺激、无致敏，长期在口腔内不会发生不良反应。

④审美性能。烤瓷材料具有着色性好、表面光洁度高的优点，能获得牙体组织的天然色泽。

（4）工艺步骤。

①成型。根据临床需要，选择合适的烤瓷粉。以一定比例的蒸馏水或烤瓷专用液调和成糊状，用特制的毛笔蘸取糊状物均匀涂布于代模上，用雕刻刀加压雕塑修复体的外形。为了补偿烧结后体积的收缩，需将烤瓷预成体形态和尺寸放大15%~25%，在塑形过程中需注意加压，加压既可减少气孔的产生又可减少烧结过程的体积收缩，从而提高了强度和透明性。然后及时冷凝脱水，并在预热到650℃的炉前干燥几分钟，即可获得全瓷预成体。

②烧结。将获得的全瓷预成体进行真空烧结，从而使全瓷预成体中烤瓷粉粒表面产生熔融而相互凝聚成为致密的结晶体。一般将烧结过程分为三个阶段：一是低温烧结阶段。将已预热干燥后的烤瓷预成体放入炉内，逐渐升温，使烤瓷粉粒中玻璃质软化，产生流动，粉粒间开始凝聚，由于凝聚不全，烤瓷预成体呈多孔态而体积很少产生收缩；二是中温烧结阶段。随着温度的升高，粉粒间完全凝聚而成致密体，此期体积收缩明显；三是高温烧结阶段。粉粒相互熔结形成牢固的结晶实体，此时体积收缩趋于稳定。

经上述三个阶段烧结后，离炉、冷却。根据需要可对预成体进行调磨修改或修补，再次烧结。经试戴合适后，再进行修复体表面上釉，完成最后一次烧结。在烤瓷的制作过程中应重视体积收缩和表面的审美问题。一般的解决办法是：选择粒度细而均匀的粉料，预成体必须均匀预热，缓慢升温，在高温烧结达到熔点后，可快速升温，使产生热塑性流动获得光滑表面和审美性。另外，在补瓷后应在相同的条件下重复烧结。

烧结全瓷材料脆性较大，单纯使用其作为修复材料时易折断。近年来，采用氧化铝渗透、晶须晶片增强及加入氧化锆、白榴石、镧系玻璃、云母微晶玻璃提高烧结全瓷材料的强度，并结合CAD/CAM技术，使烧结全瓷修复技术得到完善。

2.金属烤瓷材料

金属烤瓷材料是由金属烤瓷粉和金属两部分组成的材料，金属烤瓷材料技术是20世纪60年代末发展起来的一种新型口腔技术。在临床口腔修复时，为了克服单纯陶瓷材料的本身强度不足和脆性大的问题，利用金属底板的强度在金属冠核表面熔附上一种性能与金属相匹配的陶瓷材料，就称为金属烤瓷材料，又称为金属烤瓷粉，这种修复技术称为烤瓷熔附金属工艺，制作的修复体称为金属烤瓷修复体。这种修复体具有陶瓷的美观性能和金属的强度。现已广泛应用于临床牙体缺损、缺失的修复。金瓷修复体成功的关键是金属和瓷层之间要有良好的结合，以保证其在口腔正常功能运动中能承受各方向的力而不致瓷脱落。

（1）金属烤瓷材料的结构。金属烤瓷材料在结构上分为合金底层、遮色层（不透明层）、牙本质层及牙釉质层。相应地，陶瓷粉至少有遮色层、牙本质层和牙釉质层三种瓷粉。遮色瓷直接熔附在金属基底上，初步维持金属与陶瓷间的热匹配及遮盖金属底色，因此，遮色层对于金属烤瓷修复体来说是最关键的一层；牙本质瓷与遮色瓷直接接触，要求牙本质瓷的热膨胀系数略小于遮色瓷，使得材料处于压应力的状态（陶瓷材料的抗压强度是抗张强度的10倍以上），提高强度；牙釉质瓷处于最外层，主要作用是提高修复体的光泽度和调整颜色。

（2）金属烤瓷材料的要求。

①烤瓷用陶瓷粉的要求。主要包括：第一，为了使瓷粉的烧成温度低于金属合金的熔点，瓷粉必须是低温瓷粉，这样烤瓷材料熔融后才能牢固熔附在金属表面上，烧结冷却时，陶瓷不会产生龟裂，金属也不会变形；第二，瓷粉的热膨胀系数必须与金属合金相匹配；第三，在与金属接触的底层瓷中还需要加入能提高金瓷结合的氧化物及遮挡颜色的不透明物质；第四，为了使金属和烤瓷结合界面达到良好的润湿状态而提高两者的结合度，要求烤瓷熔融时具有良好的流动性。

②烤瓷用金属材料的要求。主要包括：第一，金属的固相点比陶瓷烧成温度高；第二，机械性能优良；第三，金属和陶瓷的热膨胀系数要小，在全部温度范围内，其差必须在0.1%以内；第四，金属与陶瓷能牢固结合并耐久；第五，无有色氧化物形成；第六，金属表面极度清洁和光滑，使金属和烤瓷的结合界面保持良好的润湿状态，从而达到两者的良好结合；第七，也可加入微量非贵金属元素，增大金属表面能，从而获得良好的润湿界面。

（3）烤瓷用金属的种类。目前烤瓷用金属合金分为以下两类：

①贵金属：包括金含量达到80%的金合金；金含量达到50%的金合金；不含金的钯-银系合金。贵金属如金合金、钯-银系合金因其生物相容性卓越、美观、有益于健康、长期修复效果好等优点。

②非贵金属：包括镍铬合金、钛和钛合金瓷及钴铬合金。

（4）烤瓷材料与金属的结合。烤瓷材料与金属之间的结合一般存在以下四种形式：

①机械结合。机械结合是指金属表面进行糙化后（如喷砂、腐蚀）形成凹凸不平的表层，扩大了瓷层与合金的接触面积，起到机械嵌合的作用，但其作用相对较小。

②物理结合。当熔融的陶瓷材料覆盖在合金表面，两者密切接触时，将产生范德华力，即分子间的吸引力。熔瓷对金属表面的湿润性越好，其间的范德华力也越大，故要求金属表面极度清洁，烤瓷熔融后具有很好的流动性。为了增加金瓷之间的结合力还可在贵金属合金中加入微量非贵金属元素，以增加金属的表面能，从而提高分子间的结合力。

③压力结合。压力结合，是指烤瓷可以耐受的压应力大于张应力。若烤瓷的热膨胀系数略小于合金时，当烧结温度降到室温时产生压缩效应，瓷的界面就会受到合金收缩的影响，使内部产生压缩力。

金瓷热膨胀系数的匹配对金瓷结合具有重要影响。当烤瓷的热膨胀系数大于金属的热膨胀系数时，在烧结冷却过程中，烤瓷材料产生拉应力，金属产生压应力，而烤瓷材料的拉伸强度远低于压缩强度。当内部产生拉应力时容易造成烤瓷层龟裂、破碎。当烤瓷的热膨胀系数小于金属的热膨胀系数时，在烧结冷却过程中，烤瓷材料产生压缩力，而金属受到拉应力，此时，两者界面的烤瓷侧产生裂隙，导致烤瓷层剥脱。当两者的热膨胀系数相同时，界面稳定，结合良好，但实际上这种状态很难达到。又因为烤瓷材料的压缩强度大于拉伸强度，所以一般情况下，要求烤瓷材料的热膨胀系数略小于金属的热膨胀系数，两者之差在（0~0.5）×10^{-6}/℃的范围内最为理想，此时，烤瓷与金属之间的结合能保持稳定，金瓷之间还可产生压缩结合力。

在烤瓷熔附金属修复体中，金属的热膨胀系数相对恒定，而陶瓷的热膨胀系数可能因为烧结温度、烧结次数、冷却速度等的不同有较大的变化。所以，可以通过调整烤瓷的热膨胀系数，达到与金属热膨胀系数相匹配的目的，从而增强金瓷之间的结合。比如，可在烤瓷材料中加入负热膨胀系数的物质，如硅酸铝锂，以降低烤瓷材料的热膨胀系数，或在烤瓷材料中加入热膨胀系数大的物质，如白榴石晶状体（又称斜长石，即 $K_2O \cdot Al_2O_3 \cdot 4SiO_2$ 晶状体），以增加烤瓷材料的热膨胀系数。

④化学结合。化学结合指合金在预氧化过程中，表面产生一层氧化膜，与烤瓷成分中的氧化物和非晶态玻璃质之间发生化学反应，通过金属键、离子键、共价键等化学键形成结合。在金瓷结合因素中，化学结合力起关键作用，约占金瓷结合力的2/3。合金表面氧化层的存在是化学结合的必要条件。对于贵金属烤瓷合金，如金合金，不易被氧化形成氧化膜，故不能与瓷产生化学结合。所以在贵金属合金中通常添加1%左右的非贵金属元素，如铁、锡等，当烧结时，这些微量元素在合金中扩散，集中于金属表面，形成氧化层，可与烤瓷中的氧化物形成化学结合。对于非贵金属合金，如镍铬合金，其基本成分Ni、Cr本身加热时极易产生 Cr_2O_3、NiO、$NiCr_2O_4$ 等氧化物，其中的添加元素Be、Ti、Si、Sn、Mo等也能形成氧化层。

合金表面的氧化层和烤瓷之间的反应比较复杂，主要表现为：合金表面的氧化层和烤瓷中的一些氧化物相互扩散固熔，产生化学反应，形成化学结合。合金表面氧化层的厚度影响金瓷之间的结合强度，当合金表面氧化层厚度不足时会影响结合，但是当氧化层过厚，由于其热膨胀系数与合金或瓷不同，在加热冷却时会产生不同应力而导致界面出现裂缝，降低金属与烤瓷之间的结合强度。通常合金表面氧化层厚度控制在 $0.2 \sim 2\mu m$ 为佳。

（5）金属烤瓷材料的工艺步骤。烤瓷熔附金属的制作包括以下两大步骤：

①制备金属冠核修复体。

第一，选用与烤瓷材料相匹配的烤瓷合金制作金属冠核修复体。制作方法与常规铸造金属修复体相同，但要在保证足够强度的基础上，为烤瓷熔附预留足够的空间。

第二，金属底层冠瓷结合面的预处理：为了获得金属与瓷之间的牢固结合，需对金属底层冠瓷结合面进行预处理，采用物理、机械或化学的方法，如喷砂、超声清洁、电解等，除去金属表面的杂质和污染物，以获得清洁的表面。再对表面进行极化处理。然后放入800℃真空烤瓷炉内,保持3~5分钟,排出气体。然后升温至1100℃后放气,在空气中预氧化5分钟,在金属冠核表面获得均匀、致密的氧化膜,从而提高金瓷之间的结合力。

②烤瓷材料熔附冠核成型。

第一,将烤瓷粉与蒸馏水或烤瓷专用液按一定比例调和成糊状,在震荡条件下,涂在金属冠核表面,待干燥后,进行真空烧结,从650℃烧至900℃立即取出冷却,检查不透明瓷层是否完全覆盖金属冠核表面,若瓷层不足,可补瓷后再烧结,保持瓷层厚度在0.2mm左右。

第二,涂体瓷、龈瓷,排除水分,加压雕刻成型。在颈缘涂布龈瓷时,可采用蜡代替蒸馏水或烤瓷专用液,将蜡熔化,按一定的比例使蜡与瓷粉混合,采用全瓷颈缘的制作技术如耐火代型术、直接提取术等,制作全瓷颈缘烤瓷熔附金属修复体。待涂布的体瓷干燥后,放入真空烤瓷炉内,从650℃烧至850℃后取出修整。

第三,上釉,在口腔内试戴合适后再上釉。上釉方式有两种:自身上釉和上釉瓷,现在一般采用上釉瓷方法。

第四,再烧结,最后将修复体放入常压烤瓷炉内,从650℃烧至830℃,取出冷却后即获得具有天然色泽的金属烤瓷修复体。

烤瓷熔附金属修复体,因具有瓷的美观和金属的强度,是目前口腔临床应用最广的修复方法之一。

3.铸造陶瓷材料

玻璃在高温熔化后具有良好的流动性,可浇铸成任意形状的铸件,再将铸件置于特定温度下进行结晶化处理,能够析出结晶相而瓷化,使材料获得足够的强度。这种采用铸造工艺成型的陶瓷叫作铸造陶瓷。

(1)铸造陶瓷材料的种类。主要有以下两类:

①主晶相为硅氟云母的铸造陶瓷材料。如商品名为Dicor陶瓷和Liko陶瓷。Dicor陶瓷产于美国登士柏公司,属于$K_2O-MgF_2-MgO-Si2-ZrO_2$系列,内含45%玻璃基质和55%的四硅氟云母晶状体,在修复体坯体铸造完成后,再经过650℃的热处理后成核,并在1075℃高温下控制晶核生长,而形成四硅氟云母晶状体($KMg_{2.5}Si_4O_2F_2$)。其晶粒尺寸5~7μm,透光率为48%,其弯曲

强度为125MPa，断裂韧性为1.31MPa·m$^{1/2}$。

②主晶相为磷灰石的铸造陶瓷材料。如商品名为Cerapearl陶瓷，产于日本京都Kyocera公司，是一种铸造磷灰石玻璃陶瓷，属于$CaO-P_2O_5-MgO-SiO_2$系列。在将其重复加热后会生成氧磷灰石晶状体，再遇水则变为羟基磷灰石晶状体，与牙釉质成分类似，但排列不规则，其强度有赖于这些晶状体及其与无机基质的结合力，该瓷的机械强度与Dicor相仿，烧注温度为1510℃，其抗弯强度达300MPa，抗压强度为870MPa。Cerapearl陶瓷收缩小，精度高，线收缩率为0.53%。

（2）铸造陶瓷材料的组成。主晶相为硅氟云母铸造陶瓷和主晶相为磷灰石的组成见表6-6、表6-7。

表 6-6　主晶相为硅氟云母铸造陶瓷的组成（wt）

铸造陶瓷	K_2O	MgO	Al_2O_3	SiO_2	F	其他
主晶相为硅氟云母	10~18	14~19	0~2	55~65	4~9	0~7

表 6-7　主晶相为磷灰石铸造陶瓷的组成（wt）

铸造陶瓷	CaO	P_2O_5	MgO	SiO_2	其他
主晶相为磷灰石	45	15	5	34	1

铸造陶瓷材料实质上是在某些玻璃基质中加入成核剂，使玻璃中析出结晶相，获得既有玻璃相又有结晶相的玻璃陶瓷。以组成TiO_2、ZrO_2、P_2O_5作为成核剂；Al_2O_3、SiO_2可提高材料的强度和硬度；MgO可提高陶瓷粉熔化后的流动性，改善其铸造性能；CaO，P_2O及氟化物等可改善材料的生物性能。

（3）铸造陶瓷材料的性能。

①物理机械性能。口腔铸造陶瓷材料的密度、折射率、热导率、热膨胀系数、压缩强度、硬度等与天然牙釉质接近，与牙体组织具有较好的力学适应性。用该材料制作修复体，因采用失蜡铸造法，收缩小，修复体精确，边缘密合性好。铸造陶瓷具有与天然牙相似的色泽，具有牙釉质的透明和半透明性。与烤瓷熔附金属修复体相比，消除了不透明的金属层，更加美观自然。铸造陶瓷材料的机械性能与晶状体的大小、分布和种类等因素有关。晶状体的转化率越高，裂纹在玻璃相中扩散时，受到结晶相阻止的概率越大，材料

的强度越大。

②化学性能。铸造陶瓷的化学性能稳定，在口腔环境内无降解、无溶出、无刺激性离子释出。

③生物性能。铸造玻璃陶瓷具有良好的生物安全性，无毒，无刺激，特别是含有 CaO、P_2O_5 的铸造陶瓷，更具有较好的生物相容性。

（4）制备工艺。不同品种的铸造玻璃陶瓷，由于它们材料组成成分的不同，制作工艺技术要求有所区别。但一般制作工艺都包括牙体预备、蜡型制作、铸造、结晶化处理、试戴、着色、上釉和粘结等步骤。

①铸造。采用常规方法完成牙体预备和蜡型制作，然后安插铸道，铸道设计因铸造方法、材料而异。蜡型完成后，立即用磷酸盐类包埋材料进行包埋。要求包埋材料的膨胀能补偿玻璃的铸造收缩，并具有良好的透气性和光洁度。包埋料凝固后2小时进行焙烧和铸造，采用真空无圈铸造法，铸造设备多由电脑控制，以减少人为因素对铸件质量的影响。

②结晶化处理。铸造后的修复体为玻璃制品，强度较低，需结晶化处理，即将铸件再次加热，使其在玻璃相中析出结晶相，成为性能优于原始材料的玻璃陶瓷。结晶化处理工艺因铸造陶瓷品种而异，一般先加热至转化温度范围内维持一定时间使玻璃成核，再加热至更高温度完成结晶化。结晶化过程中升温速度的控制非常重要。结晶化热处理工艺中，影响铸造陶瓷材料晶状体形成数量、形式和性能的主要因素有：成核剂、成核温度、结晶化温度和结晶化热处理温度。

③试戴、着色与上釉。结晶化处理后的铸造陶瓷修复体，颜色比天然牙白，试戴合适后，需经着色和上釉焙烧处理。

④粘结。粘结前，先对铸造陶瓷修复体的粘结面进行机械喷砂及化学酸蚀处理，选用色泽适宜的修复体粘结剂，如玻璃离子粘结剂或树脂类粘结剂，粘结时用手指缓慢加压，以免修复体破碎。铸造陶瓷作为修复材料制作全瓷修复体，具有颜色逼真、与牙体组织吻合等优点，具有广泛的应用前景。但存在制作技术和工序复杂、耗时较长等缺点。开发制作工艺简便、耗时短，并有较大强度的铸造陶瓷新品种及提高临床成功率是今后的主要发展方向。

4.成品陶瓷牙材料

成品陶瓷牙是由工厂加工生产的各种规格型号的陶瓷牙，主要用于牙列缺损、缺失的修复。它的特点是能恢复牙体的形态功能，抗折力强，且颜色、外观逼真，表面光滑，耐磨性强不会变形，色泽稳定。成功的陶瓷修复体应当是形态逼真，色泽稳定，耐酸碱，属永久性修复体。但它与基托的结合强度不及塑料牙，脆性也较大。

（1）成品陶瓷牙的原料组成。成品陶瓷牙主要由石英和长石组成，基料的基本组成为：长石，24.2%；石英，47.2%；硼酸，19.7%；硫酸钠，1.1%。将各种配料混合，经高温熔烧骤冷、粉碎等工艺制备基料。在基料中加入不同的成分——体瓷料和釉瓷料。体瓷料、釉瓷料的配方见表6-8。

表 6-8　体瓷料、釉瓷料的配方

配料	体瓷料	釉瓷料
基料	93%~94%	97%~98%
石英	4%~5%	—
高岭土	2%	2%
玻璃粉	0.75%	0.15%

为获得满意的修复效果，在瓷料中需掺入某些着色剂、荧光剂和结合剂。着色剂有氧化钛、氧化铁、氧化铜等，荧光剂有氧化锡、氧化锗等，结合剂有蜡、硬脂酸、羧甲基纤维索等有机物。

（2）成品陶瓷牙的种类。成品瓷牙按数目分为全口牙、部分牙和个别牙；接固位形式分为有孔瓷牙、无孔瓷牙、固位钉瓷牙；按加工形式分为双层瓷牙和多层瓷牙；按色泽又分为各种色型；按颌面形态分为解剖式、半解剖式和无尖瓷牙；陶瓷牙前牙与牙面按唇面形态又分为尖圆形、椭圆形及方圆形。

（3）成品陶瓷牙的性能与应用。瓷牙具有硬度大、耐磨性好的优点，其耐磨性是塑料牙的10~20倍，与天然牙相同或略大于天然牙；其化学性能稳定，在口腔环境中几乎任何食物都不对其造成侵蚀。但瓷牙与塑料基托仅为机械结合，由于两者热膨胀系数的差异，易使瓷牙脱落。瓷牙的脆性大，易折裂，且硬度大不易调改。因此，成品陶瓷牙多用于颌间距离较大、颌关系正常的局部义齿或全口义齿。树脂牙、瓷牙与牙釉质性能比较见表6-9。

表 6-9 树脂牙、瓷牙与牙釉质性能比较

性能	树脂牙	瓷牙	牙釉质
密度 / (g · cm^{-3})	1.2	2.4	3.0
线胀系数 / (×10^{-6} · K^{-1})	80	7	11.4
弹性模量 /GPa	2.5	80	84
努氏硬度 /MPa	20	5000	3430

（4）成品陶瓷牙的制造工艺。陶瓷制品制造工艺均需经过配料、成型和烧结三段流程。

按规定比例将成分混合，借赋形剂使干燥状态的混合料能赋形并具有一定的机械强度，以便于模塑、成型。

成品陶瓷牙的烧结过程分为四个阶段：氧化、收缩、烧成和变形阶段。在 600℃以前是氧化阶段，此阶段主要是将赋形剂和脱模用的油脂充分氧化除去，避免在瓷坯产生气泡。600℃ ~825℃为收缩阶段，此阶段瓷料颗粒逐渐熔化，颗粒相互熔结，消除素坯中存在的空隙，逐渐成为致密玻璃体，因此，在该阶段存在很大收缩。825℃ ~925℃为烧成阶段，此时收缩已完成，超过 925℃则开始变形。

成品陶瓷牙的制造工艺流程：混料→配色→混蜡→常压烧结排蜡→常压烧结→真空烧结→自然冷却→上釉→常压烧结→自然冷却修整→包装。

（四）口腔模型材料

口腔模型即口腔阳模，由口腔印模（阴模）灌注而成。口腔模型记录各部分组织形态及关系。用以灌注模型的材料称为模型材料（Modeling Materials）。模型材料即石膏材料。常用的模型材料按临床应用分为普通石膏、普通人造石、高强度人造石、高强度高膨胀牙科人造石。按石膏类型分为五型：Ⅰ型为印模石膏，Ⅱ型为普通石膏，Ⅲ型为普通人造石，Ⅳ型为高强度人造石，Ⅴ型为高强度高膨胀人造石，其中Ⅱ、Ⅲ、Ⅳ型材料的生产原料都是二水硫酸钙石膏矿，且具有相同的化学成分——半水硫酸钙，但是它们却拥有不同的物理性能，从而适应不同的用途。Ⅱ型材料主要作为活动修复的模型材料，Ⅲ、Ⅳ型为冠桥修复的代型材料。

模型材料主要作为制作各种修复体的工作模型。要使模型真实反映口腔

组织的解剖形态，制作出各种精密的修复体，模型材料需满足以下要求：

（1）有良好的流动性、可塑性。作为口腔模型材料，应具有良好的流动性，在灌注模型时能充满印模的每一个细微部分。良好的可塑性可使材料在印模中成型，固化后复制出口腔组织的解剖形态。

（2）有适当的凝固时间。凝固时间一般30~60分钟为宜，包括灌注到取出模型的时间。

（3）精确度高。要求凝固后的模型体积变化小，尺寸稳定，精确度高，复制的口腔组织解剖形态清晰。

（4）抗压缩强度大，表面硬度高。要求模型材料压缩强度大，能耐高温高压不破碎。表面硬度高能经受修复体制作的磨损。

（5）与印模材料不发生化学变化。要求模型材料与任何印模材料不发生化学变化，保持表面光滑清晰，容易脱模。

（6）操作简便，取材方便，价格低廉，有利于推广使用。

1. 普通石膏

普通石膏即Ⅱ型石膏材料，为β-半水硫酸钙石膏，晶状体形态不规则，疏松多孔。普通石膏由生石膏经开放式加热脱水锻烧而成。其方法是将生石膏研磨成粉末，置于110~120℃温度下，驱除一部分结晶水而获得。

（1）普通石膏组成。普通石膏主要由半水石膏组成，此外还含有少量的生石膏、无水石膏和矿物质。其中半水石膏又称半水硫酸钙，即含1/2结晶水的硫酸钙。生石膏是未脱水的硫酸钙，即含2分子结晶水的硫酸钙。无水石膏是过度脱水的硫酸钙，即不含结晶水的硫酸钙。矿物质包括磷酸盐、硫化物、二氧化硅及其他金属盐。

（2）石膏质量的影响因素。主要包括以下两个方面：

第一，生石膏的质量。采用纯度高、杂质少的生石膏制成的普通石膏质量好，反之质量差。

第二，加热脱水的温度、时间。将生石膏逐步加热到110~120℃进行均匀脱水，就能得到高质量的石膏。若加热不够、时间过短，会导致生石膏含量高，而影响石膏质量；反之，加温过高、时间过长、含无水石膏多，会导致无水石膏多，使晶状体形成不规则的松孔形和凹凸不平的不定型晶状体，增大了表面积，在后续的凝固过程中需要吸收更多的水分，其膨胀变大，强度减少，影响石膏质量。

（3）提高普通石膏强度的方法。普通石膏主要存在机械强度不足、表面硬度差等问题。因此为了提高石膏强度，可以改进石膏的制作工艺和采用模型表面硬化。聚酯模型材料的开发，其性能超过任何种类的石膏模型材料，强度、表面硬度高，是一类很有前途的模型材料。但该材料价格高、操作较不便，因而其推广应用受到一定限制。目前，有研究人员正试图将聚酯材料添加到石膏模型材料中，一方面可降低成本，另一方面可提高石膏模型材料的物理机械性能，目前尚未见该方面的具体研究报道。然而今后随着高分子及其复合模型的发展，模型材料将会有更大的突破。

（4）临床应用制作方法。先将水放入干净的橡皮碗内，逐渐放入石膏粉。水粉比例2∶1。临床操作比例是以观察石膏粉浸入水中后，表面没有过多的水为准，用调拌刀均匀搅拌，用振荡器或手振荡在印模内完成模型灌注。石膏模型在15分钟内产生初凝，1小时基本凝固，21小时完全凝固，其强度达到最高。初凝时，石膏模型逐渐变稠、失去表面光泽和可塑性，此时能用刀切割，但到终凝阶段时，则不易用器械修整。

（5）石膏凝固。

①凝固原理。关于石膏的凝固机理一般认为有以下两种：

第一，溶解析晶理论：半水硫酸钙颗粒的溶解及同时发生的二水硫酸钙颗粒的沉淀，从而形成不断长大的晶状体。

第二，水化过程中，半水石膏首先与水生成某种吸附络合物（某种水溶胶），水溶胶凝集形成胶凝体，然后凝胶体再进一步转化为结晶态的二水石膏。

由于半水硫酸钙是轻度溶水，在与水混合后，过量的水使其达到一定的溶解度后，很快出现饱和状态转化为二水硫酸钙，二水硫酸钙的溶解度更小，仅是半水硫酸钙的1/4，二水硫酸钙很快形成过饱和溶液（物质溶解度越小，溶解很少物质，就能达到饱和状态）。结晶在过饱和溶液中析出，在凝固的过程中原有的石膏晶状体，即为结晶作用的核心，以结晶核为中心析出二水硫酸钙的整体结晶，针状的二水硫酸钙晶状体彼此交织成网，成为致密坚硬的固体。

②凝固过程中的需水量。凝固过程中的需水量的理论值采用化学反应原

理计算得到100g半硫酸钙加水量为18.6mL。实际的需水量是理论值的2~3倍，即100g石膏粉需水量为40~50mL。需水量高是由于半水硫酸钙对水的溶解度较低，需要过量的水，使其达到一定的溶解度，形成饱和、过饱和溶液。当半水硫酸钙转变为二水硫酸钙结晶后，多余的水凝结在结晶体之间，以自由水的形式分布于凝固的材料中而未参与反应，这些过量的水在调和过程中对于润湿粉末颗粒是必需的，而且调和起来比灌注模型容易一些。

半水硫酸钙的需水量，按比例准确计量，可提高模型的抗压强度。半水硫酸钙与水的比例可用混水率（W/P）来表示。混水率是水的体积除以半水硫酸钙粉末质量所得的分数。当模型石膏与较少的水混合时调和物稠度大，难以操作，且在灌注模型时容易混入气泡，但凝固后的石膏强度要大一些。因此在混合时仔细调整水量对凝固物的质量是必要的。实践证明，石膏模型材料混水率越大，凝固时间越长，最后的生成物越脆，强度越低。这是由于混水率大，材料的结构疏松，形成饱和溶液时需要较多的水。由于水量增加使二水硫酸钙的结晶核减少，结晶体间的相互交织现象也少，使材料强度降低。同时当多余的水挥发后，会形成一些微小的孔隙。混水率越高，孔隙越多，材料强度越低。石膏模型材料的混水率以0.5为宜。石膏混水率与材料强度之间的关系见表6-10。

表6-10　混水率与压缩强度之间的关系

	混水率	压缩强度
普通石膏	0.45	12.5
	0.5	11.0
	0.55	9.0

（6）凝固速度。适当的固化时间是石膏材料最重要的性能之一，因此控制合适的凝固速度非常关键。影响熟石膏凝固速度的主要因素有：熟石膏粉的质量、混水率、搅拌时间和速度、水温。

①普通石膏粉的质量。在制造熟石膏粉时，当加热脱水不够，含生石膏多，凝固速度加快。反之加热脱水过度，含硬石膏多，凝固缓慢甚至不凝。普通石膏粉在存放运输过程中受潮吸水，因此在存放过程中需要注意防潮。

②混水率。当熟石膏粉与水调和的比例不当，混水率高，水量过多，凝

固时间延长，导致抗压强度和表面硬度降低；水量过少，凝固时间加快，膨胀率增大，而且气泡多、脆性大，表面粗糙，硬度不能达到最大。

③搅拌时间和速度。搅拌时间越长,搅拌速度越快,形成的结晶中心越多,凝固速度越快。但膨胀率也大,强度降低。

④水温。第一，水温在0~30℃，凝固速度随水温的升高而加快；第二，水温在30~50℃，凝固速度随水温的升高无明显变化；第三，水温在50~80℃，随着水温的升高，凝固反应剧烈，二水硫酸钙晶状体被冲碎，减少了结晶中心的形成，从而导致了凝固速度的下降；第四，水温超过80℃，因温度高而脱水，形成半水硫酸钙而不凝固。

2.人造石

（1）普通人造石。普通人造石（Demal Stone）即Ⅲ型石膏，由生石膏密闭式加热脱水制成，所得的半水硫酸钙是α–半硫酸钙。与β–半硫酸钙不同之处在于加热脱水的方法不同，得到的晶粒颗粒不一样。α–半硫酸钙晶状体颗粒密度大，形状规则呈棱柱形；β–半硫酸钙结晶松散，排列紊乱。

人造石的制作方法:在100g生石膏中加入2g的琥珀酸钠,与100mL水混合,搅拌均匀后装入袋中，置于密闭的压力为133kPa的容器内，加热至123℃，恒温7h时，干燥后粉碎球磨，过筛选120目，并加入适量的色素。这样的加工制作工艺,既不含未脱水的生石膏,也没有过度脱水的无水石膏,结晶致密,混合时需水量小、强度高。

普通人造石的混水率为0.25~0.35；需水量低，孔隙率减少，强度增加。凝固时间10~15分钟，压缩强度21~25MPa；布氏硬度10~12；凝固膨胀率0.1%~0.2%；弯曲强度15.3MPa。人造石在强度、硬度方面都比普通石膏高。

（2）高强度人造石。高强度人造石（Dental Stone, High Strength）即Ⅳ型石膏或超硬石膏，高强度人造石，强度高、硬度大，是一种改良的人造石。其性能比普通人造石又更提高了一步，压缩强度可达到50~110MPa，布氏硬度大于17，流动性好，可得到形态精密的模型。其制作方法是采用Densite高密度原料制造。这种高密度原料变体是通过将石膏石在30%氯化钙溶液中煮沸，然后用100℃水冲洗除占氯，最后磨到所需细度而制成。在100℃水存在下，半水硫酸钙并不反应生成二水硫酸钙，因为在这一温度下，它们的溶解度是相同的。通过这一过程获得的粉末是最致密的类型。用这些材料来配制的高强度人造石比普通人造石纯度高，晶状体不变形，表面积小，混水率低，硬度和强度大。几种模型材料性能的比较见表6-11。

表6-11　普通石膏、普通和高强度人造石性能比较

性能	普通石膏	普通人造石	高强度人造石
压缩强度 /MPa	12	21~35	10~110
抗弯压缩强度 /MPa	6	15.3	
布氏硬度	6~8	10~12	17
膨胀率	1.15	0.1~0.2	0.085
混水率	0.4~0.5	0.25~0.35	0.22
密度	小	大	大
形态	晶状体疏松	晶状体呈棱柱状	晶状体不变形、表面积小

高强度人造石在使用中要严格控制混水率。调拌最好在搅拌器内进行，调拌时间不超过50秒。灌模如果采用分步灌注（印模的组织面灌注超硬石膏，其他部分灌注普通石膏），需在高强度人造石未完全凝固前灌注普通石膏，以免两种模型材料分离。高强度人造石粉容易吸潮，吸潮后强度和硬度降低，同时影响凝固时间，必须贮存在封闭良好的容器中。高强度人造石加工条件复杂、产量低、价格高，用于精密铸造模型和冠桥修复的代型材料。

（3）高强度、高膨胀人造石。高强度、高膨胀人造石即V型石膏材料。比高强度人造石具有更大的压缩强度、表面硬度和耐磨损能力，同时其最大凝固膨胀，较之高强度人造石的0.1%提高为0.3%。高强度、高膨胀人造石的高膨胀有助于补偿合金的铸造收缩。特别是某些合金（如烤瓷非贵金属台金）比贵金属合金具有较大的铸造收缩，采用较高膨胀的代型材料可补偿合金的铸造收缩，提高修复体的精度。

3.石膏操作需注意的问题

（1）石膏粉与水调和后，若发现水粉比例不合适，应重新取料调和。因为，此时再加入石膏粉和水会造成结晶中心反应的时间和数量不一致，生成晶状体体间凝聚力减少的不均匀块状物，使凝固时间不同步，导致石膏强度降低。

（2）搅拌的速度不宜过快，以免人为带入气泡，形成过多的结晶中心，

导致石膏膨胀，强度降低。

（3）灌注模型时应从一侧逐渐到另一侧，振荡缓慢灌注，排除气泡，充分显示牙体及周围组织的解剖结构。形状复杂的印模，在组织面灌注超硬石膏，其他部分用普通石膏，以保证模型的强度。

（4）石膏在凝固过程中存在体积膨胀。这是石膏水化时所产生二水硫酸钙晶状体的长大以及水分蒸发后气孔的体积增大所致。石膏凝固膨胀的大小与混水率有关。当粉多时，由于结晶体迅速相遇而使凝固的石膏膨胀，水多时，结晶间的距离较大，互相间的推动力减小而降低膨胀。当体积膨胀而影响修复体的制作时，可以加入减膨胀剂和增膨胀剂，具体关系见表6-12。

表 6-12　石膏膨胀的调整

类型	品名	用量	调节范围
减膨胀剂	硫酸钠	4%	膨胀降低 0.05%
	硫酸钾	4%	
增膨胀剂	醋酸钠	4%	膨胀增加 1% 以上

（五）铸造包埋材料

铸造修复体的应用日趋广泛，绝大多数的固定修复体，包括嵌体、冠、桩、固定桥等，大多数可摘局部义齿及部分总义齿的基托都是采用失蜡铸造法完成的。失蜡铸造法修复过程中，包埋蜡型所用的材料称包埋材料。按用途可以分为：中熔合金铸造包埋材料、高熔合金铸造包埋材料以及铸造陶瓷使用的包埋材料。

包埋材料的主要成分是耐高温的二氧化硅（SiO_2），但纯二氧化硅难以固定成型，必须加入结合剂，有石膏结合剂或磷酸盐和硅酸盐结合剂。包埋材料的强度取决于结合剂的添加量。

铸造包埋材料是铸造工艺中包埋铸型（如蜡型）的材料。铸造时，首先通过加热使铸型内的蜡型材料熔化并挥发，在包埋材料中形成铸型的阴模，然后向阴模中灌入熔化的金属，完成金属修复体的铸造。

理想的铸造包埋材料应符合这些要求：①调和时呈均匀的糊状；②有合适的固化时间；③粉末粒度细微，使铸件表面有一定的光洁度；④能够补偿铸造过程中金属及蜡型的收缩量，即具有合适的膨胀系数；⑤能承受铸造压力及冲击力，不因此而产生微裂纹；⑥耐高温；⑦铸造时，不应与液态金属发生化学反应，不产生有毒气体，并对铸入的金属材料无破坏作用（如腐蚀）；⑧有良好的透气性，以利铸模内的气体逸出；⑨铸造完成后，包埋材料易于被破碎，并且不黏附在金属修复体表面；⑩在1000℃以上的高熔点合金，如钯合金、铀铬合金、镍铬合金等，这类包埋材料应有良好的操作性能；⑪易于保存。

1.中熔合金铸造包埋材料

中熔合金铸造包埋材料又称石膏类包埋材料，适用于铸造熔化温度在1000℃以下的中熔合金，如贵金属金合金、银合金、铜合金、锡锑合金等。这类包埋材料一般用石膏作为结合剂，故又称石膏类包埋材料。在高温下，石膏会因分解而失去结合力。因此，这类包埋材料只耐一般高温，热胀系数易控制，有一定强度。

（1）中熔合金铸造包埋材料的组成。中熔合金铸造包埋材料主要成分是二氧化硅和硬质石膏，同时还含有少量用于调整固化时间的成分，石墨和硼酸及一些着色剂。二氧化硅主要耐高温，硬质石膏用作结合剂，提供凝固膨胀，石膏在200~400℃时，脱水收缩，直到700℃石膏分解发生显著收缩。因此，石膏包埋材料只能使用在700℃以下的铸造过程中。石墨起还原作用，可防止金属氧化，使铸件光洁度提高，硼砂起到使热膨胀均匀的作用。

在包埋材料中充当结合剂的石膏与水调和后，可以与石英结合成一个整体，并在凝固时提供一定的固化膨胀，使之凝固后有一定的强度。

（2）中熔合金铸造包埋材料的性能。

①固化时间。包埋材料的凝固与石膏的含量有关。因此，包埋材料的固化性质与水粉比例、水温、调和速度及时间有关。其中水粉比是影响包埋材料特性的重要因素。水粉比为0.5时，表示50mL水与100g粉调和。商品包埋材料的水粉比一般为0.3~0.4。若水粉比例太大，固化时间将延长，固化膨胀和热膨胀量将减少。

②膨胀。中熔合金铸造包埋材料具有以下性质：

第一，固化膨胀。中熔合金铸造包埋材料在固化时发生膨胀，这是由石膏的固化反应起主要作用，而与二氧化硅无关。其机理与石膏本身的固化膨胀相同，二水硫酸钙针状结晶生长向外膨胀。二氧化硅粒子的存在，使针状结晶易于生长，有利于材料膨胀。所以中熔合金铸造包埋材料比单独的半水石膏固化膨胀系数大。

第二，吸水膨胀。在中熔合金铸造包埋材料固化之前或固化期间与水接触会发生较大的膨胀，这种膨胀称为吸水膨胀或水合膨胀。将包埋材料的这种特性应用在金属铸造过程中，使铸造收缩得到补偿的方法称为吸水膨胀法（水合膨胀法）。ADA标准中的Ⅱ型包埋材料就是用吸水膨胀法铸造嵌体的包埋材料，它的吸水膨胀率为1.2%~2.2%。

吸水膨胀率与包埋材料的成分及粉末粒度有关，硅含量与吸水膨胀呈正比；二氧化硅粉末粒度越小，吸水膨胀率越大；α−半水石膏比β−半水石膏的膨胀率大。另外，吸水膨胀的大小也可以通过操作方法进行调节，水粉比小、接触水的时间长、水量多、水温高等，均会使吸水膨胀增加。

主要用法包括：a.包埋前，先向铸造圈内壁围贴1~3层充分吸水的石棉纸，然后包埋。包埋材料在凝固过程中吸取石棉纸中的水分，可产生吸水膨胀；b.在包埋材料初凝时，将铸造圈置于38℃水中，约30分钟；c.包埋后，以针筒有控制地向铸造圈内加水。

第三，热膨胀。热膨胀是由两个独立的反应叠加的结果。a.包埋材料固化后，半水石膏与水发生反应，生成的二水石膏成为主要成分，继续加热，石膏则因脱水，发生反应：二水石膏→半水石膏→无水石膏；b.加热后，二氧化硅由α型转化为β型。

在高温段，两条曲线比较接近，但在400℃以下时冷却曲线继续以近乎相同的斜率下降。冷却至室温时，表现为收缩状态，即短于原始长度或小于原始体积。这种现象不是由二氧化硅的性质决定的，而是因为加热生成的无水石膏冷却时不再发生转化，仍以小于二水石膏的体积产生冷却收缩，所以冷却至室温时，膨胀率为负值即收缩。如果对包埋材料进行第二次加热，虽然会发生与第一次几乎相同的膨胀，但有很大可能会使固化的包埋材料内部产生微裂。因此，对已经加热除去蜡型的铸型不要中途冷却，而应继续加热至铸造温度后，立即铸造。热膨胀亦与水粉比有关，水粉比小，则膨胀量大；石英量越多，膨胀量也越大。

③机械强度。包埋材料在加热和铸造过程中应有足够的强度。但是强度过高，又会给铸造后包埋材料的清除造成困难。包埋材料的机械强度一般用压缩强度表示。ADA标准规定，压缩试验应于材料调和2小时后，在相对湿度为100%的室温下进行。严格地讲，用加热条件下的机械强度来评价包埋材料更为合理。包埋材料的压缩强度与石膏的种类、石膏的含量及水粉比有关，加入硬质石膏的强度高于普通石膏，水粉比越大压缩强度越低。

④粉末粒度与透气性。包埋材料的粉末粒度越细，铸造修复体的表面就越平滑。此外，二氧化硅粒子越细，吸水膨胀越大。铸造时，熔融金属在离心力等压力作用下进入铸腔，如果铸腔内空气不能顺利排除，将使熔融金属不能充满铸腔，从而导致铸造缺陷产生。因此，包埋材料固化后应有微小孔隙，以便空气能在铸造压力下全部排除。包埋材料的粒度分布及石膏含量是影响透气性的重要因素。粒子尺寸均一，有利于气体透过。减少石膏量，增加水粉比，可使透气性增加。

⑤耐热性（耐热分解性）。包埋材料要有一定的耐热性，即要求材料在高温下不易被分解。二氧化硅在其熔点（1700℃）以下不发生分解，无水石膏在1000℃以上便开始分解。

蜡型被熔除后，有些碳元素残留在铸型中，当无水石膏在700℃以上时，可通过碳元素迅速还原。生成对金属铸造修复体产生污染的二氧化硫，且石膏在750℃时可出现显著的收缩倾向。所以，铸造时石膏类铸造包埋材料的加热温度必须在700℃以下。

2.高熔合金铸造包埋材料

高熔合金铸造包埋材料又称无石膏类包埋材料，适用于铸造熔化温度在1000℃以上的高熔合金，如贵金属金银-铂、钯铜-镓、银-钯合金，非贵金属镍铬合金、钴合金、铬合金等。这类包埋材料具有良好的膨胀性，能补偿高熔合金铸造后较大的收缩率，同时耐高温、耐高压强，是目前口腔医学应用较多的一类包埋材料。主要包括以下材料：

（1）磷酸盐包埋材料。磷酸盐包埋材料是最常用的高熔合金铸造包埋材料，用于临床已经有多年的历史。随着口腔修复学和口腔材料学的不断进步，磷酸盐包埋材料也不断发展，除了用于高熔合金铸造及带模整体铸造以外，也逐渐用于高精度的种植义齿上部结构的铸造、钛合金支架的铸造及全瓷材料的铸造。

①磷酸盐包埋材料的组成。磷酸盐包埋材料中石英和方石英占80%~90%，磷酸二氢铵（$NH_4H_2PO_4$）、磷酸二氧镁（MgH_2PO_4）及金属氧化物为结合剂。使用时，用硅胶溶液或水作为调拌剂，按一定比例将粉液调和。硅溶胶可以提高包埋材料的膨胀率。磷酸盐包埋材料的固化膨胀和热膨胀率均比石膏包埋材料高，耐热性也优于石膏包埋材料，故一般用于高温铸造包埋。

②固化反应及加热反应。耐高温材料与结合剂在有水存在的情况下，生成磷酸盐晶状体，结合耐火材料，产生强度。在包埋材料中结合剂的含量越高，凝固膨胀越大，当结合剂含量一定时，氧化镁所占的比例越大凝固膨胀越大。磷酸盐包埋材料固化是通过结合剂发生的酸碱中和反应来实现的。

③磷酸盐包埋材料的性能。

第一，凝固时间和操作性能。包埋材料的凝固时间是影响包埋材料操作性能的一个重要因素。如果凝固时间太短，则操作时间也短，影响制作质量。凝固时间太长，则包埋后加热前的等待时间也延长。ADA规定的包埋材料凝固时间是5~25分钟。临床使用的磷酸盐包埋材料的凝固时间为8~11分钟。凝固时间的长短主要由凝固反应的快慢所决定，而影响这一反应速度的因素除了磷酸盐和氧化镁的含量和相对比例外，还包括包埋材料的粒度、粉液比、环境温度、调拌时间等。一般来说，粒度越细，粉液比越大，环境温度越高，调拌时间越长，凝固越快。

第二，膨胀率。磷酸盐包埋材料的膨胀率包括凝固膨胀、热膨胀和吸水膨胀。其综合膨胀率为1.3%~2.0%。凝固膨胀本质是$NH_4MgPO_4 \cdot 6H_2O$的针柱状水化物结晶的生成、生长。凝固膨胀受磷酸盐和氧化镁的含量和相对比例、粉液比、调拌液的浓度、环境温度等的影响。结合剂磷酸盐和氧化镁的含量越高，凝固膨胀就越大；当结合剂的含量一定时，氧化镁所占的比例越大，凝固膨胀就越大。粉液比对凝固膨胀的影响是，在粉液比较小的情况下，凝固膨胀随粉液比的增大而增大，这是因为粉液比增大了，包埋材料分子堆集密度也相应地增大了，形成水化物晶状体时的推挤和膨胀作用就更明显。但增大到一定限度后，凝固膨胀随粉液比的增大而减小。这是因为粉体太多，水太少，反应物的水解不充分，作为反应物之一的水分子也不足，影响了凝固反应和凝固膨胀。

磷酸盐包埋材料用硅溶胶调拌比用水调拌凝固膨胀显著增大。硅溶胶调拌液能显著增加包埋材料的热膨胀量的原理是，因为调拌液中含有SiO_2，烧结后还是形成石英或方石英，因此调拌液浓度越高，贡献的石英、方石英越多，膨胀越大。磷酸盐包埋材料的热膨胀较凝固膨胀稳定，相对固定在1.2%左右。热膨胀与材料中石英和方石英的总含量及方石英所占比例有关，总含量越大，热膨胀越大；方石英所占的比例越高，热膨胀越大。热膨胀量也和原粒粒度分布有关。小颗粒的石英只能获得小的膨胀系数，大颗粒的石英则能获得大的膨胀系数，所以当粒度分布适当时，小颗粒石英正好嵌在大颗粒石英之间，获得最大的膨胀量。磷酸盐包埋材料也具有吸水膨胀的性质。在进行包埋时，可通过在材料即将固化后注水调整膨胀量，以获得较大的膨胀效果。

第三，压缩强度。磷酸盐包埋材料具有较高的压缩强度，调和后24小时可达到9~30MPa，经加热冷却后，达2~14MPa，包埋材料在凝固后加热前以及升温后铸造时都有不同的强度。凝固后有一定强度保证在铸造前的操作中铸形和蜡形不会损坏变形，升温后有一定强度保证在铸造时铸形不会破裂。一般认为，包埋材料在终凝时强度较高，加热过程中由于结晶水的丧失，NH_3的逸出，压缩强度降低。700℃以上时，二氧化硅磷酸盐复合物形成使强度增加。

磷酸盐包埋材料凝固后的强度与结合剂的含量有关，结合剂的含量越大，压缩强度越高；粉液比越大，堆集密度越高，强度也越强。磷酸盐包埋材料的压缩强度也不宜过高，会给铸件脱模造成困难。

第四，粒度与透气性。磷酸盐包埋材料的粒度，一般在200~350目，粒度分布是包埋材料的重要参数，合理的粒度级配与流动性和致密度相关，小颗粒嵌于大颗粒的空隙里，可以获得较大的包埋密度。同时大颗粒石英膨胀较大；细粒石英保证铸件有较高的光洁度。磷酸盐包埋材料的透气性小于石膏包埋材料，因为透气性的水粉比大于粒度1倍以上，透气性与加水量正相关，水分多则结构疏松，磷酸盐包埋材料在1000℃以上时，石英、方石英颗粒熔融，使透气性下降，易使铸件产生气泡。因此包埋时常附加气孔以减少铸件内气泡的发生，或者在包埋材料中加入纤维增加透气性。

第五，耐热性（耐热分解性）。磷酸盐包埋材料在使用温度下，由结晶的 $Mg_2P_2O_7$、未反应的 MgO、β-方石英以及 β-石英组成。它们的熔点均在 1000℃以上，所以具有较高的耐热性。

（2）硅胶包埋材料。

①硅胶包埋材料的组成。硅胶包埋材料分为正硅酸乙酯包埋材料和硅酸钠包埋材料两种。硅酸钠包埋材料以硅溶胶悬浊液的形式与磷酸盐包埋材料合用。正硅酸乙酯包埋材料是以正硅酸乙酯作结合剂的高熔铸造包埋材料，耐高温材料仍然由二氧化硅形式存在的石英和方石英组成。

②硅胶包埋材料的性能。

第一，固化反应和固化时间。正硅酸乙酯包埋材料的加水分解反应，实际比上述反应式复杂得多。反应过程产生的 $SiO_2 \cdot 2H_2O$ 可以聚合成硅化合物聚合体，这种硅化物聚合体含硅量高，耐火性强。固化时间一般为10~30分钟，MgO 含量越高，固化越快。

第二，膨胀和强度。耐火材料及结合剂中均含有硅，所以具有较大的热膨胀性及综合膨胀性，但结合剂为胶体，所以强度低。

第三，透气性。由于加热后耐火材料的硅粒子间隙被结合剂中的硅微粒堵塞，所以透气性比石膏包埋材料差。

第四，应用。正硅酸乙酯包埋材料一般用作内层包埋材料，用氨气处理后，可使其加速固化。内层包埋材料固化后，用少量硬质石膏（10%）与粗石英粉配制的外包埋料进行外层包埋，可以缩短包埋时间和节约材料。

硅酸钠包埋材料的粉剂同正硅酸乙酯包埋料，液剂为硅酸钠水溶液（即水玻璃）。硅酸钠包埋材料的凝固原理与正硅酸乙酯包埋料相似，硅酸钠溶液用氯化铵处理，沉淀出白色的胶体硅化物，再与石英颗粒结合，形成具有一定强度的包埋料。硅酸钠包埋料一般作为内包埋使用，分2~3次完成，每次包埋后浸泡于20%的氯化铵溶液中，或在氨气中处理加速凝固后进行外包埋。

（3）铸钛包埋材料。纯钛具有生物相容性好、耐腐蚀性能优异、质量轻和弹性模量低等优点，是理想的口腔修复材料，可用于制作嵌体、高嵌体、铸造冠、桥、烤瓷基底冠，可摘义齿支架、全口义齿基托、种植义齿的上部结构等。但是，钛与氧、氮、氢等元素有较强的亲和性，且熔点高，熔融钛化学活性大，即使在真空中也容易与包埋材料发生强烈反应，使铸造后的铸件表面氧化，污染，改变钛原有的生物性能和物理性能，另外钛的熔点高，为1668℃，铸造收缩率1.8%~2.0%，因此要求铸钛包埋材料具有总膨胀率能补偿这一范围的金属收缩，并与熔钛的反应轻微，得到良好的表面性状，不污染铸件、操作性能好等条件。目前应用的主要有含镁铝尖晶石的铸钛包埋材料、改良的磷酸盐包埋材料、氧化锆系铸钛包埋材料及氧化钙系铸钛包埋材料。

①含镁铝尖晶石的铸钛包埋材料。含镁铝尖晶石的铸钛包埋材料，具有优良的高温性能及稳定性，作为高温耐火材料用于纯钛的铸造可获得反应层薄、铸造精度大幅度提高的优良义齿。该包埋材料由三氧化二铝、氧化镁、磷酸二氢镁、磷酸二氢铵及添加剂组成，其铸造膨胀主要是利用氧化镁和氧化铝在固相反应中生成镁铝尖晶石产生体积膨胀，并通过氧化镁和氧化铝的含量配比和精确的粒度来调节控制包埋材料的热膨胀量，从而达到在较低的温度下产生足够的体积膨胀以弥补纯钛铸造的收缩。同时，该包埋材料的凝固时间、常温压缩强度及1100℃处理骤冷后的压缩强度，透气率、铸件的铸流率、气孔率、表面粗糙度、表面硬化层厚度、元素侵入污染等各方面的性能指标均能满足临床需要，具有良好的应用前景。

②改良的磷酸盐包埋材料。改良的磷酸盐包埋材料采用粗细对等比例的纯石英80%，磷酸盐结合剂20%；其中微粒氧化镁12%，磷酸二氢铵8%。这种配方的包埋料中，细小的石英颗粒充填到大颗粒的空隙，结合剂完全包裹石英，使铸模内铸壁光滑平整，与熔钛的接触少，相对减少与熔钛的反应。同时，氧化镁含量高于磷酸二氢铵，两者反应后氧化镁过剩，氧化镁耐高温，可充当耐火材料，避免了磷酸二氢铵过剩后熔钛发生反应，引起铸件表面的磷污染。另外，提高硅溶胶的浓度可增加凝固膨胀，弥补室温铸造时包埋材料热膨胀的不足，提高铸件的精度。若用35%的硅溶胶溶液，可使膨胀达2%，接近纯钛1.8%~2.0%的收缩。

③氧化锆系铸钛包埋材料。在钛的精密铸造中，锆也可以金属锆粉的形式被添加入包埋料中，利用其加热后的氧化膨胀以提高铸件精度。理论上，二氧化锆与三氧化二铝、氧化镁、氧化钙等的生成自由能均低于二氧化钛，不会与熔钛发生还原反应，选作铸钛包埋料有助于提高铸件质量。目前该类包埋材料多用作内包埋材料，它以氯化镁作固化促进剂，其成型的抗压强度高达$150~200kg/cm^2$，缺点是在烘烤预热时产生氯化物气体，如用7%的磷酸

调拌，其抗压强度为13kg/cm^2，膨胀率在1000℃时为1%。氧化锆系铸钛包埋材料是目前有前途的新型包埋料，更加稳定的氧化锆包埋料正在研究中。

④氧化钙系铸钛包埋材料。氧化钙是最稳定的铸钛包埋料之一，以氧化钙石墨为耐火材料形成铸模进行钛的铸造。以氧化钙为包埋料形成的铸件，脱模性极好，表面光泽，铸造精度佳。但氧化钙一旦含有水分易成为氢氧化钙和碳酸钙，难以保存。目前尚未找到适合的结合剂，其产品的开发和实用性还有待于解决。

3.铸造陶瓷包埋材料

用于全瓷铸造的包埋，具有代表性的是IPS-Empress热压铸造陶瓷专用快速包埋材料。

全瓷材料色泽美观自然，具有极佳的美学性能；同时具有良好的生物性能和耐腐蚀、耐磨性，因此学者们一直致力于全瓷修复体的研究和推广。现有的全瓷修复体大致可分为3种体系：高温烧结体系、铸造体系和CAD/CAM体系。其中铸造陶瓷体系的美学性能比较突出，铸造精度较高，在全瓷修复中占有较大的比重。

IPS-Empress是一种新型的无收缩热压铸造陶瓷材料，它是一种白榴石增强的陶瓷系统。这种铸造陶瓷突出的优点是具有良好的半透明性，对光的折射和散射效果接近于天然牙，因此美学效果非常理想，优于传统烧结法制作的全瓷系统。同时它的硬度和天然牙釉质接近，不会导致对颌天然牙的过度磨耗。IPS-Empress的抗弯强度为120MPa，铸造温度为1180℃。而后，Ivoclar公司又研制出了IPS-Empress2，此产品保留了上一代产品的优点，并把铸造温度降到了920℃，降低了制作难度。因此，这种铸瓷系统具有良好的临床应用前景。

热压铸造陶瓷技术对包埋材料有较高的要求，首先IPS-Empress2铸瓷铸造收缩小，要求的铸造精度高，包埋材料的总膨胀率必须与之精确匹配；其次，陶瓷不同于金属，在熔融状态下粘滞性很强，不易流动，需要用氧化铝棒进行压铸，所以要求包埋材料透气性能好，避免产生气泡，同时能够承受铸造压力。此外，包埋材料应该不影响铸件的表面光洁度，并且容易去除。这样才能保证最终修复体的美观和精确。

目前IPS-Empress2的铸造主要采用厂商提供的专用包埋材料。由于价格昂贵，供货不便，在一定程度上限制了这一系统在我国的应用，因此研制一种与该系统专用包埋材料性能相当的国产包埋材料，还需要国内研究人员进一步研究开发。

二、口腔材料的分析及检测技术

（一）材料成分分析

材料的成分分析是指通过谱图对产品或样品的成分进行分析，对各个成分进行定性定量分析的技术方法。成分分析主要用于对未知物及未知成分等进行分析，通过快速确定目标样品中的组成成分来鉴别材料的材质、原材料、助剂、特定成分及含量、异物等信息。

1.成分分析的分类

按照结论来区分，成分分析可以分为定性分析和定量分析两类。定性分析主要是确定物质的组分种类，而定量分析是在定性分析后进行相应的定量分析，得出各种组分的分配比例，按照科学技术，定量分析只能做到无限接近真实情况，但却无法保证完全准确。

（1）指定成分含量分析。指定成分含量分析是材料成分分析的重要组成部分，能够有针对性地对材料中某种或几种指定物质的含量进行定量分析。因指定成分含量分析的目的性强，结果一般干扰极小、准确度极高。除部分材料中的某些物质有相关国家标准规定外，大多数指定成分的含量分析需要借助高精密仪器来完成，如光谱、色谱、质谱等，常规材料指定成分含量分析项目包括：无机物含量分析、有机物含量分析和高分子化合物含量分析。

（2）元素含量分析。元素含量分析也是材料成分分析的重要组成部分之一，能够有针对性地对材料中某种或几种指定元素的含量进行定量分析。元素含量分析的准确度极高，一般能达到百万分之一级别。元素含量分析仅对材料中的元素组成情况进行鉴定，而不能提供材料中具体的化合物组分的组成情况，因此一般适合金属、合金、矿石等主要需求元素组成情况的材料分析。常用的元素含量分析手段包括X线衍射（XRD）、X线荧光光谱（XRF）、电感耦合等离子体放射光谱（ICP-AES）等。常规材料元素含量分析项目包括：

金属元素含量分析、非金属元素含量分析和全元素含量分析。

（3）材质鉴定分析。材质鉴定是材料成分分析的主要组成部分之一，能够对材料中主要组分的含量进行定性或定量分析，或者足以鉴别材料类型的某种或多种成分或元素含量。部分材料如钢材等的材质鉴定有相关国家标准的规范。

材质鉴定集中对材料的主要组成成分进行定性或定量分析，得到的是材料的大致组成情况，一般不涵盖材料中的全部组分，因此适合企业或个人在进行采购、使用等过程时对材料进行质量的基础控制，既节约了成本，又保证了质量。

常规材质鉴定项目包括：钢材材质鉴定、其他合金材质鉴定、材料主成分定性分析和材料主成分定量分析。

2.成分分析的作用与方法

成分分析可以帮助人们了解材料的组成成分及含量，从而达到了解产品性能、进行质量监控、为产品标签寻找证据、为产品性能下降找原因、解决生产过程出现的问题、比较不同时期的产品、快速查找未知物产生原因消除隐患及改进产品配方模仿生产等目的。

成分分析的方法主要有以下几种：

（1）光谱分析。光谱分析是通过对材料的发射光谱、吸收光谱、荧光光谱等特征光谱进行研究以分析物质结构特征或含量的方法，光谱分析根据光的波长分为可见光、红外线、紫外线、X射线光谱分析。利用光谱分析可以精确、迅速、灵敏地鉴别材料、分析材料分子结构、确定化学组成和相对含量，是材料分析过程中对材料进行定性分析的首要步骤。

根据物质的光谱来鉴别物质及确定它的化学组成和相对含量的方法叫光谱分析，其优点是灵敏、迅速。历史上曾通过光谱分析发现了许多新元素，如铷、铯、氦等。根据分析原理，光谱分析可分为发射光谱分析与吸收光谱分析两种；根据被测成分的形态可分为原子光谱分析与分子光谱分析。光谱分析的被测成分是原子的称为原子光谱，被测成分是分子的则称为分子光谱。

由于每种原子都有自己的特征谱线，因此可以根据光谱来鉴别物质和确定它的化学组成。这种方法叫作光谱分析。做光谱分析时，可以利用发射光谱，也可以利用吸收光谱。这种方法的优点是非常灵敏而且迅速。某种元素在物质中的含量达10^{-10}g，就可以从光谱中发现它的特征谱线，因而能够把它检查出来。光谱分析在科学技术中有广泛的应用。例如，在检查半导体材料硅和锗是不是达到了高纯度的要求时，就要用到光谱分析。

在历史上，光谱分析还帮助人们发现了许多新元素。例如，铷和铯就是从光谱中看到了以前所不知道的特征谱线而被发现的。光谱分析对于研究天体的化学组成也很有用。19世纪初，在研究太阳光谱时，发现它的连续光谱中有许多暗线。最初不知道这些暗线是怎样形成的，后来人们了解广吸收光谱的成因，才知道这是太阳内部发出的强光经过温度比较低的太阳大气层时产生的吸收光谱。仔细分析这些暗线，把它跟各种原子的特征谱线对照，人们就知道了太阳大气层中含有氢、氦、氮、碳、氧、铁、镁、硅、钙、钠等几十种元素。

光谱是复色光经过色散系统分光后按波长的大小依次排列的图案，如太阳光经过分光后形成按红、橙、黄、绿、蓝、靛、紫次序连续分布的彩色光谱。有关光谱的结构、发生机制、性质及其在科学研究、生产实践中的应用已经累积了很丰富的知识并且构成了一门很重要的学科：光谱学。

光谱学的应用非常广泛，每种原子都有其独特的光谱，犹如人们的"指纹"一样各不相同。它们按一定规律形成若干光谱线系。原子光谱线系的性质与原子结构是紧密相联的，是研究原子结构的重要依据。应用光谱学的原理和实验方法可以进行光谱分析，每一种元素都有它特有的标识谱线，把某种物质所生成的明线光谱和已知元素的标识谱线进行比较就可以知道这些物质是由哪些元素组成的，用光谱不仅能定性分析物质的化学成分，而且能确定元素含量的多少。光谱分析方法具有极高的灵敏度和准确度。在地质勘探中利用光谱分析就可以检验矿石里所含微量的贵重金属、稀有元素或放射性元素等。用光谱分析速度快，大大提高了工作效率，还可以用光谱分析研究天体的化学成分以及长度的标准器具等。

（2）化学分析。化学分析又称经典分析，是根据样品的量、反应产物的量或所消耗试剂的量及反应的化学计量关系，经计算得出待测组分的含量。化学分析是鉴别材料中附加成分的种类、含量，剖析材料组成、准确定量的必要手段。

利用物质的化学反应为基础的分析，称为化学分析。化学分析历史悠久，是分析化学的基础，又称为经典分析。化学分析是绝对定量的，根据样品的量、反应产物的量或所消耗试剂的量及反应的化学计量关系，通过计算得出待测组分的量。而另一重要的分析方法——仪器分析是相对定量，根据标准工作曲线估计出来。

化学分析根据其操作方法的不同，可分为以下两种：

①滴定分析。根据滴定所消耗标准溶液的浓度和体积及被测物质与标准溶液所进行的化学反应计量关系，求出被测物质的含量，这种分析称为滴定分析，也叫容量分析。利用溶液四大平衡——酸碱（电离）平衡、氧化还原平衡、络合（配位）平衡、沉淀溶解平衡。滴定分析根据其反应类型的不同，可分为以下方面：

第一，酸碱滴定法：测各类酸碱的酸碱度和酸碱的含量。

第二，氧化还原滴定法：测具有氧化还原性的物质。

第三，络合滴定法：测金属离子的含量。

第四，沉淀滴定法：测卤素和银。

②重量分析。根据物质的化学性质，选择合适的化学反应，将被测组分转化为一种组成固定的沉淀或气体形式，通过钝化、干燥、灼烧或吸收剂的吸收等一系列的处理后，精确称量，求出被测组分的含量，这种分析称为重量分析。

（3）差热分析。热分析是研究热力学参数或物理参数与温度变化关系分析的方法，能快速准确地测定材料的晶型转变、熔融、吸附、脱水、分解等物理性质，在物理、化学、化工、冶金、地质、建材、燃料、轻纺、食品、生物等领域得到广泛应用。通过热分析技术的综合应用，可以判断材料种类、材料组分含量，筛选目标材料，对材料加工条件、使用条件做出准确的预判，是材料分析中非常重要的组成部分。

差热分析是一种重要的分析方法，是指在程序控温下，测量物质和参比物的温度差与温度或者时间的关系的一种测试技术。该法广泛应用于测定物质在热反应时的特征温度及吸收或放出的热量，包括物质相变、分解、化合、凝固、脱水、蒸发等物理或化学反应。广泛应用于无机硅酸盐、陶瓷、矿物金属、航天耐温材料等领域，是无机、有机、特别是高分子聚合物、玻璃钢等方面热分析的重要仪器。物质在受热或冷却过程中，当达到某一温度时，往往会发生熔化、凝固、晶型转变、分解、化合、吸附、脱附等物理或化学变化，并伴随有焓的改变，因而产生热效应，其表现为样品与参比物之间有温度差。记录两者温度差与温度或者时间之间的关系曲线就是差热曲线（DTA曲线）。

差热分析仪的结构包括带有控温装置的加热炉、放置样品和参比物的坩埚、用以盛放坩埚并使其温度均匀的保持器、测温热电偶、差热信号放大器和记录仪（后两者亦可用测温检流计代替）。

①差热分析装置。一般的差热分析装置由加热系统、温度控制系统、信号放大系统、差热系统和记录系统等组成。有些型号的产品也包括气氛控制系统和压力控制系统。主要论述以下方面：

第一，加热系统。加热系统提供测试所需的温度条件，根据炉温可分为低温炉（＜250℃）、普通炉、超高温炉（可达2400℃）；按结构形式可分为微型、小型，立式和卧式。系统中的加热元件及炉芯材料根据测试范围的不同而进行选择。

第二，温度控制系统。温度控制系统用于控制测试时的加热条件，如升温速率、温度测试范围等。它一般由定值装置、调节放大器、可控硅调节器（PID-SCR）、脉冲移相器等组成，随着自动化程度的不断提高，大多数已改为微电脑控制，提高了控温精度。

第三，信号放大系统。通过直流放大器把差热电偶产生的微弱温差电动势放大、增幅、输出，使仪器能够更准确地记录测试信号。

第四，差热系统。差热系统是整个装置的核心部分，由样品室、试样坩埚、热电偶等组成。其中热电偶是其中的关键性元件，既是测温工具，又是传输信号工具，可根据试验要求具体选择。

第五，记录系统。记录系统早期采用双笔记录仪进行自动记录，目前已能使用微机进行自动控制和记录，并可对测试结果进行分析，为试验研究提供了很大方便。

第六，气氛控制系统和压力控制系统。该系统能够为试验研究提供气氛条件和压力条件，增大了测试范围，目前已经在一些高端仪器中采用。

②差热分析法。凡是在加热（或冷却）过程中，因物理化学变化而产生吸热或者放热效应的物质，均可以用差热分析法加以鉴定。其主要应用范围

有以下方面：

第一，水。对于含吸附水、结晶水或者结构水的物质，在加热过程中失水时，发生吸热作用，在差热曲线上形成吸热峰。

第二，气体。一些化学物质，如碳酸盐、硫酸盐及硫化物等，在加热过程中由于CO_2、SO_2等气体的放出，而产生吸热效应，在差热曲线上表现为吸热谷。不同类物质放出气体的温度不同，差热曲线的形态也不同，利用这种特征就可以对不同类物质进行区分鉴定。

第三，变价。矿物中含有变价元素，在高温下发生氧化，由低价元素变为高价元素而放出热量，在差热曲线上表现为放热峰。变价元素不同，以及在晶格结构中的情况不同，则因氧化而产生放热效应的温度也不同。

第四，重结晶。有些非晶态物质在加热过程中伴随重结晶的现象发生，放出热量，在差热曲线上形成放热峰。此外，如果物质在加热过程中晶格结构被破坏，变为非晶态物质后发生晶格重构，则也形成放热峰。

第五，晶型转变。有些物质在加热过程中由于晶型转变而吸收热量，在差热曲线上形成吸热谷。因而适合对金属或者合金、一些无机矿物进行分析鉴定。

（4）元素分析。元素分析是研究被测元素原子的中外层电子由基态向激发态跃迁时吸收或者放出的特征谱线的一种分析手段，通过特征谱线的分析可了解待测材料的元素组成、化学键、原子含量及相对浓度。元素分析针对材料中非常规组分进行前期元素分析，辅助和佐证色谱分析，是材料分析中必不可少的环节。其基本原理是：将样品置于氧气流中燃烧，用氧化剂使其有机成分充分氧化，令各种元素定量地转化成与其相对应的挥发性氧化物，使这些产物流经硅胶填充柱色谱，用热导池检测器分别测定其浓度，最后用外标法确定每种元素的含量。

（5）色谱分析。色谱分析是材料不同组分分子在固定相和流动相之间分配平衡的过程中，不同组分在固定相上相互分离，以达到对材料定性分析、定量的目的。根据分离机制，色谱分析可以分为四个方面：

第一，吸附色谱是利用吸附剂对被分离物质的吸附能力不同，用溶剂或气体洗脱，以使组分分离。常用的吸附剂有氧化铝、硅胶、聚酰胺等有吸附活性的物质。

第二，分配色谱是利用溶液中被分离物质在两相中分配系数不同，以使组分分离。其中一相为液体，涂布或使之键合在固体载体上，称固定相；另一相为液体或气体，称流动相。常用的载体有硅胶、硅藻土、硅镁型吸附剂与纤维素粉等。

第三，离子交换色谱是利用被分离物质在离子交换树脂上的离子交换势不同而使组分分离。常用的有不同强度的阳、阴离子交换树脂，流动相一般为水或含有有机溶剂的缓冲液。

第四，排阻色谱又称凝胶色谱或凝胶渗透色谱，是利用被分离物质分子量大小的不同和在填料上渗透程度的不同，以使组分分离。常用的填料有分子筛、葡聚糖凝胶、微孔聚合物、微孔硅胶或玻璃珠等，可根据载体和试样的性质，选用水或有机溶剂为流动相。

色谱法的分离方法主要有柱色谱法、纸色谱法、薄层色谱法、气相色谱法、高效液相色谱法等。色谱所用溶剂应与试样不起化学反应，并应用纯度较高的溶剂。色谱时的温度，除气相色谱法或另有规定外，系指在室温下操作。分离后各成分的检出，应采用各单体中规定的方法。通常用柱色谱、纸色谱或薄层色谱分离有色物质时，可根据其色带来区分，对有些无色物质，可在245~365nm的紫外灯下检视。纸色谱或薄层色谱也可喷显色剂使之显色。薄层色谱还可用加有荧光物质的薄层硅胶，采用荧光熄灭法检视。

用纸色谱进行定量测定时，可将色谱斑点部分剪下或挖取，用溶剂溶出该成分，再用分光光度法或比色法测定，也可用色谱扫描仪直接在纸或薄层板上测出，也可用色谱扫描仪直接以纸或薄层板上测出。柱色谱、气相色谱和高效液相色谱可用接于色谱柱出口处的各种检测器检测。柱色谱还可分部收集流出液后用适宜方法测定。

①柱色谱法。所用色谱管为内径均匀、下端缩口的硬质玻璃管，下端用棉花或玻璃纤维塞住，管内装有吸附剂。色谱柱的大小、吸附剂的品种和用量，以及洗脱时的流速，均按各单体中的规定。吸附剂的颗粒应尽可能保持大小均匀，以保证良好的分离效果，除另有规定外通常多采用直径在0.07~0.15mm的颗粒。吸附剂的活性或吸附力对分离效果有影响，应予注意。

第一，吸附剂填装。首先是干法，将吸附剂一次加入色谱管，振动管壁使其均匀下沉，然后沿管壁缓缓加入开始层析时使用的流动相，或将色谱管下端出口加活塞，加入适量的流动相，旋开活塞使流动相缓缓滴出，然后自管顶缓缓加入吸附剂，使其均匀地润湿下沉，在管内形成松紧适度的吸附层。操作过程中，应保持有充分的流动相留在吸附层的上面。其次是湿法，将吸附剂与流动相混合，搅拌以除去空气泡，徐徐倾入色谱管中，然后再加入流动相，将附着于管壁的吸附剂洗下，使色谱柱表面平整。待填装吸附剂所用流动相从色谱柱自然流下，液面与柱表面相平时，即加试样溶液。

第二，试样加入。除另有规定外，将试样溶于层析时使用的流动相中，再沿色谱管壁缓缓加入。注意勿使吸附剂翻起。或将试样溶于适当的溶剂中。与少量吸附剂混匀，再使溶剂挥发去尽后使呈松散状；将混有试样的吸附剂加在已制备好的色谱柱上面。如试样在常用溶剂中不溶解，可将试样与适量的吸附剂在乳钵中研磨混匀后加入。

第三，洗脱。除另有规定外，通常按流动相洗脱能力大小，递增变换流动相的品种和比例，分别分部收集流出液，至流出液中所含成分显著减少或不再含有时，再改变流动相的品种和比例。操作过程中应保持有充分的流动相留在吸附层的上面。

②纸色谱法。以纸为载体，用单一溶剂或混合溶剂来分配。亦即以纸上所含水分或其他物质为固定相，用流动相展开的分配色谱法。

所用滤纸应质地均匀平整，具有一定机械强度，必须不含会影响色谱效果的杂质，也不应与所用显色剂起作用，以免影响分离和鉴别效果，必要时可做特殊处理后再用。试样经层析后可用比移值（Rf）表示各组成成分的位置（比移值=原点中心至色谱斑点中心的距离与原点中心至流动相前沿的距离之比），由于影响比移值的因素较多，因此一般采用在相同实验条件下对照物质对比以确定其异同。作为单体鉴别时，试样所显主色谱斑点的颜色（或荧光）与位置，应与对照（标准）所显主色谱斑点或供试品–对照品（1∶1）混合所显的主色谱斑点相同。作为质量指标（纯度）检查时，可取一定量的试样，经展开后，按各单体的规定，检视其所显杂质色谱斑点的个数或呈色（或荧光）的强度。作为含量测定时，可将色谱斑点剪下洗脱后，再用适宜的方法测定，也可用色谱扫描仪测定。

第一，下行法。所用色谱缸一般为圆形或长方形玻璃缸，缸上有磨口玻璃盖，应能密闭，盖上有孔，可插入分液漏斗，以加入流动相。在近缸顶端有一用支架架起的玻璃槽作为流动相的容器，槽内有一玻璃棒，用以支持色谱滤纸使其自然下垂，避免流动相沿滤纸与溶剂槽之间发生虹吸现象。

取适当的色谱滤纸按纤维长丝方向切成适当大小的纸条，离纸条上端适当的距离（使色谱纸上端能足够浸入溶剂槽内的流动相中，并使点样基线能在溶剂槽侧的玻璃支持棒下数厘米处）用铅笔画一点样基线，必要时色谱纸下端可切成锯齿形，以便于流动相滴下。将试样溶于适当的溶剂中，制成一定浓度的溶剂。用微量吸管或微量注射器吸取溶剂，点于点样基线上，溶液宜分次点加，每次点加后，待其自然干燥、低温烘干或经温热气流吹干。样点直径一般不超过0.5cm，样点通常应为圆形。

将点样后的色谱滤纸上端放在溶剂槽内，并用玻璃棒压住，使色谱纸通过槽侧玻璃支持棒自然下垂，点样基线在支持棒下数厘米处。色谱开始前，色谱缸内用各单体中所规定的溶剂的蒸汽饱和，一般可在色谱缸底部放一装有流动相的平皿，或将浸有流动相的滤纸条附着在色谱缸的内壁上，放置一定时间，待溶剂挥发使缸内充满饱和蒸汽。然后添加流动相，使浸没溶剂槽内滤纸，流动相即经毛细管作用沿滤纸移动进行展开至规定距离后，取出滤纸，标明流动相前沿位置，待流动相挥散后按规定方法检出色谱斑点。

第二，上行法。色谱缸基本和下行法相似，唯除去溶剂槽和支架，并在色谱缸盖上的孔中加塞，塞中插入玻璃悬钩，以便将点样后的色谱滤纸挂在钩上。色谱滤纸一般长约25cm，宽度则视需要而定。必要时可将色谱滤纸卷成筒形。点样基线距底边约2.5cm，点样方法与下行法相同。色谱缸内加入适量流动相放置，待流动相蒸汽饱和后，再下降悬钩，使色谱滤纸浸入流动相约0.5cm，流动相即经毛细管作用沿色谱滤纸上升，除另有规定外，一般展开至15cm后，取出晾干，按规定方法检视。

色谱可以向一个方向进行，即单向色谱；也可进行双向色谱，即先向一个方向展开，取出，待流动相完全挥发后，将滤纸转90°角，再用原流动相或另一种流动相展开。亦可多次展开，连续展或径向色谱等。

③薄层色谱法。按各单体所规定的载体，放入适当容器，加入适量水以配成悬浮液，在厚度均匀一致的50mm×200mm或200mm×200mm平滑玻璃板上将此悬浮液均布成0.25mm的厚度，风干后一般在110℃下干燥0.5~1小时（或按单体规定）。以离薄层板一端约25mm的位置作为点样基线，用微量

吸管按规定量吸取试样液和对照（标准）液，点于基线上，点与点之间的距离在10mm以上，液点的直径约3mm，风干后，基线一端向下，将薄层板放入展开溶剂，溶剂层深10mm，并预经开展溶剂的蒸汽饱和。在展开溶剂从基线上升至规定距离（一般为15cm）后，取出薄层板，风干，然后按规定的方法检查斑点的位置和颜色。

④气相色谱法。气相色谱法是在以适当的固定相做成的柱管内，利用气体（载气）作为移动相，使试样（气体、液体或固体）在气体状态下展开，在色谱柱内分离后，各种成分先后进入检测器，用记录仪记录色谱谱图。在对装置进行调试后，按各单体的规定条件调整柱管、检测器、温度和载气流M。进样口温度一般应高于柱温30~50℃。如用火焰电离检测器，其温度应等于或高于柱温，但不得低于100℃，以免水汽凝结。色谱上分析成分的峰的位置，以滞留时间（从注入试样液到出现成分最高峰的时间）和滞留容量（滞留时间 × 载气流量）来表示。其在一定条件下，能反应出物质所具有的特殊值，可据此确定试样成分。

根据色谱上出现的物质成分的峰面积或峰高定量。峰面积可用面积测定仪测定，按半宽度法求得（即以峰1/2处的峰宽 × 峰高求得）。峰高的测定方法是从峰高的顶点向记录纸横坐标做垂线，找出此垂线与峰的两下端连接线的交点，即以此交点至峰顶点的距离长度为峰高。定量方法可分以下三种：

第一，内标准法。取标准被测成分，按依次增加或减少的已知阶段量，各自分别加入各单体所规定的定量内标准物质中，调制标准溶液。分别取此标准液的一定量注入色谱柱，根据色谱图取标准被测成分的峰面积和峰高和内标物质的峰面积和峰高的比例为纵坐标，取标准被测成分量和内标物质量之比，或标准被测成分量为横坐标，制成标准曲线。然后按单体中所规定的方法调制试样液。在调制试样液时，预先加入与调制标准液时等内标物质。然后按制作标准曲线时的同样条件下得出的色谱，求出被测成分的峰面积或峰高和内标物质的峰面积或峰高之比，再按标准曲线求出被测成分的含量。

所用的内标物质，应采用其峰面积的位置与被测成分的峰的位置尽可能接近并与被测成分以外的峰位置完全分离的稳定的物质。

第二，绝对标准曲线法。取标准被测成分，按依次增加或减少阶段法，各自调制成标准液，注入一定量后，按色谱图取标准被测成分的峰面积或峰高为纵坐标，而以标准被测成分的含量为横坐标，制成标准曲线。然后按单体中所规定的方法制备试样液。取试样液按制作标准曲线时相同的条件做出色谱，求出被测成分的峰面积和峰高，再按标准曲线求出被测成分的含量。

第三，峰面积百分率法。以色谱中所得各种成分的峰面积的总和为100，按各成分的峰面积总和之比，求出各成分的组成比率。

（6）联用（接口）技术。通过不同模式和类型的热分析技术与色谱、光谱、质谱联用（接口）技术实现对多组分复杂样品体系的分析，可完成组分多样性、体系多样性的材料精确、灵敏、快捷的组分、组成测试，是非常规材料剖析过程中不可或缺的分析方法。

质谱仪是一种很好的定性鉴定用仪器，对混合物的分析无能为力。色谱仪是一种很好的分离用仪器，但定性能力很差，二者结合起来，则能发挥各自专长，使分离和鉴定同时进行。目前，在有机质谱仪中，除激光解析电离–飞行时间质谱仪和傅立叶变换质谱仪之外，所有质谱仪都是和气相色谱或液相色谱组成联用仪器。这样，使质谱仪无论在定性分析还是在定量分析方面都十分方便。同时，为了增加未知物分析的结构信息，增加分析的选择性，采用串联质谱法（质谱–质谱联用），也是目前质谱仪发展的一个方向。也就是说，目前的质谱仪是以各种各样的联用方式工作的。因此，以下探讨各种质谱联用技术。

①气相色谱–质谱联用仪（Gas Chromatography–Mass Spectrometer，GC–MS）。GC–MS主要由三部分组成：色谱部分、质谱部分和数据处理系统。色谱部分和一般的色谱仪基本相同，包括有柱箱、汽化室和载气系统，也带有分流/不分流进样系统，程序升温系统，压力、流量自动控制系统等，一般不再有色谱检测器，而是利用质谱仪作为色谱的检测器。在色谱部分，混合样品在合适的色谱条件下被分离成单个组分，然后进入质谱仪进行鉴定。

色谱仪是在常压下工作，而质谱仪需要高真空，因此，如果色谱仪使用填充柱，必须经过一种接口装置：分子分离器，将色谱载气去除，使样品气进入质谱仪。如果色谱仪使用毛细管柱，则可以将毛细管直接插入质谱仪离子源，因为毛细管载气流量比填充柱小得多，不会破坏质谱仪真空。

GC–MS的质谱仪部分可以是磁式质谱仪、四极质谱仪，也可以是飞行时间质谱仪和离子阱。目前使用最多的是四极质谱仪。离子源主要是EI源和CI源。

GC-MS的另外一个组成部分是计算机系统。由于计算机技术的提高，GC-MS的主要操作都由计算机控制进行，这些操作包括利用标准样品（一般用FC-43）校准质谱仪，设置色谱和质谱的工作条件，数据的收集和处理及库检索等。这样，一个混合物样品进入色谱仪后，在合适的色谱条件下，被分离成单一组成并逐一进入质谱仪，经离子源电离得到具有样品信息的离子，再经分析器、检测器即得每个化合物的质谱。这些信息都由计算机储存，根据需要，可以得到混合物的色谱图、单一组分的质谱图和质谱的检索结果等。根据色谱图还可以进行定量分析。因此，GC-MS是有机物定性、定量分析的有力工具。

作为GC-MS联用仪的附件，还可以有直接进样杆和FAB源等。但是FAB源只能用于磁式双聚焦质谱仪。直接进样杆主要是分析高沸点的纯样品，不经过GC进样，而是直接送到离子源，加热汽化后，由EI电离。另外，GC-MS的数据系统可以有几套数据库，主要有NIST库、Wmey库、农药库、毒品库等。

②液相色谱–质谱联用仪（Liquid Chromatography–Mass Spectrometer，LC–MS）。LC–MS联用仪主要由高效液相色谱、接口装置（同时也是电离源）和质谱仪组成。高效液相色谱与一般的液相色谱相同，其作用是将混合物样品分离后进入质谱仪。以下仅探讨接口装置和质谱仪部分：

第一，LC-MS接口装置。LC-MS联用的关键是LC和MS之间的接口装置。接口装置的主要作用是去除溶剂并使样品离子化。

第二，质谱仪部分。由于接口装置同时就是离子源，因此质谱仪部分只介绍质量分析器。作为LC–MS联用仪的质量分析器种类很多，最常用的是四极杆分析器（简写为Q），其次是离子阱分析器（Trap）和飞行时间分析器（TOF）。因为LC–MS主要提供分子量信息，为了增加结构信息，LC–MS大多采用具有串联质谱功能的质量分析器，串联方式很多。

第三，串联质谱法。为了得到更多的有关分子离子和碎片离子的结构信息，早期的质谱工作者把亚稳离子作为一种研究对象。所谓亚稳离子是指离子源出来的离子，由于自身不稳定，在前进过程中发生了分解，丢掉一个中性碎片后生成的新离子，这个新的离子称为亚稳离子。串联质谱法可以分为两类：空间串联和时间串联。空间串联是两个以上的质量分析器联合使用，两个分析器间有一个碰撞活化室，目的是将前级质谱仪选定的离子打碎，由后一级质谱仪分析。

（二）材料的化学性能检测技术

1.材料性能及分类

材料性能是一种用于表征材料在给定外界条件下的行为的参量，因此，在不同的外界条件下，相同的材料也会有不同的性能。

材料的性能可划分为：第一，物理性能，包括：热学性能、声学性能、光学性能、电学性能、磁学性能及辐照性能；第二，化学性能，包括：抗氧化性能、耐腐蚀性能及抗渗入性能。

2.金属材料的腐蚀与测试技术

金属及合金材料是目前口腔常用的修复材料，金属及合金材料的腐蚀可对其生物学、功能行驶及美观上产生影响。口腔中的金属修复体发生严重腐蚀，不但会使其力学性能下降，同时还会给人体带来危害。因此，了解金属的腐蚀和采取合理的防腐蚀措施显得非常重要。

（1）金属材料的腐蚀。随着金属材料加工工艺的不断进步和改善，金属材料以其具有的优良的机械力学性能，已经在口腔修复领域得到广泛应用。铸造工艺是口腔修复中常用的加工工艺，但是，合金在铸造时会因铸造缺陷、偏析、研磨不当等导致其耐蚀性下降。

金属与周围介质相接触时，由于发生化学作用或电化学作用而引起的破坏叫作金属的腐蚀。金属在介质中的腐蚀行为基本上是由金属的化学成分所决定，但是，腐蚀介质对金属材料的腐蚀过程也有重大影响。口腔是一个含流动液体——唾液的环境，除了占99.4%的水以外，还含有氯化钠、氯化钾、碳酸氢钠等无机盐和一些有机物质，而且唾液的成分、数量、浓度及pH等经常改变，加之基本恒定的温度又利于细菌的生存、繁殖与食物的酵解，从而形成一种特殊的环境，有利于其中的金属修复体的腐蚀。

金属的腐蚀是指金属与接触的气体或液体发生化学反应而腐蚀损耗的过程。金属的腐蚀主要有两种类型：第一，化学腐蚀，是指金属与周围介质直接发生化学反应而引起的腐蚀。化学腐蚀不普遍，只有在特殊的条件下发生；第二，电化学腐蚀，是指金属与电解质溶液相接触发生原电池反应，比较活泼的金属失去电子而被氧化，进而腐蚀的现象。电化学腐蚀普遍存在，金属材料在潮湿环境下的腐蚀就是电化学腐蚀。金属修复体在口腔中的腐蚀也是电化学腐蚀，因为唾液是弱的电解质溶液。

任意两种金属在电解质中相互接触时，都会产生电化学腐蚀。相对活泼的金属不断被溶解而被腐蚀。即使是同一种金属材料，由于其内部元素分布不均匀（例如偏析、杂质的存在），只要有电解质溶液的存在，就会构成原电池，导致化学腐蚀。

（2）金属的防腐蚀。金属的防腐蚀问题可以从五个方面考虑：①使合金组织结构均匀；②避免不同金属的接触：③经过冷加工后所产生的应力需要通过热处理来消除；④修复体表面保持光洁无缺陷；⑤材料改性，提高其耐腐蚀能力。例如加入一定量的铬、硅和铝等元素，可以在钢表面形成一层致密、稳定且能与基体结合致密的氧化铬、氧化硅和氧化铝等氧化膜。这些氧化膜稳定性高，能保护内部金属，提高钢的耐化学腐蚀能力。

（3）金属材料腐蚀性能测试。测试金属腐蚀速度的方法很多，如失重法、滴定法、理化分析法、电化学法等。用电化学方法测试金属的腐蚀性，具有灵敏、准确、快速的优点，其中动电位极化曲线可直观地反映合金材料的耐腐蚀性能。一般材料的耐腐蚀性能的评价方法可以分为以下三类：

第一，重量法。重量法是材料耐蚀能力的研究中最为基本，同时也是最为有效、可信的定量评价方法。尽管重量法具有无法研究材料腐蚀机理的缺点，但是通过测量材料在腐蚀前后重量的变化，可以较为准确、可信地表征材料的耐蚀性能。也正因为如此，它一直在腐蚀研究中广泛使用，是许多电化学的、物理的、化学的现代分析评价方法鉴定比较的基础。

第二，电化学测试法。电化学测试方法是一种能够快速、准确地用于研究材料腐蚀的现代研究方法。由于材料的腐蚀大多数属于电化学腐蚀，因此电化学测试方法在腐蚀中应用得非常广泛。与重量法和表面观察法相比，电化学测试方法不但能够研究材料的腐蚀速度，还能够深入地研究材料的腐蚀机理。

电化学测试方法经过多年的发展，按外加信号分类，大致可以分为直流测试和交流测试；按体系状态分类，可以分为稳态测试和暂态测试。直流测试包括：动电位极化曲线、线性极化法、循环极化法、循环伏安法、恒电流/恒电位法，等等；而交流测试则包括阻抗测试和电容测试。稳态测试方法，通常包括动电位极化曲线、线性极化法、循环极化法、循环伏安法、电化学阻抗谱；暂态测试包括恒电流/恒电位法、电流阶跃/电位阶跃法和电化学噪声法。在诸多电化学测试方法中，动电位极化曲线法和循环极化法是最基本也是最常用的方法。

综上所述，在口腔医学应用材料当中，金属与合金材料的用量很大，然而，现用的牙科金属与合金材料还存在着一些问题，特别是关于牙科金属与合金腐蚀性、细胞毒性和致敏性的报道引起了口腔医师和患者的普遍不安。正确地认识和掌握口腔医学中常用金属与合金材料的性能特点，对于材料的改性研究和临床上合理地选用金属与合金材料都较为重要。目前，随着各种检测手段的运用以及金属防护措施研究的深入，有望将合金在口腔中的腐蚀降到最低程度。

三、现代口腔材料的新型技术

（一）新型口腔临床修复材料的技术展望

1.口腔材料的研制技术

目前口腔材料主要有金属口腔材料、高分子材料、陶瓷材料，口腔材料中的贵金属材料、钛合金及玻璃陶瓷等，虽然研究广泛，同时性能较为优异，但是却存在着成本高、难以大规模推广的缺点。另外一些高分子不锈钢、高分子的材料，虽然相较贵金属、钛合金等成本下降，但却存在着具有微毒性或生物相容性差等缺点。同时，牙本质粘结剂也存在着大的改进空间，虽然近年来牙本质粘结剂已明显改进，但用于牙本质的粘结剂由于其组成成分（有机的和无机的）、润湿剂和矿物质而存在许多缺陷。矿化的牙本质胶原蛋白基质的亲水性也同样是个问题。由于牙本质小管和其中的成牙本质细胞与牙髓相连，所以用于牙本质的粘结剂也应具备组织的生物相容性。

在这种情况下，研发具有生物相容性、优异机械性能，同时成本低廉的口腔材料至关重要。例如，在高分子材料方面，对传统的复合树脂在使用过程中逐渐显露出的弊端，研究者们已致力于研究现有产品的改性产品或者替代物，如合成粘度更小的新单体，在侧链引入不同的官能团，或者引入纳米无机填料；同时，对相关使用仪器的改进和新型的材料性能研究方法的探索也日益增多，如突破传统表（界）面性能研究方法，引入激光共聚焦显微镜法研究材料的纳米渗漏现象等，更好地解决口腔材料在使用过程中所暴露出的问题。临床使用中凸显的问题是重点研究内容，如关于继发龋、材料的边缘适应性以及抗疲劳性能，需要重点研究；关于氟释放材料，需要着重考虑氟释放材料对继发龋的产生和增长的影响，尤其是针对无法进行有效预防的病患群体；关于如何减小界面裂缝的形成，改善材料的边缘适应性，以及如何提高材料的抗疲劳性能，延长材料的使用寿命等问题尚需解决。

在金属材料方面，可以改进元素的含量，添加新的元素，调整相结构，调整制备方法等手段，增强合金的机械性能。同时，还可以选择表面改性以提高口腔材料的性能。例如，在传统镍铬合金表面用金泥涂层，经烧结抛光后，可明显提高表面的光洁度和耐磨性，在镍铬合金、钴铬合金表面进行氮化钛膜改性，可增加两种合金材料的疏水性，而对材料表面粗糙度没有影响，同时还可使合金的机械性能和细菌黏附性得到很大改善；若对烤瓷用镍铬合金表面氧化膜进行阳极钝化处理，则可提高镍铬合金与烤瓷的熔附性。还有研究者采用微弧氧化技术，在钛表面形成一层厚度小于10μm的粗糙多孔的氧化陶瓷膜，可作为钛与瓷间的中间层，增强钛瓷结合强度；也可以在钛表面形成含有钙磷的梯度复合氧化陶瓷层，从而促进成骨细胞的早期附着和功能表达，进一步增强种植体早期骨结合强度；而对表面注入钛氟离子，可将氟元素引入纯钛表面形成含有金属氟化物的表面改性层，该层可起到有效的抗菌性。

目前，有众多新兴技术面世，并在多领域取得了良好的效果，口腔材料的制备也可以参考这些新兴的材料制备方法。例如3D打印技术、微波烧结技术等，目前已有学者利用这些新的制备技术制备出性能优异的新型口腔材料。例如有学者运用微波烧结新技术制备纳米氧化铝-氧化锆全瓷材料，该材料晶粒排列致密细小，分布均匀，颗粒间无明显界限、相互融合。该微波烧结技术升温快，能在较大程度上改善陶瓷材料的显微结构和均匀性，是一种新型的纳米陶瓷研制技术。

2.仿生材料的制备技术

仿生材料方面的研究为材料科学技术的发展开辟了一个新的天地，在自然界中有许多天然生物材料的形成及其性能是如此优异，以至于让人难以置信和理解。如人类的牙齿釉质是非常耐磨的，研究结果表明，这是因为它是由具有定向生长能力的纳米微粒构成。有一些海洋动物（如藤壶、贻贝等）黏附能力极强，黏附在船底或岩石上，常年受海浪冲击均安然无恙。这类生物所分泌的物质不仅具有水下粘结的特殊能力，而且其粘结力极强、耐水性极好。研究表明，其粘结机理是通过其体内分泌黏性聚酚蛋白在体外经酚氧化酶等一系列酶催化反应，形成坚韧耐水的蛋白，牢牢黏附于附着物上；研究还发现，这种海洋生物分泌的在潮湿环境具有良好粘结性的生物黏合剂蛋白质为一种130000道尔顿的羟基化蛋白质，且该蛋白可以通过生物技术制备、克隆与表达；目前已有美国、日本及新西兰等国科学家正在进行研究，在不久的将来这种生物黏合剂一定会研制成功，它不仅可解决潮湿环境的粘结，还将极大地改善耐水性，是人类向往已久的理想粘结材料。

诸如此类的生物材料还有许多，仿生材料的制备也将会成为今后口腔材料制备的重要内容。

（二）口腔材料学与其他学科的相互作用

随着新兴学科的发展，学科间的交叉与相互作用也随之加强，口腔材料学不仅与材料科学以及各分支科学紧密结合，而且与生物力学和信息科学联系起来。口腔材料学的发展，不仅是从材料到口腔医学的应用，而且是在生物医学的基础上；对生物信息测量、记录和处理、储存转录和复制，利用计算机按生物数学的处理方法获得活体的动态的准确数据来研究人体。将人体的结构和功能与材料的结构和功能结合起来，才能建立新的理论基础和丰富的学科知识。口腔材料学是建立在颅、面、颌、牙、关节、肌肉、神经系统、效应系统等信息的基础上，又按其生物体结构与力学设计，为口腔临床提供与人体解剖生理和功能相互适应的材料，其概念和内容得到全面更新。它所培养的口腔医学专家，能掌握这些知识，进行材料的选择和临床治疗设计，从而达到恢复患者健康的目的。

口腔材料学研究必将朝着生物医学工程方向发展，最终将工程技术与生命科学结合起来，形成一门多元化知识结构的基础应用学科。例如：20世纪80年代组织工程技术在口腔临床已开始应用，主要是膜引导组织再生技术和牙周外科治疗，利用惰性材料或可吸收的材料制成的膜保护手术创面，对组织生长起到机械屏障作用，能选择性引导细胞向指定部位附着、增生，促进失去的牙周组织获得新生。

　　当前的工作主要是对现有材料和技术进一步完善提高，使其性能更适合临床治疗或美观修复的需要。例如，可切削高强度陶瓷材料、高性能复合树脂、复合体、与牙体组织具有良好粘结力的修复材料、生物活性与生物降解陶瓷植入材料、组织工程人体替换材料与技术及相应的种植材料与技术等。另外，口腔材料的生物化、功能材料的研制也已起步，新材料也会不断推出，这必将极大地促进口腔医学的发展。

第七章 现代口腔医学修复教育的创新

第一节 数学理论在口腔修复学教学中的创新应用

口腔修复专业中有些知识较为抽象难懂，再加上大多数学生对口腔修复学尚缺乏感性认识，因此难以很快被学生理解和接受。然而，口腔医学生多为理科生，对数学理论有比较强的理解能力，生疏而抽象的口腔修复学知识，如果能与学生熟知的数学基础理论相结合，就可能会变得浅显易懂，让学生更加容易理解和掌握。

数学的神奇在于可以把复杂的问题简单化，把抽象的问题形象化。修复教科书中有许多应用数学知识讲解专业理论的典范，如五因素十定律能表示为数学等式，又如同心圆学说等等。这些数学模型的应用便于学生理解和掌握专业知识，因此在修复实习的教学过程中，尝试将口腔修复学的教学与数学相结合，目的是使学生不仅能知其然，还能知其所以然。以下重点探讨基础数学理论在全口义齿、固定义齿等教学中的应用。

一、全口义齿唇部丰满度与三角函数

全口义齿的制作需要记录颌位关系，颌位关系包括垂直距离和水平颌位关系两部分。通常在确定上颌𬌗堤的高度与平面时，同时修整蜡堤前部的凸度来恢复患者的唇部丰满度。在确定下颌𬌗堤的高度时，随着下颌蜡堤高度的变化，垂直距离会改变，蜡堤前部的覆盖大小也会改变，患者的侧面型也

随之改变，从而影响患者面下三分之一的外形和丰满度。确定颌位关系时，下颌蜡堤前部覆盖大小的变化，可以借助单位圆中的余弦函数来讲解。以下内容都是以正确的水平颌位关系为前提进行论述。

如图7-1所示❶，在圆形中，点O表示髁突铰链轴的位置，点C和D分别表示下颌以髁突铰链轴O点为圆心的闭合运动中，下颌𬌗堤前端的不同位置。线段OB表示上颌𬌗堤的平面，点B为上颌𬌗堤的前端。从点C、D分别向线段OB做垂线，交点分别为点E和F。线段CE和DF的长度分别代表下颌蜡堤的不同高度，线段BE和BF的长度分别代表蜡堤前部不同的覆盖大小。

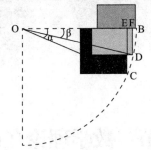

图7-1 全口义齿唇部丰满度与三角函数

从图7-1中可以看出，随着下颌以髁突O为圆心做闭合运动，下颌蜡堤前端从C点运动到D点，下颌与上颌形成的角由α减小为β，下颌蜡堤的高度从CE减小到DF，垂直距离随之降低。根据单位圆中余弦函数的单调递减性，OE增大为OF，前部蜡堤的覆盖也由BE逐渐减小为BF。

由此可知，当确定了上颌𬌗堤的高度与平面后，在确定下颌𬌗堤的高度时，随着垂直距离的降低，前部蜡堤的覆盖会逐渐减小，面型会逐渐平直，直接影响患者唇部的凸度。由于在调整下颌𬌗堤的高度来确定无牙颌的垂直距离时，唇部的丰满度会有明显的改变，因而修整唇部丰满度的较好时机应在确定颌位关系以后。在上下颌弓前后位置不协调的情况下，确定颌位关系以后，需要通过修整上下蜡堤前部的凸度来调整前牙区的覆盖，并形成最终的唇部丰满度。

二、固定𬌗托与几何图形的稳定性

在确定无牙颌的颌位关系后，需要在两侧后牙区固定上下𬌗托。临床实践中有不同的固定方法，教科书上提到在蜡堤后部𬌗平面左右两侧分别切出前后两条不平行的沟槽，上下蜡堤相互嵌入固定；临床中也有用2个金属夹

❶ 本节图片引自：王淑英，江青松.基础数学知识在口腔修复学教学中的应用浅析[J].北京口腔医学，2019，27（06）：345-346.

子在两侧后牙区固定上下𬌗托。无论是两侧的沟槽还是夹子,其相对位置构成的几何图形对于𬌗托固定的稳定性都有一定程度的影响。两侧的沟槽或夹子呈"八"字或"倒八"字放置比二者呈平行放置更有利于托的固定。

在传统教学中,学生直接接受上述操作要点,但无法了解这一知识点利用了几何图形的稳定性原理。平行四边形是不稳定图形,其不稳定性在伸缩门、活动挂架等构件中广泛应用。三角形是具有稳定性的图形,梯形可以看作是由三角形和平行四边形拼接而成的,梯形比平行四边形具有较好的几何稳定性,如图7-2所示。因为梯形与平行四边形的稳定性不同,所以在固定上下𬌗托时,沟槽或夹子不宜平行放置,而应该呈"八"字或"倒八"字放置。否则,上下𬌗托的位置关系容易发生移动而导致颌位关系的错误、全口义齿试戴时出现咬合关系不协调等情况。

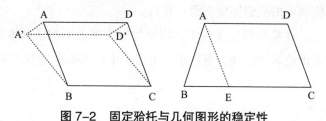

图7-2 固定𬌗托与几何图形的稳定性

通过上述图形分析,学生不只知道沟槽或夹子不宜平行放置,而且明白是因为平行四边形的几何稳定性较梯形更差这个道理。这样学生可以深刻理解临床操作的理论依据,更好地指导其临床实践。

三、全冠及桩道预备与圆锥体

全冠的牙体预备是固定修复中最基本且重要的临床操作技能,对于初学者在预备轴面时,难以控制车针方向形成就位道和适当的聚合度。全冠预备体的轴面要求没有倒凹,聚合度一般为2°~5°角,最大径在龈缘处。从上面的要求可以联想到圆锥体,如图7-3所示,图中圆锥体近底面部分的外形与全冠预备体的外形类似,不同的是基牙要保留各个轴角。

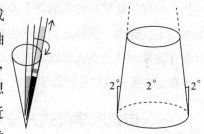

图7-3 全冠及桩道预备与圆锥体

在教学中可以把全冠预备体简化为圆锥体的一部分进行讲解，预备轴面时，想象车针被悬挂在远处的圆锥体顶部，使车针方向沿着锥体的外壁方向顺序磨除轴面。希望通过这种形象的方法教学，让学生容易理解预备体的要求，而且引导学生的临床操作，预防轴面倒凹的形成，制备适宜的轴面聚合度。

在固定修复的桩核预备中，用纤维桩等预成桩修复时，有配套的预备车针，按照从细到粗的顺序预备的桩道与预成桩的形态能很好地吻合，可以达到要求的深度和直径。对于根管截面近似圆形的基牙，在用铸造桩核修复时，理想的桩的形态应与牙根形态一致，是由牙颈部到根部逐渐变细的锥形，因此桩核预备也可以用圆锥体来讲解。桩道预备时，车针从圆锥体接近顶部的位置向上提拉，并且向侧壁加压，随后沿着圆锥体内壁顺序移动一周，完成预备过程。希望用这种形象的方法进行桩道预备，可以减少根管侧穿及车针折断，并且使预备的桩道侧壁光滑且移行。

综上所述，在临床教学实践中，用学生较为熟悉的数学基本知识把口腔修复学的专业理论表达出来，有利于学生接受生疏而抽象的专业知识。

第二节 数字化导引系统结合临床模拟教学在口腔修复实验教学中的创新应用

口腔修复学是一门理论和实践紧密结合的临床学科，要求口腔医学生具有扎实的理论知识和熟练的动手操作能力。如何通过实验教学来培养和提高医学生的实践能力，更好地为医学生顺利进入临床实习开辟捷径，已成为高等医学教育改革面临的重大课题。通过运用数字化导引系统结合临床模拟教学法对口腔修复学实验教学进行教学改革，教学质量显著提升，取得了较好的教学效果。

一、传统教学模式方法对学生实验能力的影响

口腔修复学是一门实践性、操作性极强的临床科学。该学科涉及基础医学、口腔临床医学、材料学、工艺学、生物力学、工程技术学以及美学等多

个领域。因此具有覆盖知识面广且理论复杂的特点。而口腔修复学实验作为理论和临床实践的桥梁，其技术性更为复杂，教学过程中由于口腔视野狭小，示教与实验操作演示困难，学生没有细致而直观地观察临床制备和修复体制作过程就较难理解老师所教授的教学内容，传统的教学模式下，大部分同学都是无意识地模仿带教老师的操作步骤，而不知道自己的错误出在哪里。最终导致很难取得理想的实验教学效果。

另外，形象生动地展示修复体的临床制备过程和要求以及技工制作过程是口腔修复学实验教学的重点与难点，而传统教学方法单一，老师示教过程难以清晰地体现和记录，没有可供学生课余复习的资料，阻碍了学生快速掌握操作技能，迅速进入临床实习的进程。总而言之，随着临床现代医学的发展，原有的教学模式影响了学生实验能力的培养，限制了口腔修复实验学的教学水平的提高。

二、数字化导引系统结合临床模拟教学应用的特性

数字化导引系统结合临床模拟教学模式是教师在实验教学中利用牙科模拟临床装置和数字化智能教学辅助设备，采用即时视频和即时评价和讨论等手段，再配合自制的具有代表性的教学教具模型进行的全面立体化互动教学模式。

（一）精确直观性

数字化导引系统主要由空间定位系统、互动式模拟实境系统、教学评分系统和3D虚拟实境技术组成，主要配备的设备有教师用扫描仪、摄像机、计算机、多功能实验仿头操作椅以及学生用仿头实验台多台、显示器多台。所使用的软件系统包括计算机处理软件、多媒体软件以及教学专用软件等。通过硬、软件，教师和学生可以进行多种操作和互动，其仿真模拟临床环境训练是由与牙科临床相类似的操作机台和系统及时回馈的影像，协助学生娴熟地进行牙科临床操作，同时系统提供标准化疗程操作辅助，更可同步记录学生练习过程，有助于及时回报错误和重复观看其先前操作过程。

同时，教师的示教过程也可以摄像、存储和再现；在每位学生的显示器上可以看到模型局部操作的放大特写和三维图像再现，并实现对学生操作过程的实时监控和自我评价等。例如，口腔修复理论中比较难以理解的固定桥

共同就位道和根管桩道的制备，都会在老师和同学的操作中反馈到显示屏上，操作的准确率通过对比就会得到精确的结果，这种教学模式保持了教学的准确性和连续性，使学生在自己动手操作前和操作过程中有了清楚的感性认识，避免误操作，提高了学习的效率。这种数字化导引系统精确直观的三维互动教学模式的建立，可提高学生的口腔实践技能技术能力。

（二）实践操作性

牙体预备是口腔修复学临床操作中的重要步骤，直接关系到修复体的临床疗效以及病人对医生的信任程度，具有很强的技术性和实践操作性。牙体预备步骤都很复杂，尤其一些专业细节操作，传统的教学方法很难充分展示，学生对于这些抽象的概念和操作难以理解。例如，嵌体牙体预备的边缘小斜面、烤瓷全冠牙体预备的直角肩台或凹面钝角肩台等这些专业技术知识对于初学者来说是非常抽象和模糊的，以往实验教学都是将同学分成小组，然后围在老师周围观看示教，由于观看角度的限制和仿头模面颊部的阻挡，同学无法领悟老师的实验教学要求，也就无法很好地开展临床的模拟实验训练，实验成功率极低。

引进数字化导引系统后，连采用全新的导引模拟临床教学环境，引导学生在数字化导引系统模拟的多领域的口内治疗环境进行实验学习，因其教学模式中的牙体预备程序设计和要求与临床要求相同，与执业医师考试要求相同，教学环节的细节放大和三维动画的展示，可提高学生的口腔实践技能技术。与实验室仿头模上的实习模型配合使用，模拟临床多种颌部运动，通过对学生预备的牙体进行非接触式三维扫描，并与评分基准进行对比，达到公平、客观与迅速的评价目的，大幅提高教师的工作效率。

数字化导引系统结合仿真模拟系统在修复实验课教学上能更好地模拟临床实际的环境进行3D全景示教和引导，学生能够按照进度循序渐进、准确地进行仿真度较高的临床操作练习，并且有助于发现问题，及时修正操作错误，避免给将来的实际临床工作带来隐患。

三、数字化导引系统结合临床模拟教学应用中的注意事项

（一）3D扫描和展示应与模拟临床即时视频相结合

学生初次接触修复学实验，是初学者，从操作体位到操作手法都很生疏，

学生在操作练习中最大的问题就是没有自己的理解和想法，跟着3D软件演示进行模仿，但只能完成一个大概形态，达不到教学要求。这就要求在使用数字化导引系统时，不能连续给同学观摩3D操作动画，必须在关键操作时结合即时视频的直观演示和讲解。

例如，在烤瓷冠牙体预备肩台时对于远中邻面和舌侧肩台这些不太容易直接观测到位置的，可以通过3D扫描和软件演示，而对于唇颊侧和近中的肩台这些易直观观察的位置，就及时切换到即时视频的画面，让同学直观而真实地看到备牙步骤及要求，以及老师的视频讲解，多种教学手段灵活地穿插运用，配合自制的大量实验模型和教具让学生经历较快适应期就顺利进入临床模拟操作环境，极大地改善了口腔修复实验教学手段单一、教学效率低这些问题。

（二）实验材料的选择应贴近临床实际

以前多采用石膏和白刚玉模型作为学生牙体预备的模型材料，一般先让学生在石膏模型上练习，然后在白刚玉模型上进行牙体预备，目的是让学生在备牙过程中找到牙体切割时的手感，增加熟练感，其材料的硬度和解剖外形都和天然牙相差甚远，教学效果甚微。通过采用数字化导引系统和模拟临床教学模式以来，更换了牙体材料，选用数字化导引系统专用的高仿真德国进口树脂牙，将其灌注在石膏模型上使用，其硬度大大提高，解剖形态也更接近天然牙，使学生的实验过程也更贴近临床，但仍然与天然牙有区别。因此，为了更好地引导学生向临床过渡，在数字化导引系统结合模拟临床实验教学时要做到树脂牙与离体天然牙兼顾，尽量多采集实验备牙位置的离体牙，石膏灌注后在树脂牙备牙后按照同样要求进行离体牙的重复备牙练习或者在课后以开放实验的形式练习，以尽快适应真正的天然牙体预备环境，提高实验效果。

（三）教学模式应尽量多元化

使用该教学模式也要借助于其他教学手段，如问题导向的教学方法的灵活穿插运用，能够调动整个教学活动中的教师、学生，使之与多媒体和教学信息两大要素有机结合起来，教学活动通过多元化的教学手段开展，从而在师生之间、学生之间进行讨论、交流，共同协作，最后完成教学任务。

例如，我们实验课最后一节课将学生分成若干组，每组3~4人，对数字化导引下每位小组成员的操作进行讨论，总结不足，促进人、机的有机结合，提高学生的学习效果，使修复实验课教学通过灵活、生动、有趣的方式得以实施。此外，还要有针对性地对教学大纲进行修正，如改革教学重点和教学进度，调整以前的先理论后实验为现在的理论和实验同步进行，甚至部分牙体预备的实验提前至理论课前开展，这样可以避免教学资源的重复浪费，提高教学质量。

通过数字化导引系统结合临床模拟教学法发挥老师的主导作用，培养了学生的自我分析能力、自我认识能力，在口腔修复学实验教学中，应用该教学模式改革了传统的教学方式，能够激发学生主动学习的兴趣，提高实验操作的准确性，使学生的实验学习变得轻松便以理解掌握，受到了学生和教学督导的一致好评，为进一步完善实验教学改革工作奠定了坚实的基础。

第三节　模块化教学在口腔修复学教学中的创新应用

一、模块化教学法在口腔修复教学中应用的必要性

模块教学又叫模块化教学法，是基于明确的教学目标，调整课程结构与设置，围绕某一特定主题，整合课程内容形成知识集团（模块），融理论教学与实践教学于一体的相对完整、独立的学习单元。模块教学按学习的目标进行了集中，自成一个独立的知识体系，以素质为核心，以能力为本位，重视技能在理论知识中的实际灵活应用，侧重于能力和素质培养。口腔医学是实践性很强的临床医学，口腔修复学具有广博的知识基础、较强的实践性和较高的美学素养要求。而实习教学医学生是向临床医生转化的关键环节，形成综合性临床思维，是实习教学必须解决的任务。

实验、实训、实习是口腔医学专业课程的三大实践教学环节，其中实习

在口腔医学专业人才培养中发挥着至关重要的作用。长期以来采用的"以教师为主体，以讲课为中心"的传统教学模式，学生只会机械地模仿老师操作步骤来通过考试，影响学生的临床技能培养。口腔修复学是以临床手术为主要治疗方式的专业，修复医生必须掌握基牙预备、印模、模型灌注、熔模制作、金属铸造、打磨等，因此对口腔修复学的实习教学模式进行探讨，采用模块教学法可加强学生的动手能力。

二、模块化教学法在口腔修复教学中的实施阶段

根据口腔专业特点及临床岗位需求，口腔修复教研室与附属医院的临床教师认真研究，现将口腔修复学实习内容整合为三大模块：一是固定义齿（牙体缺损的修复、牙列缺损的修复），二是可摘局部义齿（牙列缺损的修复），三是全口义齿（牙列缺失的修复）。每一模块分为以下三个阶段：

第一阶段为模拟临床过程。学时3~4周，此阶段主要复习实训课技能内容，学生在离体牙、石膏模型及仿头模上练习取印模、牙体预备、临时冠等，并为后续教学模块组织实施奠定基础，通过操作练习，带教教师能了解实习学生的专业技能水平，为实习教学提供参考，这些操作与临床环境一样，每一步骤的完成都会影响修复体的质量，这就要求实习生像临床实践一样必须认真对待每一环节，但是在该阶段，若不符合要求，仍可重复训练。此阶段模块的实施主要是学生独立操作，同学之间可以相互操作或对某一薄弱内容反复练习。

第二阶段为简易临床过程。学时4~5周，该阶段学生主要辅助带教老师做简单性操作子模块，主要包括对颌模印模制取、对颌模型灌注、临时冠制作、病历书写、修复体试戴与粘固、医嘱等，由于技术相对简单，患者一般能够接受，学生掌握该阶段的技能也比较容易，但是此阶段模块的实施主要是带教老师指导，根据临床操作的效果进行一对一指导。同时，根据不同学生的掌握情况，安排不同进度和难度的模块进行。

第三阶段为完整临床过程。学时6~8周，学生独立对相对简单病情的患者进行全流程的修复诊疗工作，由于口腔修复学课程自身的特点，仍然可以被分为相对独立的多个教学模块，由于该阶段操作是不可逆的，需要带教老师对某些模块进行恰当的评估与指导。模块主要有临床接诊、病例设计、比色、天然牙牙体预备、取模、模型灌注、临时冠制作、试戴与粘固等。此阶段主

要是学生独立在患者上进行操作,教师进行必要指导。

第四阶段为提升阶段。学时2~3周,主要针对基本功扎实、动手能力较强的实习生。模块有复杂长桥,但是此阶段需慎重应用。

在实施过程中,从模拟临床过程、简易临床过程、完整临床过程,到提升阶段,专兼职教师组成的课题研究小组成员贯穿始终,实习学生的小组协作可以相互学习、共同提高,主要有病例讨论、四手操作、护理配合以及相互评价等。

在模块教学中,重视学生在教学活动中的主体地位,充分调动学生的积极性、主动性和创造性,重点培养学生的自学能力、独立分析和解决问题的能力,使学生的个性和才能得到全面有效的发展,构建口腔修复学模块化实习教学内容,灵活采取教学方法和手段组织实施实习教学。

通过实施模块教学,在技能方面和分析解决问题方面有着显著效果,通过模块化内容的实施,使学生产生浓厚的学习兴趣,积极主动地参与到实习教学中,熟练口腔修复学的实践技能,达到口腔修复学课程培养目标的要求,提高临床口腔修复岗位的胜任力,毕业后能够胜任临床口腔修复工作,为口腔医学专业职业能力的培养和职业素养的养成发挥其重要的作用。

由于模块教学法处在初期的探索阶段,模块教学法在实施过程中,应该具备很多条件,包括良好的师资队伍,建立一支稳定可靠的"双师型"人才队伍是模块教学法能够顺利实施的重要保障;先进的硬件设备是实施的必要条件。模块教学法以技能训练为主,通过实验,学生的动手能力能够得到很大的提升,但前提条件是要给学生足够的动手操作的机会,培养现代化的口腔应用型人才。小组协作是模块教学法实施的基础,口腔修复学的特点决定了小组协作的重要性。

总之,模块教学以学生为施教中心,教师作为管理者,起到指导学生学习的作用,从而充分发挥学生的积极性和创造性,同时模块教学涉及的知识面广,要求教师不仅要有扎实的生理学知识,也要有丰富的临床实践经验,教师必须不断进行临床实践,在临床知识的深度、广度上进行研究,才能满足模块教学的要求,保证教学质量的提高。模块教学法是以现场教学为主,培养技能为核心的一种教学模式,适合于口腔修复学实习这一重要的教学环节,在实习教学的组织、设计上又是一种创新教学模式,必将为口腔医学专业课程以及相关专业的实习教学改革提供范例,对高等职业教育的实践教学改革发挥积极作用。

参考文献

[1]王淑英，江青松.基础数学知识在口腔修复学教学中的应用浅析[J].北京口腔医学，2019，27（6）：345-346.

[2]赵树娟，郭金辉，王德飞.模块化教学在口腔修复学实习教学中的应用[J].中国继续医学教育，2015，7（33）：7-8.

[3]牛莹，刘健，刘为国.数字化导引系统结合临床模拟教学法在口腔修复学实验教学中的应用[J].大连大学学报，2015，36（6）：125-127.

[4]徐军.口腔固定修复的临床设计[M].北京：人民卫生出版社，2006.

[5]马轩祥.口腔修复学（第五版）[M].北京：人民卫生出版社，2005.

[6]陈治清.口腔材料学（第三版）[M].北京：人民卫生出版社，2008.

[7]冯海兰，徐军.口腔修复学[M].北京：北京大学出版社，2005.

[8]陆阳，刘俊义，叶玲，等.有机化学（第8版）[M].北京：人民卫生出版社，2013.

[9]潘祖仁.高分子化学（第5版）[M].北京：化学工业出版社，2014.

[10]张克惠.塑料材料学[M].西安：西北工业大学出版社，2000.

[11]艾红军.口腔修复[M].沈阳：辽宁科学技术出版社，2009.

[12]杨华伟.口腔临床修复材料学[M].上海：同济大学出版社，2016.

[13]黄珊.口腔医学专业口腔修复学教学改革初探[J].中国培训，2017，（4）：146-148.

[14]米方林.口腔医学（第2版）[M].南京：江苏凤凰科学技术出版社，2018.

[15]谭红，周明华，宋萍萍，等.健康口腔视角下我国口腔人力资源配置公平性研究[J].中国卫生经济，2019，38（12）：41-43.

[16]刘彬羽，崔月丽，王晓云.口腔正畸青少年患者治疗期间口腔健康相关生活质量分析[J].山东医药，2019，59（34）：81-83.

[17]黄明娣，滕伟.石英晶体微天平在口腔医学研究中的应用[J].国际口腔医学杂志，2018，45（6）：734-738.

[18]刘洪臣.中国特色的口腔美容医学发展与展望[J].中华口腔医学杂志，2019，54（6）：361-362.

[19]中华口腔医学会口腔美学专业委员会，中华口腔医学会口腔材料专业委员会.全瓷美学修复材料临床应用专家共识[J].中华口腔医学杂志，2019，54（12）：825-828.

[20]郭丰源，李文强，许智，等.任氏血管吻合法在口腔颌面部缺损修复中的应用及评价[J].口腔医学研究，2019，35（11）：1048-1051.

[21]孙方方，景建龙，吴国锋.数字化铣削技术制作聚醚酮酮口腔修复体的初步临床报告[J].实用口腔医学杂志，2019，35（6）：908-912.

[22]白石柱，李涤尘，赵铱民.浅谈逆向工程在口腔修复医学领域的应用[J].医学与哲学，2006，27（24）：44-45.

[23]王勇.全口义齿数字化技术分析[J].国际口腔医学杂志，2020，47（1）：1-9.

[24]侯晓冲，张少锋，辛海涛.美学在口腔修复实验课教学中重要地位的探讨[J].现代口腔医学杂志，2007，21（4）：445.

[25]赵云凤.口腔修复技术学[M].上海：上海世界图书出版公司，2013.

[26]俞立英，朱亚琴，邹德荣，等.口腔医学[M].上海：复旦大学出版社，2014.

[27]胡秀莲，崔宏燕，王涛，等.种植套筒冠覆盖义齿在无牙颌修复中的应用[J].中华口腔医学杂志，2006，41（7）：391-394.

[28]王仲达，王屹博，丁超，等.种植义齿修复不同牙弓形态上前牙缺失的三维有限元分析[J].中国组织工程研究，2018，22（30）：4818-4823.

[29]周欢，张磊，余凡，等.种植覆盖义齿临床疗效的回顾性研究[J].实用口腔医学杂志，2017，33（3）：388-392.

[30]李允允，江方方，郑衍亮，等.CAD/CAM高嵌体修复老年患者后牙牙体缺损的临床评价[J].实用口腔医学杂志，2019，35（4）：575-578.

[31]郭晓钰，徐秀清，陈慧芬，等.CAD/CAM高嵌体修复磨牙大面积牙体缺损的疗效评价[J].牙体牙髓牙周病学杂志，2018，28（9）：529-532，540.

[32]王万伟,陈渊华,俞青,等.二氧化锆色度和透光性与临床全瓷冠修复[J].国际口腔医学杂志,2015,（3）:302-305.

[33]陈渊华,孟翔峰,俞青,等.氧化锆全瓷冠修复单个后牙的临床观察[J].华西口腔医学杂志,2014,（3）:256-258.

[34]商丽娟,吴岩,徐永军.CAD/CAM氧化锆全瓷冠修复对牙周组织的影响[J].中国组织工程研究,2014,（30）:4804-4809.